全国中医药行业高等教育"十三五"规划教材

全国高等中医药院校规划教材（第十版）

中外医学史

（新世纪第三版）

（供中西医临床医学专业用）

主　编

王振国（山东中医药大学）　　　张大庆（北京大学医学部）

副 主 编（以姓氏笔画为序）

任玉兰（成都中医药大学）　　　陆　翔（安徽中医药大学）

郑　洪（广州中医药大学）　　　高　晞（复旦大学）

董尚朴（河北中医学院）

编　　委（以姓氏笔画为序）

马　丹（长春中医药大学）　　　马燕冬（中国中医科学院）

王　全（西南医科大学）　　　　王　蕾（天津中医药大学）

王宏利（辽宁中医药大学）　　　冯志成（海南医学院）

毕肯·阿不得克里木（新疆医科大学）

刘雅芳（黑龙江中医药大学）　　李应存（甘肃中医药大学）

杨奕望（上海中医药大学）　　　张　蕾（山东中医药大学）

张艳荣（哈尔滨医科大学）　　　夏媛媛（南京医科大学）

徐建云（南京中医药大学）　　　梁润英（河南中医药大学）

甄　橙（北京大学医学部）　　　蔡　莹（湖南中医药大学）

学术秘书

张　蕾（山东中医药大学）

中国中医药出版社

·北京·

U0346299

图书在版编目（CIP）数据

中外医学史/王振国，张大庆主编 . —3 版 . — 北京：中国中医药出版社，2016. 11（2017.10重印）

全国中医药行业高等教育"十三五"规划教材

ISBN 978 – 7 –5132 – 3421 – 4

Ⅰ . ①中…　Ⅱ . ①王…　②张…　Ⅲ . ①医学史 – 世界 – 中医药院校 – 教材

Ⅳ . ①R – 091

中国版本图书馆 CIP 数据核字（2016）第 114421 号

请到"医开讲 & 医教在线"（网址：www.e–lesson.cn）注册登录后，刮开封底"序列号"激活本教材数字化内容。

中国中医药出版社出版

北京市朝阳区北三环东路 28 号易亨大厦 16 层

邮政编码　100013

传真　010 64405750

廊坊市晶艺印务有限公司印刷

各地新华书店经销

开本 850×1168　1/16　印张 16.5　字数 411 千字

2016 年 11 月第 3 版　2017 年 10 月第 2 次印刷

书　号　ISBN 978 – 7 – 5132 – 3421 –4

定价　39.00 元

网址　www.cptcm.com

如有印装质量问题请与本社出版部调换

版权专有　侵权必究

社长热线　010 64405720

购书热线　010 64065415　010 64065413

微信服务号　zgzyycbs

书店网址　csln. net/qksd/

官方微博　http：//e. weibo. com/cptcm

淘宝天猫网址　http：//zgzyycbs. tmall. com

全国中医药行业高等教育"十三五"规划教材

全国高等中医药院校规划教材（第十版）

专家指导委员会

名誉主任委员

王国强（国家卫生计生委副主任　国家中医药管理局局长）

主 任 委 员

王志勇（国家中医药管理局副局长）

副主任委员

王永炎（中国中医科学院名誉院长　中国工程院院士）

张伯礼（教育部高等学校中医学类专业教学指导委员会主任委员
　　　　天津中医药大学校长）

卢国慧（国家中医药管理局人事教育司司长）

委　　　员（以姓氏笔画为序）

马存根（山西中医药大学校长）

王　键（安徽中医药大学教授）

王省良（广州中医药大学校长）

王振宇（国家中医药管理局中医师资格认证中心主任）

方剑乔（浙江中医药大学校长）

孔祥骊（河北中医学院院长）

石学敏（天津中医药大学教授　中国工程院院士）

匡海学（教育部高等学校中药学类专业教学指导委员会主任委员
　　　　黑龙江中医药大学教授）

吕文亮（湖北中医药大学校长）

刘　力（陕西中医药大学校长）

刘振民（全国中医药高等教育学会顾问　北京中医药大学教授）

安冬青（新疆医科大学副校长）

许二平（河南中医药大学校长）

孙忠人（黑龙江中医药大学校长）

严世芸（上海中医药大学教授）

李占永（中国中医药出版社副总编辑）

李秀明（中国中医药出版社副社长）

李金田（甘肃中医药大学校长）

杨　柱（贵阳中医学院院长）

杨关林（辽宁中医药大学校长）

余曙光（成都中医药大学校长）

宋柏林（长春中医药大学校长）

张欣霞（国家中医药管理局人事教育司师承继教处处长）

陈可冀（中国中医科学院研究员　中国科学院院士　国医大师）

陈立典（福建中医药大学校长）

陈明人（江西中医药大学校长）

武继彪（山东中医药大学校长）

范吉平（中国中医药出版社社长）

林超岱（中国中医药出版社副社长）

周仲瑛（南京中医药大学教授　国医大师）

周景玉（国家中医药管理局人事教育司综合协调处副处长）

胡　刚（南京中医药大学校长）

洪　净（全国中医药高等教育学会理事长）

秦裕辉（湖南中医药大学校长）

徐安龙（北京中医药大学校长）

徐建光（上海中医药大学校长）

唐　农（广西中医药大学校长）

彭代银（安徽中医药大学校长）

路志正（中国中医科学院研究员　国医大师）

熊　磊（云南中医学院院长）

秘　书　长

王　键（安徽中医药大学教授）

卢国慧（国家中医药管理局人事教育司司长）

范吉平（中国中医药出版社社长）

办公室主任

周景玉（国家中医药管理局人事教育司综合协调处副处长）

林超岱（中国中医药出版社副社长）

李秀明（中国中医药出版社副社长）

李占永（中国中医药出版社副总编辑）

全国中医药行业高等教育"十三五"规划教材

编审专家组

组　长

王国强（国家卫生计生委副主任　国家中医药管理局局长）

副组长

张伯礼（中国工程院院士　天津中医药大学教授）

王志勇（国家中医药管理局副局长）

组　员

卢国慧（国家中医药管理局人事教育司司长）

严世芸（上海中医药大学教授）

吴勉华（南京中医药大学教授）

王之虹（长春中医药大学教授）

匡海学（黑龙江中医药大学教授）

王　键（安徽中医药大学教授）

刘红宁（江西中医药大学教授）

翟双庆（北京中医药大学教授）

胡鸿毅（上海中医药大学教授）

余曙光（成都中医药大学教授）

周桂桐（天津中医药大学教授）

石　岩（辽宁中医药大学教授）

黄必胜（湖北中医药大学教授）

前　言

为落实《国家中长期教育改革和发展规划纲要（2010-2020年）》《关于医教协同深化临床医学人才培养改革的意见》，适应新形势下我国中医药行业高等教育教学改革和中医药人才培养的需要，国家中医药管理局教材建设工作委员会办公室（以下简称"教材办"）、中国中医药出版社在国家中医药管理局领导下，在全国中医药行业高等教育规划教材专家指导委员会指导下，总结全国中医药行业历版教材特别是新世纪以来全国高等中医药院校规划教材建设的经验，制定了"'十三五'中医药教材改革工作方案"和"'十三五'中医药行业本科规划教材建设工作总体方案"，全面组织和规划了全国中医药行业高等教育"十三五"规划教材。鉴于由全国中医药行业主管部门主持编写的全国高等中医药院校规划教材目前已出版九版，为体现其系统性和传承性，本套教材在中国中医药教育史上称为第十版。

本套教材规划过程中，教材办认真听取了教育部中医学、中药学等专业教学指导委员会相关专家的意见，结合中医药教育教学一线教师的反馈意见，加强顶层设计和组织管理，在新世纪以来三版优秀教材的基础上，进一步明确了"正本清源，突出中医药特色，弘扬中医药优势，优化知识结构，做好基础课程和专业核心课程衔接"的建设目标，旨在适应新时期中医药教育事业发展和教学手段变革的需要，彰显现代中医药教育理念，在继承中创新，在发展中提高，打造符合中医药教育教学规律的经典教材。

本套教材建设过程中，教材办还聘请中医学、中药学、针灸推拿学三个专业德高望重的专家组成编审专家组，请他们参与主编确定，列席编写会议和定稿会议，对编写过程中遇到的问题提出指导性意见，参加教材间内容统筹、审读稿件等。

本套教材具有以下特点：

1. 加强顶层设计，强化中医经典地位

针对中医药人才成长的规律，正本清源，突出中医思维方式，体现中医药学科的人文特色和"读经典，做临床"的实践特点，突出中医理论在中医药教育教学和实践工作中的核心地位，与执业中医（药）师资格考试、中医住院医师规范化培训等工作对接，更具有针对性和实践性。

2. 精选编写队伍，汇集权威专家智慧

主编遴选严格按照程序进行，经过院校推荐、国家中医药管理局教材建设专家指导委员会专家评审、编审专家组认可后确定，确保公开、公平、公正。编委优先吸纳教学名师、学科带头人和一线优秀教师，集中了全国范围内各高等中医药院校的权威专家，确保了编写队伍的水平，体现了中医药行业规划教材的整体优势。

3. 突出精品意识，完善学科知识体系

结合教学实践环节的反馈意见，精心组织编写队伍进行编写大纲和样稿的讨论，要求每门教材立足专业需求，在保持内容稳定性、先进性、适用性的基础上，根据其在整个中医知识体系中的地位、学生知识结构和课程开设时间，突出本学科的教学重点，努力处理好继承与创新、理论与实践、基础与临床的关系。

4. 尝试形式创新，注重实践技能培养

为提升对学生实践技能的培养，配合高等中医药院校数字化教学的发展，更好地服务于中医药教学改革，本套教材在传承历版教材基本知识、基本理论、基本技能主体框架的基础上，将数字化作为重点建设目标，在中医药行业教育云平台的总体构架下，借助网络信息技术，为广大师生提供了丰富的教学资源和广阔的互动空间。

本套教材的建设，得到国家中医药管理局领导的指导与大力支持，凝聚了全国中医药行业高等教育工作者的集体智慧，体现了全国中医药行业齐心协力、求真务实的工作作风，代表了全国中医药行业为"十三五"期间中医药事业发展和人才培养所做的共同努力，谨向有关单位和个人致以衷心的感谢！希望本套教材的出版，能够对全国中医药行业高等教育教学的发展和中医药人才的培养产生积极的推动作用。

需要说明的是，尽管所有组织者与编写者竭尽心智，精益求精，本套教材仍有一定的提升空间，敬请各高等中医药院校广大师生提出宝贵意见和建议，以便今后修订和提高。

国家中医药管理局教材建设工作委员会办公室

中国中医药出版社

2016 年 6 月

编写说明

　　《中外医学史》是全国中医药行业高等教育"十三五"规划教材之一，由国家中医药管理局教材建设工作委员会办公室组织国内医学史学科教师共同编写。本教材以人类医学演化为背景，以中国医学与西方医学的历史发展为主线，从世界医学发展的角度审视中国医学的特点和价值，立足中国观察世界医学的发展趋势，比较不同文化和社会背景下医学的发展轨迹，使学生从更广阔的角度认识医学的演进历程，认识医学发展的曲折和艰难；从前人的成就和经验中得到启迪，更好地认识现实，并把握未来的发展方向；对医学专业的学科特点有多维度、多层次的认识和理解，以提高医学生的文化素质和道德修养，使其树立为医学献身的精神，为学习其他课程打下基础。

　　中外医学史，是针对中西医临床医学专业学生需要掌握中西两种医学知识这一特点设计的课程。以往侧重于中西医学史某一方面的内容已不能满足中西医临床医学专业教学的需求，本教材同时介绍中西医学史，对于认识两种医学的不同发展道路十分有益，更有利于比较两者之间的差异和找寻两者结合的切入点，使学生对我国医学的未来发展，特别是中西医学结合发展的方向有更深入的思考。

　　本教材纵贯古今，上溯远古，下迄当代。中国医学史以两汉、宋金元、明清为重点，外国医学史以近现代医学为重点，对中国医学和世界医学的发展历史在大致相当的时期予以并行介绍，既保持各自独立的发展线索，又予以适当的对比；中西医学的时限不求完全对等，根据各时期的不同特点，内容各有侧重。这种体例也是一种具有开拓意义的尝试。

　　本教材的编写分工：绪论、各章导言由王振国、张大庆编写；第一章的中医部分由徐建云、蔡莹编写，西医部分由夏媛媛编写；第二章的中医部分由杨奕望、马丹、任玉兰编写，西医部分由夏媛媛编写；第三章的中医部分由王振国、梁润英、张蕾编写，西医部分由高晞编写；第四章的中医部分由董尚朴、王宏利、任玉兰编写，西医部分由高晞编写；第五章的中医部分由陆翔、马燕冬编写，西医部分由甄橙编写；第六章的中医部分由郑洪、毕肯·阿不得克里木编写，西医部分由张大庆编写；第七章由张艳荣编写；第八章由王全、李应存、王蕾编写；第九章由刘雅芳、冯志成编写；全书的中外医学交流、宋代医政制度由郑洪编写；附录由甄橙编写。

　　为进一步适应新时期中医药教育转型和中医药人才培养的需要，推动信息技术与教育教学的深度融合，此次全国中医药行业高等教育"十三五"规划教材除纸质教材外，还配套有教材数字化资源。《中外医学史》教材数字化工作是在国家中医药管理局中医药教育教学改革研究项目的支持下，由中国中医药出版社资助展开的。本项目（编号：GJYJS16052）由王振国、任玉兰负责，教材编委会全体成员共同参与完成。

　　本版教材是在 2013 年出版的全国中医药行业高等教育"十二五"规划教材《中外医学

史》的基础上修订完成的。在修订过程中，充分总结前两版教材的使用情况，补充了医史学界的最新研究成果。在此对各版次担任主编、副主编的和中浚、彭坚、李渡华、殷平善、程伟、李志平教授，编委崔勿娇、陈丽云、陈丽平、张星平教授，以及在修改过程中提出很好意见和建议的山东中医药大学刘更生教授等，表示衷心感谢！

《中外医学史》编委会

2016 年 9 月

目　录

绪　论

医学是研究人类生命过程及同疾病做斗争的科学体系。医学史是研究医学发展历史及其规律的科学。它以医学的发展演进为研究对象，不仅探究医学自身的发展特点和变化，更将医学置于政治、经济、文化的社会大环境中进行考察，探讨医学发展与社会文化背景的相互关系。医学史是医学与史学的交叉学科，兼具自然科学和社会科学的双重属性。

一、医学史的分类

医学史的研究领域十分广阔，不仅囊括了医学各学科，还涉及人类丰富多彩的医疗卫生活动。医学史有多种分类方法，一般可将其分为综合史和专门史两大类。综合史是对医学的演进历程及其与社会政治经济文化之间相互关系的综合研究，包括医学通史、国家医学史、地区医学史、民族医学史、断代医学史等。专门史则是针对医学的某一分支、某一专题进行的历史研究，如医学各分支学科的学科史、疾病史、医疗技术史、医学交流史等。此外，还有介于两者之间的交叉性研究，如疾病社会史、医学思想史、医学文化史、疾病生态史等。

二、学习医学史的意义

1. 审视现实　历史的发展往往有惊人的相似之处。了解历史，可以在更广阔的时间和空间中认识现实世界。历史不仅仅是过去的记录，更是现实发展的基础。医学史教育并非只是让学生了解一些历史事件和人物，更重要的是促使他们思考围绕这些事件和人物的医学变化，了解它们对医学发展的意义，评价其对人类社会的影响，从而培养学生对当代医学的独立思考和批判的精神。

2. 认识医学的发展特点　了解医学发展的历史过程，可以帮助学生更全面地认识中西医学的发展特点。学习医学史并不是为了直接解决具体的医学理论和临床问题，而是为了帮助学生更好地认识和理解医学发展的新问题。

3. 提高自我修养　学习医学的发展历史，了解医学专业特点，将有助于学生更好地明确医学专业职责和道德规范。前辈医家不朽的成就、成功的经验和失败的教训、为医学献身的精神和高尚的医德，无一不是激励医学生树立远大理想的榜样和动力。吸取历史的经验和教训，潜移默化地发挥教育作用，提高思想修养，是本学科特有的优势。

4. 理解医学的本质与价值　医学是科学精神与人文关怀的结合领域。医学活动以人为本，最根本的目的是增进人类的健康。学习医学史有助于培养医学生的人文修养和职业道德，以诚挚、仁爱之心关爱患者的身心健康，肩负起自己的社会责任。

三、医学史的发展

医学史研究在我国有悠久的历史。汉代司马迁《史记·扁鹊仓公列传》是我国最早见于正史的医学家传记。在历代王朝编纂的史书中，有关于医事制度、疾病流行、医药交流、官府收藏的医书目录及医学家传记等丰富的医史资料。唐代甘伯宗的《名医传》是我国最早的医学史专著。其后，又有宋代周守忠的《历代名医蒙求》，明代李濂的《医史》，清代王宏翰的《古今医史》及徐灵胎的《医学源流论》等专门著作。近代陈邦贤的《中国医学史》，王吉民、伍连德的《中国医史》，李涛的《医学史纲》等医学史研究著作的出现，标志着医史学科的形成。

在我国，医学史教育一直是中医教育的重要内容之一。20世纪初，中医院校教育伊始，医学史就被列为必修课程。西医院校的医学史教育以1934年李涛在北京协和医学院开设的医学史课程为先导。目前，全国许多高等中、西医学院校设有医学史教学研究机构，还建立了医学史的博士和硕士学位点，如中国中医科学院中国医史文献研究所、北京大学医学史研究中心等。我国医学史的学术团体——中华医史学会创立于1936年，是中华医学会最早的专业委员会之一，在推进我国的医学史研究、教学和医学史知识的普及方面发挥了重要的作用。《中华医史杂志》是我国医学史的主要学术刊物。我国最早的医史博物馆于1938年由中华医学会医史学会创办，设在上海中华医学会图书馆内，1959年改属上海中医学院，更名为上海中医学院医史博物馆，后在此基础上建成上海中医药博物馆，于2004年开放，已成为我国目前具有相当规模的中医药史专业博物馆。此外，许多中医院校和中医药研究机构也建有医史博物馆，如中国中医科学院中国医史文献研究所中国医史博物馆、北京中医药大学中医药博物馆、成都中医药大学传统文化博物馆、河南南阳张仲景医史文献馆、陕西铜川孙思邈纪念馆及湖北蕲春李时珍纪念馆等。

西方医学史的研究历史同样源远流长。古希腊《希波克拉底文集》中的《论古代医学》是西方医学史现存较早的文献。最早的医学史教学开始于18世纪末巴黎医学院设立的医学史。19世纪以后，德国、英国和美国一些著名医学院陆续设立了医学史教席，使医学史成为一门独立的学科。在西方医学史研究方面的著名学者有德国的苏德霍夫（K. Sudhoff，1853—1938）、奥地利的纽伯格（M. Neuburger，1868—1955）、美国的嘉里逊（F. Garrison，1870—1935）、意大利的卡斯蒂格略尼（A. Castiglioni，1874—1953）、瑞士的西格里斯（H. Sigerist，1892—1957）、英国的辛格（C. Singer，1876—1959）、日本的富士川游（1865—1940）及前苏联的彼德罗夫（Б. Петовр）等。目前，世界著名大学的医学院大多设有医学史教学研究机构，如德国莱比锡大学医学史研究所、约翰·霍普金斯大学医学史研究所、德国慕尼黑大学医史研究所、英国维尔康医学史研究所等，哈佛大学、耶鲁大学、剑桥大学等都设有医学史博士培养计划。许多国家建有医史博物馆，其中最著名的是英国的维尔康医史博物馆，该馆于1913年创办，收藏有许多珍贵的医史文物资料。国际医史协会成立于1920年，会址设在法国巴黎，每两年举行一次大会，是国际医学史学术交流的重要活动。许多国家都有医学史期刊，其中较著名的有美国的《医史通报》（Bulletin of the History of Medicine）、《医学和相关科学史杂志》（Journal of History of Medicine and Allied Sciences），英国的《医学史杂志》（Journal of Medical History）等。

20世纪以来，医学史在世界许多著名大学已成为一门学科建制，医学史的研究和教学已逐渐被人们重视，成为医学事业不可缺少的组成部分。

四、医学史与相关学科的关系

医学史以整个医学为研究领域，包括对生命现象与本质认识的演化历程，疾病预防、治疗和康复进步的历史，卫生保健制度建立、发展的历史等，不仅涉及生物学、化学、物理等自然科学的各大分支，也涵盖了人类学、考古学、社会学、宗教学、哲学、文学等诸多社会科学门类。例如，在研究疾病演化的历史时，医史学家既可以通过留存至今的甲骨文、纸草文、楔形文、竹简、碑刻等搜集有关疾病记载的史料，还可以利用碳14和分子生物学等方法来测定疾病的年代和疾病基因组的特性。

在现代医学教育体系中，医学史属于医学人文学科，承担着医学生人文素质教育的重任，同时它也是医学基础教育的重要内容，尤其是在中医基础教育方面其地位和作用更为突出。从学科分类上看，医学史属于科学技术史的一个分支，同时也是历史学专门史的内容之一。作为对医学进行整体性研究的学科，医学史又与医学哲学、医学社会学、医学文化人类学等密切相关，是这些学科研究的基础。而医学哲学、医学社会学和医学文化人类学又可以进一步推动医学史研究的深入。在中国医学史方面则与中医文献学、中医各家学说、中医文化等学科交叉和联系。中医文献学的主要研究对象是古籍文献，以介绍古医籍的整理方法为己任，主要侧重于文献的内容和结构。中医各家学说主要阐述医家学术思想及经验，探讨不同医学流派的学术特色，可以视为医学史内容的进一步深入。中医文化是近年兴起的一门中医选修课，它把中医学放在中国传统文化这个更大的社会背景中来考察，可丰富医学史的内容，提供认识中国医学的新视野。

总之，医学史研究的领域博大精深，涉及自然科学与社会科学的诸多方面，特别是在我国传统医学与现代医学并存的情况下，医学史以其独特的学科优势，将通过历史建立起沟通传统医学与现代医学的桥梁。

第一章　人类早期的医药文明

约 20 亿年前地球上萌生了最简单的生物，约 7000 万年前演化出高等的哺乳类动物，约 3000 万年前出现了古猿，约 300 万年前诞生了人类的祖先——猿。后经过猿人、古人、新人三个阶段，经历了漫长的旧石器、新石器时代，大约 5 万年前进化到了现代人类。

考古学家和人类学家对古人类化石的研究，为"从猿到人"的进化学说提供了有力的证据。如生活在 180 万 ~ 30 万年前的有印度尼西亚的"爪哇人"，中国云南的"元谋人"、陕西的"蓝田人"、周口店的"北京人"，阿尔及利亚和摩洛哥的"阿特拉斯人"，坦桑尼亚的"舍利人"，以及德国的"海德堡人"等；生活在 30 万 ~ 5 万年前的有德国的"尼安德特人"，中国南京的"汤山猿人"、山西的"丁村人"、湖北的"长阳人"等。除南极洲外，在世界各地都发现了生活在 4 万 ~ 5 万年前人类的化石，如中国广西的"柳江人"、四川的"资阳人"等。在进化过程中，人类从被动地适应自然，逐渐发展到使用和制造工具，有目的地改造自然。如"元谋人"的文化遗物有刮削器、尖状器、砍砸器等石器；北京周口店发现的人类文化遗存中有大量的石器，有燃烧过的灰烬，是人工用火的遗迹。人们在长期的生产活动中，进一步改进了打制和磨制石器的方法。在北京"山顶洞人"遗址中，有制作十分精致的穿孔骨针和用作装饰品的小石珠及穿孔砾石、兽类牙齿、海蚶壳等，说明他们已掌握了钻孔、磨制、刮挖等技术。在山西朔县峙峪的旧石器晚期遗址中，发现有石镞，这是目前所发现的世界最早的石制箭头，表明这一时期的人类已经发明和使用弓箭，标志着人类在制作和使用工具方面的一大进步。

在母系氏族公社的中晚期，已出现了原始农业，浙江"河姆渡人"以种稻为主，并且已开始种植白菜、芥菜等蔬菜，陕西"半坡村人"则以种粟为主。随着对"粒食"植物的采集、种植及食用，人们的饮食结构开始变化。原始手工业也随之出现，主要有制陶器、骨器及纺织、编织、木工等。距今约 5000 年，众多的氏族部落先后从母系氏族进入父系氏族公社时期。在我国境内的父系氏族公社时期的文化遗址很多，著名的有"龙山文化""大汶口文化""良渚文化""齐家文化"等。这一时期，手工业已发展为独立的生产部门。制陶技术的改进和冶铜业的出现，是父系氏族公社时期手工业方面的突出成就。

劳动创造了人类，在由猿到人的进化过程中，劳动起了决定性的作用。人类创造的第一个物质文明成果是石器，第一个精神文明成果是语言，第一个技术文明成果是取火用火，第一个社会组织形式是血缘家族公社，这些文明因素使得人类进入原始社会晚期，并逐渐萌生了具有不同特征的文化和文明。

第一节 医药文明的萌生

一、原始的卫生保健

（一）原始人群的体质形态与疾病

"元谋人"是我国迄今已发现的早期类型的直立人代表，距今约 170 万年。1963—1964 年在陕西蓝田发现了我国最早的一枚猿人头盖骨化石，距今约 80 万年，其体质特征为：头盖骨骨壁极厚，头骨高度甚小，额骨很宽，向后倾斜，眉脊粗壮，脑容量很小，估计约为 780mL，大约只有现代人的一半。这些特征表明"蓝田人"比"北京人"原始（"北京人"脑容量为 1059mL）。几十年来考古发掘的"北京人"比较完整的头盖骨共有 6 个，以及一些头骨残片和股骨、胫骨、下颌骨、牙齿等化石，经鉴别是属于 40 多个男女老幼不同的个体。"北京人"身体各部分的发展是不平衡的，其中四肢的发展较头部进步，特别是手的演化最为进步，手腕的灵活程度和现代人的手腕很接近。

由于人体只有骨骼能够形成化石，因此，骨骼上留下痕迹的疾病，可以通过考古发掘加以研究确证。在原始人的遗骸化石上发现最多的是关节僵直、骨质增生、骨膜炎、骨折、佝偻病等骨病，以及小儿疾病、口腔疾病、孕产疾病等多种疾病。从考古发掘的人骨化石上，大多可见到伤痕，其中有些是动物啮伤或器物击伤的痕迹。有很多"河姆渡人"患有严重的腰椎病和骨质增生症，可能是长期从事繁重的体力劳动所致。原始人所患口腔疾病也较多，如龋齿、牙周病、齿槽脓肿等。从考古发掘所见，原始人的孕产疾病也较多。北京"山顶洞人"遗址出土的人骨化石中，有一具是尚未出生而死于母腹中的胎儿；甘肃永靖大河庄原始社会遗址墓葬中，也发现有因难产而使母婴俱丧的遗存。由于恶劣的生活环境，原始人的寿命是很短的。在许多原始墓葬中，小儿遗骨均占有较高的比例。

另外，从原始人所处极为恶劣的生活环境推论，伤残必然是首当其冲的。严寒酷暑、日晒雨淋所带来的寒暑病、皮肤病，茹毛饮血、饥不择食而引起的食物中毒、肠胃病、寄生虫病，以及各种传染病，也应当是原始人常见的病种。这些情形，从流传至今的有关原始社会的传说中，也可窥见一斑。如《韩非子·五蠹》记载："上古之世，民食果蓏蚌蛤、腥臊恶臭，而伤害腹胃，民多疾病。"总之，由于生活环境恶劣，卫生保健措施落后，原始人在生存繁衍的历程中，付出了艰辛而沉重的代价。

（二）婚姻状态

早期的原始群，人类处在自然杂交状态，不存在婚姻，也没有家庭。如《列子·汤问》所称："男女杂游，不媒不聘。"随着采集、狩猎经济的发展和劳动中按年龄分工的出现，促使原始人群不断分化，由于个体青春期的延长，成年期的推迟，自然形成了辈分的观念，这时的婚姻关系只能在同辈兄弟姐妹之间进行，父母和子女之间不得婚配。按这样的婚姻关系而结合成的社会组织叫作"血缘家庭"，也叫"班辈婚"。至古人时期，原始人进入群婚的早期阶段，这是人类婚姻形态的一大进步。当时很少有人能活到把自己的子女抚养成人，这就决定了个体家庭无法解决种族的繁衍问题，只有实行群婚，依靠血缘家族，才能世代延续下去，也决

NOTE

定了这种社会形态只能是母系氏族社会。

母系氏族公社时期，是人类社会由血缘群婚向族外婚转变的重要时期。随着人类的逐渐增多，人们的活动范围不断扩大，各氏族之间的接触相应增多，客观上也需要加强氏族之间的联系。再者，两个不同血缘集团间的男女结合所生育的后代，要远比实行族内婚制生育的后代发育健壮而较少遗传性疾病，这一事实逐渐引起人们的关注和重视。于是，人类的婚姻便开始由族内群婚逐渐过渡到族外群婚，这是群婚的高级阶段。在考古发掘出的母系氏族发展时期的半坡村遗址中，没有男女合葬的现象，而是男女分别集中埋在一起。反映了这一时期人们是实行族外婚的。族外婚的实行有利于人类的发育和繁衍，并可加强各通婚氏族间的联系互助。

到了父系氏族时期，由于农业的进步，社会发展的重心由人的生产、种族的繁衍逐渐转移到物质的生产和财富的追求方面。于是，在体力上占有优势并担负着物质生产主要任务的男子，代替了妇女在经济生活和氏族公社中的支配地位，在婚姻形态上也逐渐由交互群婚过渡到相对固定的对偶婚，就是"合则聚，不合则散"。直到氏族公社解体，家庭成为社会细胞，婚姻形态也向着一夫一妻制（专偶婚）过渡。距今 3500～3200 年的大汶口文化遗址，已有夫妻合葬墓，丈夫近旁的随葬品超过妻子，墓葬中的夫左妻右已成定制，说明父系氏族的专偶婚家庭已经形成。

以上表现在婚姻形态上的演变和进步，有利于人类身体素质的提高，大大减少了遗传性疾病，因而也是原始社会时期人类卫生保健活动的重要内容之一。

（三）火的使用

早在 170 万年前的"元谋人"遗址中，即发现有少量的炭屑，而且还伴有 40 余种动物化石，其中有些颜色发黑的骨头，经专家鉴定，可能为烧骨。因而不排除当时人工用火的可能性。在"蓝田人"遗址中，也发现了粉末状的黑色物质，经化验确定为炭屑。在距今 50 万年的"北京人"洞穴中，发现有大量用火的痕迹。洞穴内木炭、灰烬、烧石、烧骨集中堆积，层叠很厚，其中最厚处达 6 米，显然不是野火留下的痕迹。这说明"北京人"不仅在使用天然火，而且已能有意识地对火进行控制。原始人可能是从原始森林着火或火山爆发中发现了火，并将它引进山洞，再一代一代将火种保留下来。

此后，在制作石器的过程中，经过无数次摩擦敲击的启示，原始人终于发明了人工取火的方法，时间大约在"山顶洞人"之前。我国古代文献上关于燧人氏"钻木取火"的传说，正是这一历史事实的反映。

火的使用，特别是人工取火的发明，对人类的文明进步具有巨大的推动作用。它是人类第一次掌握支配一种自然力来改善自己的生存条件。火的使用，可以让人们取暖御寒，改善生活居处环境，以减少风寒引起的外感疾病和阴冷潮湿导致的风湿病。火可以用来照明，驱赶野兽以减少伤害，从而加强了人的自卫能力。尤其是自从开始人工用火后，人类茹毛饮血的生食习惯得到了改变，由生食到熟食，缩短了人体消化食物的过程。同时，熟食可对食物起到一定程度的消毒杀菌杀虫作用，减少了消化道疾病和寄生虫病的发生。此外，熟食还扩大了人类的食物范围，使一些肉类及生食难以下咽的鱼鳖蚌蛤之类成为可口的食物。特别是肉类食物所含的优质蛋白，使脑髓在发育过程中获得必需的丰富营养，从而更为完善。火的使用，还为原始的治疗方法，如热熨法、灸治法的产生提供了技术前提。总之，火的使用在人类卫生保健史上具有极其重要的意义。

（四）居处的改善

远古时期，人类刚从动物中分离出来，仍然过着"穴居野处"的生活。为了保护自身免遭风雨和野兽的侵袭，构木为巢，栖身于树上，即传说中的有巢氏时代。《庄子·盗跖》称："古者禽兽多而人民少，于是民皆巢居以避之，昼拾橡栗，暮栖木上，故名之曰有巢之民。"但是随着大自然的变迁，气温下降，巢居难以避寒，于是人类逐渐过渡到穴居。《礼记·礼运》关于"昔者先王未有宫室，冬则居营窟，夏则居橧巢"的记述，反映了人类为适应季节气候的变化，采取了"巢居"与"穴居"交替的居住方式。北京周口店龙骨山洞穴、广东韶关马坝乡狮子山洞穴、湖北长阳赵家堰洞穴、广西柳江通天岩洞穴等，都是原始人类穴居的遗址。

巢居与穴居，在一定程度上是为了免遭野兽的侵害，但风雨和潮湿仍严重威胁着人类先民的健康。随着火的发明和工具的使用，原始人在自然面前取得了很大的主动权，开始在平坦的原野建造房屋，改善自身的居住条件。《周易·系辞》记载："上古穴居而野处，后世圣人易之以宫室，上栋下宇，以待风雨。"《墨子·辞过》更进一步说明："为宫室之法，曰室高足以辟润湿，边足以圉风寒，上足以待雪霜风露。"从考古发掘的遗址来看，新石器时代，我们的祖先已能根据不同的地理环境筑起不同形式的房屋。从最初的土窖、地窖逐渐发展为有墙壁、屋顶的土屋、木屋和石屋。如西安半坡村遗址，房屋多为圆形和长方形的建筑，室内有出入门户的通道，有透光和透风的天窗。在住宅旁边还发现有20多个储藏食物的窖穴，此外还有两个用细木柱围成的圆圈，考古学家认为可能是用以豢养家畜的圈栏。众多房屋周围还有防止野兽袭击的深沟，在围沟（相当于后世的村墙城池）之内、房舍之侧，有埋葬幼儿的陶罐和成人的墓地。我国南方原始人则在巢居的基础上，发明了把居住面架设在木桩柱上的干栏式建筑。在浙江余姚河姆渡遗址，发现了距今7000多年前的世界上最早的干栏式木结构建筑遗迹，其中有带卯榫的木构件，最长的木屋达23米。这种建筑形式适合于南方多雨潮湿的自然环境，对于防潮湿、避虫兽十分有效，一直延续至今。此外，还发现一口人工开凿的水井，距今5800~5500年，是我国目前已知最早的水井。水井的出现，通过渗透和过滤，清除了水中的杂质，提高了水质，对于改善饮水条件，减少疾病，促进人类卫生保健的发展，具有不可估量的积极作用。

（五）衣着的发明

在由猿到人的进化过程中，人体大部分毛发退化脱落，失去了对身体的保护作用，皮肤直接暴露在外，导致了很多疾病的产生。原始人在经历了相当长时期的赤身裸体生活以后，出于保护自身的需要，逐渐学会了缝制衣服。他们将树皮、兽皮，或者羽毛、树叶、茅草等加以简单的编织，披在身上，这就是人类最早的"衣服"。《礼记·礼运》中记有"昔者先王……未有麻丝，衣其羽皮"，《白虎通》也有"太古之时……能覆前而不能覆后……衣皮韦"的记载，说明远古时期的人类，在衣着上产生了原始的文明，由裸体而进步为半裸体。

到了氏族社会，随着制作骨器技术的进步，人们开始磨制骨针来缝制衣服。在距今约18000年前的"山顶洞人"遗址中，发现有纺轮和一端带孔的骨针，这显然是缝制衣服的工具。

随着生产的改进和提高，人们又发明了原始的纺织技术。在我国许多新石器时代的遗址中，都曾发现纺轮。西安半坡村出土的部分陶器上留有布纹痕迹，乃是制作陶坯时以麻布垫底而印上的。在河姆渡文化遗址还发现有管状骨针、木刀、木棒等，有学者认为这可能是原始的纺织用机刀、卷布轴、梭子和分经木等。这表明"河姆渡人"已经制作了较为完整的纺织器械用来织布。当时的纺织原料多是野生麻类和其他野生植物的纤维，在江苏苏州草鞋山下层，曾发现有麻布的残片。河姆渡文化遗址还出土过一件以象牙制成的木杖端饰，其表刻有编织纹和一圈"蚕"纹图样，"蚕"体呈曲身蠕动状，身上的环节皱纹和脚均清晰可辨；在孢粉分析中，还发现了桑树花粉。这表明河姆渡的先民已经学会了种桑养蚕。

原始人从赤身露体到穿上纺织而成的衣物，减少了劳动过程中对皮肤的擦伤及其引起的感染，又可相对减少蚊虫的叮咬，并增强对自然界寒暑风雨变化的适应能力，减少由于严寒湿冷而产生的疾病，是人类卫生保健史上的又一进步。

（六）舞蹈与导引

舞蹈最早是一种宣泄情感的方式，起源于远古人类的生产和生活实践。原始人在狩猎、征战的前后，或祭祀、求偶时，往往手舞足蹈地跳跃，以表示祝福和庆祝，或表达虔诚、爱慕之情。在隆重的场合，还要披上兽皮，插上羽毛，戴上花朵。当时的舞蹈形式，可以从一些出土文物和原始壁画中看到。如 1973 年在青海大通县发现的距今约 5000 年的新石器时代遗址中，有一个彩绘陶盆，上面有三组舞蹈绘画，舞者五人一组，手拉手，朝向一致，头侧各有斜飘发辫，摆向也一致，服装有尾饰。

舞蹈不仅能给人带来欢乐，而且能使身体的疲劳和痛楚得以减轻或消失。相传在尧舜时代，人们就已发现舞蹈的健身作用了。《吕氏春秋·古乐》说："昔陶唐氏之始，阴多滞伏而湛积，水道壅塞，不行其原，民气郁阏而滞著，筋骨瑟缩不达，故作舞以宣导之。"

《素问·异法方宜论》中也有类似的记载："中央者，其地平以湿，天地所以生万物也众，其民食杂而不劳，故其病多痿厥寒热，其治宜导引按跷，故导引按跷者，亦从中央出也。"这就是说，在上古之时，黄河流域地势平坦而湿润，当地人民多痿痹、厥逆之疾，于是人们从实际经验中总结出用"导引按跷"的方法来治疗疾病。可见这时舞蹈已发展成为一种医疗保健的方法了。

古代导引疗法是在原始舞蹈基础上发展而来的。因为它对防治某些疾病确有一定功效，故流传至今，成为体育疗法的重要内容之一。导引是最古老的体疗，其出现为古代医疗卫生保健增添了新的内容。

综上所述，远古时代，人类的祖先在极其恶劣的生活环境中，为了求得生存，在与大自然的搏斗中，采取了一些今天看来极其原始的用以保护自身的措施。这些措施构成了人类最早的卫生保健活动，其对于改善人类生活条件、增强人的体质、促进生存繁衍起到了相当重要的作用。

二、医药的起源

伴随着人类生命的出现，疾病也随之而来。原始人在生产生活实践中，发明创造了许多原始的治疗疾病的方法。

（一）药物的起源

随着人口的增多，人们需要不断扩大食物来源。《淮南子·修务训》中说：神农"尝百草之滋味，水泉之甘苦，令民知所避就。当此之时，一日而遇七十毒"。这显然不是因为得病去寻找药物，而很可能是在改变食谱、扩大食物来源时，进行艰辛探索的记载。因此，关于药物的知识，很可能是在寻求食物的过程中发现并积累起来的，所谓"药食同源"就是这个道理。人类在采食野菜、野果、种子、植物根茎的过程中，首先尝到了酸、辛、苦、甘、咸各种味道，进而发现：有的植物吃了以后会引起呕吐、腹泻，甚至昏迷、死亡；有的植物吃了以后，原有的病痛得以减轻甚至痊愈。久而久之，便逐渐熟悉了一些植物的形态和性能，了解到它们的毒性和副作用，体验出某些植物的治病疗效。这个过程极其漫长，而且是无数人经过口尝身试才总结出来的。中国自古称药物为"本草"，欧洲自古称药物为"drug"（即干燥的草木），都说明药物是从植物开始的。

原始人在食用动物的过程中，也逐渐地发现了一些动物的治疗作用，从而积累起一些动物药知识。《山海经》中有些记载，如"河罗之鱼……食之已痈"，"有鸟焉……名曰青耕，可以御疫"，表明我国古代先民从食用动物的过程中发现了它们的治疗和防疫作用。

原始社会末期，随着采矿、冶炼业的出现，人们对矿物的性能有所了解，并认识到某些矿物对疾病的治疗作用。如通过煮盐，逐渐发现了盐水明目和芒硝泻下的作用；通过冶炼，了解了硫黄壮阳和水银杀虫的作用。

由此可见，植物药、动物药、矿物药的知识，是我们的祖先在长期生产生活实践中逐渐认识和积累起来的，经历了由感性认识到理性认识的漫长过程。由于历代中药著作中记载的植物药数量最多，因此后世绝大多数的中药典籍都以"本草"名之。

（二）外治法的起源

原始人在发生体表部位创伤出血时，最可能采取的措施是迅速地用手掌紧紧压住伤口，这是一种简单的压迫止血法。根据现代某些民族中保留的一些较原始的敷裹创伤的方法推测，原始人也可能用一些随手可得的诸如泥土、灰烬、树叶、草茎、苔藓、树皮等物涂敷、压迫伤口。久而久之，发现某些植物的叶子、根茎等止血和减轻疼痛效果比较明显，这些经验积累并传承下来，便是原始的药物止血止痛法。

人们在出现伤痛时，很可能会不由自主地用手抚摸患处，或为其他人按揉，以减轻伤者的痛苦，有时能起到散瘀消肿、减轻伤痛的作用。人们吃了某些食物引起消化不良，腹部不适时，用手抚摩也能减轻痛苦。这些便形成了原始按摩疗法。

在新石器时代，穿颅术（又称作"钻孔术"或"环钻术"）已很流行。在欧洲发现公元前 6000 年左右甚至 1 万年前做过钻孔手术的颅骨。1995 年，在山东省广饶傅家大汶口文化遗址发掘出土的一具 5000 年前的成年男子颅骨上的近圆形缺损，是人工开颅手术所致（图 1-1）。在印加考古中也发现了关于颅脑手术的壁画。牙医的最早例证来自于石器时代的丹麦，考古发现那里有一具尸骨的臼

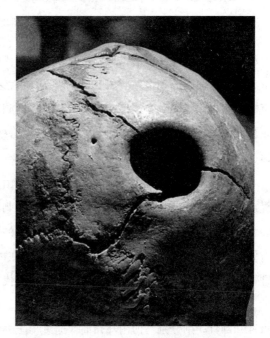

图 1-1　大汶口文化遗址出土的带有圆形缺损的颅骨

齿上有用燧石钻具钻出的一个小孔，可以排出脓液。

（三）针灸的起源

针灸是中医的主要治疗手段之一，包括针刺与艾灸两种治疗方法。由于最早的针砭工具是石头加工制作的，称作砭石，其起源可以追溯到新石器时代。灸法所用的材料是用作引火的艾绒，点燃以后，熏灼身体某个部位，因而灸法的起源也可以上溯到发明人工取火的时代。原始人在生活中偶然被一些尖硬器物，如尖石、荆棘等触刺了体表某个部位，甚至被碰伤出血后，会发生意想不到的疼痛减轻的现象。类似情形多次重复出现时，便可能有意识地用一些石块来刺激身体的某些部位，或人为地刺伤出血，用来减轻病痛。特别是当皮肤出现化脓性感染时，往往切开脓肿，使脓排出，得以很快痊愈。到了新石器时代，原始人利用已掌握的技术，制作出了砭石这种有效的治病工具。砭石可谓最古老的医疗器具。《说文解字》曰："砭，以石刺病也。"形制决定用途，除一端尖锐的砭石可用来刺病外，还有具有锋利刀刃的砭石，则可用于手术切割，故又称针石或镵石（图1-2）。它具体运用到临床治疗上，主要是用来切开脓肿，排脓放血，清除腐败。

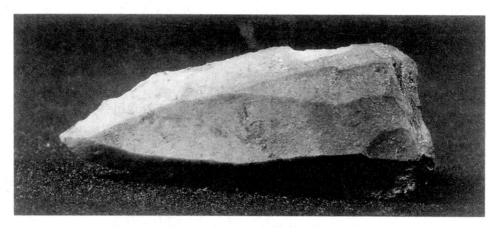

图1-2　仰韶文化砭石

近年来，考古发掘出越来越多的新石器时代的各种砭石，其形状有锥形、刀形、剑形、针形、镰形、卵圆形等多种。如1963年在内蒙古多伦旗头道洼新石器时代遗址中发现一枚经过磨制的石针，一端有锋，呈四棱锥形，可作针刺之用，另一端扁平有弧刃，可切肿排脓。在山东日照两城镇龙山文化遗址中发现有两枚锥形砭石，其中一枚粗端为三棱锥体，细端为圆锥体，另一枚尖端为长而锐利的三棱锥体。

考古发掘中，常有骨针出土。在城子崖龙山文化遗址中出土两枚灰黑色陶针，这些一端有锋而另一端无孔的骨针、陶针，有可能是用作刺病的工具。

砭石这一原始医疗工具，是后世刀针工具的原始形式。从夏至西汉时期的出土文物中，可看到金属医针与砭石的渊源关系。如1978年在内蒙古达拉特旗树林召公社发现的一枚青铜砭针，其形状、大小都与内蒙古头道洼新石器时代遗址出土的砭石相似。河北满城汉墓出土的金针，亦与头道洼出土的砭石有共同的方柄特征。再如《黄帝内经》（简称《内经》）中提到的铍针和圆针，则分别与河南郑州商代遗址出土的小剑形玉质砭石、河南新郑春秋战国时期的郑韩故城遗址出土的一枚砭石极为相似。

灸法是通过对人体某些部位进行固定的温热刺激来达到治病的效果，因而它的起源很可能与热熨法有关。原始人在烤火取暖的过程中，可能经常将烧热的石块或土块紧贴在身上，除温暖舒适外，还能减轻某些病痛，如因受寒引起的腹痛及关节痛等。考古工作者在北京猿人居住过的山洞里发现了大量的火烧石块，认为是原始人局部取暖用的。这便是原始热熨法的起源。这种方法在后世被不断改进，用于熨法的石块形状亦有球形、扁圆形等多种。如在江西省上高县战国墓中出土的一种磨光穿孔石器，可用绳索系住放入鼎内水中煮热，用作热熨。在湖南长沙下麻园岭战国墓中出土的扁圆形石器，两端有琢磨痕和火烧裂纹，一面光滑如镜，经考证是煨热后作热熨用的。

原始人在烤火取暖的过程中，可能被烧灼烫伤皮肤，但有时局部的烧灼会减轻某些疾病的症状。受此启发，原始人可能有意识地选用一些干枯的植物茎叶作燃料，进行局部温热刺激。由于艾叶具有易燃、气味芳香、遍地生长且易于加工贮存等特点，故被后世作为灸治的主要原料。

当然，医药的起源，并非我们设想的那么简单，以针灸为例，世界其他民族也曾经历过新石器时代，也有过用火的历史，但是，为什么只有我们的祖先发明了针灸治疗的方法呢？这些尚未解开的谜团，需要更深入的探索来加以解答。

三、神话与传说中的医学始祖

追寻远古历史，一方面依靠考古发掘出土的文物，另一方面依靠典籍记载的传说。任何一个古老民族，都有一段漫长的口传历史，通过一代一代的口头流传，到了有文字书写的条件时，这些远古传说中的史迹，就出现在文献记载之中。

原始社会的母系氏族阶段，以妇女为中心，妇女在家庭中为尊长，有保护亲属平安健康的职责，她们往往是熟悉草药的能手，在埃及和希腊、罗马的史诗中，都有对这些古代女医生的歌颂。古希腊神话中有关医药保健的人物较多，如阿斯克雷庇亚的两个女儿，海金亚（Hygieia）是卫生女神，后世"卫生学"一词就是由她的名字而来的；巴拿西（Panacea）是药物治疗的庇护神，后世"万应药"一词就源于她的名字。相传阿波罗把医术传给开隆（Chirom），开隆又把医术传给阿波罗之子阿斯克雷庇亚（Aesclepios）。当时的医学生出师时要向阿波罗、阿斯克雷庇亚等宣誓。在中国，人们熟悉的许多传说人物都与医疗保健有关，如燧人、女娲、伏羲、神农、黄帝等等。传说中的人物究竟是神话还是实有其人并不重要，重要的是其所代表的人类进步事件能以某种特殊形式流传下来，并最终被考古发现所证实——这些事件在人类历史上确曾发生过。

中国神话传说中开天辟地的英雄是盘古。燧人氏发明了人工取火。而伏羲氏"教民织网捕鱼""取牺牲以供庖厨"，神农氏"耕而作陶"，则分别代表了采猎文明与农耕文明两种社会形态。女娲的传说有三个：一是补天，暗示那个时代有大洪水、大灾变；二是抟土造人，创造新的人类；三是改革婚姻制度，她与伏羲是群婚的象征，在她身上又"始制嫁娶"，废除了血缘群婚，形成了外婚的氏族制度。显然，女娲代表着从采猎经济向农耕经济转变的过渡时期，天崩地裂，灾变频繁，旧的采猎经济受到威胁，因而改革了旧制度，诞生了新人类，才有了神农时代农耕经济的辉煌。到了距今约 5000 年的轩辕氏黄帝时代，中华文明进入了第一个高潮时期。伏羲、神农、黄帝被认为是中华民族共同的人文始祖。医药的发明与他们有密切关系。

（一）伏羲

伏羲一名庖羲氏，又名太昊，姓风，以木德王。传说系海岱民族（又称泰族），是东夷人的祖先，一说其部落生活在今甘肃天水一带。伏羲时代相当于我国原始社会晚期的父系氏族公社时期，距今约7000余年。传说伏羲曾制八卦，教民众结网，从事渔猎畜牧。因此，一般将伏羲视为原始畜牧业时期的代表。传说伏羲尝百药而制九针，《路史·后纪》亦有"伏羲氏尝草治砭，以制民疾，而人滋信"的说法。此外，有的史书还记载伏羲氏"始制嫁娶"，"以重人伦之本"，"民始不渎"。这些传说从侧面反映了原始社会晚期的婚姻形态、砭石的使用、药物的发现和早期哲学思想萌芽的情况。

（二）神农

神农，又称炎帝，因长于姜水，故姓姜。相传神农氏为中原民族。当时人民过着渔猎生活，神农发明木制耒耜，教人们耕种庄稼，故被尊称为"神农"（图1-3、图1-4）。神农被视为原始农业时期的代表。关于神农尝百草，发现药物，教人治病的传说在古代文献中记载较多，《帝王世纪》和《史记·补三皇本纪》等书都有叙述。《通鉴外纪》亦称："古者民有疾病，未知药石，炎帝始味草木之滋……尝一日而遇七十毒，神而化之，遂作方书，以疗民疾，而医道立矣。"这显然加上了作者自己的想象，因为当时还没有文字，自然也不可能有方书，但这时期的人们可能认识了一些药用植物并用来治病。由于神农发现药物的传说流传甚广，现存第一部本草著作即托名神农氏所作，名为《神农本草经》。

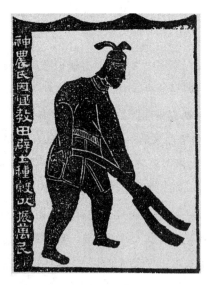
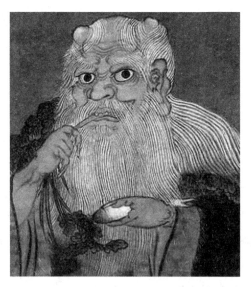

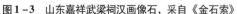

图1-3　山东嘉祥武梁祠汉画像石，采自《金石索》　　　图1-4　清·吴承砚绘神农像

（三）黄帝

黄帝为有熊氏少典之子，姓公孙，名轩辕，因长于姬水，故又姓姬。最初是部落首领，先后与其他部落作战，最后击败蚩尤和炎帝，统一了中原，由部落首领被拥戴为部落联盟首领。后世将黄帝视为华夏族的始祖。《帝王世纪》和《通鉴外记》等古代文献有黄帝与其臣民雷公、岐伯等人讨论医学的记载。我国现存医学典籍《黄帝内经》一书，即是托名黄帝与岐伯、雷公等讨论医学的记录。

伏羲、神农、黄帝都是传说中国医学的最早创始者。其他传说中这一时期的医生有僦贷季、岐伯、伯高、雷公、桐君、鬼臾区、少俞、俞跗等。

试图通过有限的考古发掘和古籍记载，追寻原始人的足迹，完全弄清楚医学起源的脉络，是十分困难的事。但是，我们仍然有充分的证据证明，早在远古时期，我们的祖先为了适应恶劣的环境以繁衍生存，就曾采取许多原始的保护自身的措施，开始了早期的卫生保健活动。中华民族最早学会了使用火，最早发明制作了陶器，在原始社会晚期，就已种稻养蚕、纺纱织布、建房凿井，走在人类文明的前列，这不仅古籍有载，而且被近几十年来的考古发掘所证实。中医最主要的两种治疗方法针灸与汤药，都可以在中国原始社会中找到其起源的历史文化背景。

第二节　中国的早期经验医学

从公元前 21 世纪开始，至公元前 476 年，中国历史上相继出现了夏、商、西周三代及春秋时期。

当时的国家形式是以王为首的奴隶主贵族政体，以王族为主体，利用血缘姻亲关系的纽带和封国制度相配合，形成严密的统治，即所谓王室有天下，诸侯有田，大夫有家。

在属于夏纪年范围的考古发掘中发现卜骨，提示那时就已有巫术流行。商朝崇尚神鬼祖先，认为祖先是天神的化身，王是天帝祖先意志的代表，凡攻伐胜负、农业丰歉、疾病寿夭等都要卜问吉凶，大批巫卜神职人员为商王供职，形成一股特殊的政治力量。殷墟甲骨文中有关疾病寿夭的卜辞不少，医药卫生活动在巫卜统治之下。西周时巫人从政作用虽然逐渐削弱，但仍有强大的影响。

在奴隶社会，青铜器的使用和推广是社会生产力上升到一个新阶段的主要标志。夏代已有少量的铜制工具，但仍处于"金石并用"阶段。商代冶铜技术不断提高，青铜器的数量和种类不断增多，并已广泛应用于生产劳动。西周时期，青铜器的制作已达全盛阶段，铜制农具进一步得到推广，在农事活动中，从翻土、耕种、除草到收割，几乎已全部使用金属农具。生产工具的重大更新，有力地促进了以农业为主的自然经济的发展。此时的农业，已普遍推广"熟荒耕作制"，在土地整治、农田水利、农作物选种、田间管理等方面积累了丰富的经验。园圃经营、栽桑养蚕等新生产领域的开辟和扩大，都极为有效地改变了农业生产的面貌，并使之上升为社会最重要的生产部门。中国历史上以农业为本的经济结构就形成于这一时期。

农业的发展，金属工具和器皿的制作，带来了手工业生产的逐步兴盛和制作技艺的日益改进。商代后期，手工业已大规模地从农业中分化出来。西周的手工业生产因种类多、分工细而有"百工"之称，其中建筑、纺织、制陶、酿酒等行业的发展，还直接、间接地关系到医疗保健手段的充实与改善。为了适应农业生产的需要，天文、历法也有了明显进步。夏代出现了"天干"纪日法；商代发展成"干支"纪日法；周代发明用圭表测日影，以确定冬至和夏至。这些成就在服务于农业生产的同时，也有助于人们认识疾病的发生与季节变化的关系。

随着科学技术的发展和奴隶制统治危机的不断加深，人格神"天"的思想出现动摇。与此同时，具有朴素唯物自然观和辩证观的阴阳说、五行说也逐渐酝酿而成。

总之，夏、商、西周及春秋时期，社会生产力水平和理论思维水平不断提高，医药经验逐渐丰富，为此后医学理论体系的建立创造了条件。

一、甲骨文中有关疾病的记载

这一时期对疾病认识的最早记载，见于甲骨卜辞。殷墟（今河南省安阳市小屯村）出土的甲骨共有 10 余万片，文字总数约 4500 个，已识者有 2000 多个。其中与疾病相关的有 323 片，415 辞。所载疾病的名称有 20 余种，如疾首、疾目、疾自、疾齿、疾腹、疾止、疾子、疾育等，主要按人体的不同部位记述。但有些疾病已能根据其主要特征给以专门的病名，如疟、疥、蛊、龋等。甲骨文"🥚"（蛊）字，其形像虫在皿中。《说文解字》称："蛊，腹中虫也"，用以表示腹中之寄生虫；"🪥"（龋）字，表示牙齿上的窟窿是因虫蛀引起的（图 1-5）。甲骨文"龋"字的出现是我国医学史上较有意义的发现，把《史记·扁鹊仓公列传》中所述及的龋齿病提前了 1000 多年，比起埃及、希腊、印度等文明古国的类似记载，也早了 700～1000 年。

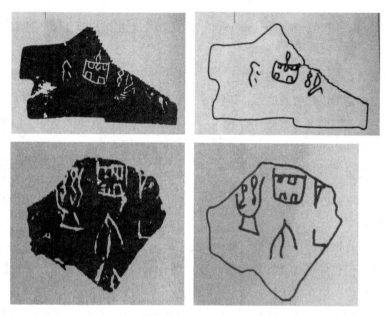

图 1-5　甲骨文中的"蛊"与"龋"字

甲骨文中有些疾病是根据生理功能失常而命名的，如"疾言"，是指语言障碍或发音困难。还有一些关于疾病症状的描述，如耳鸣、下痢、失眠，以及病软（身体软弱无力）、病骨、病旋（眩晕）等。值得注意的是，甲骨文中还有关于"疾年""雨疾""降疾"等记载。"疾年"指多疾之年；"雨疾""降疾"，表示像降雨一样，一次就有许多人染病，这可能是对流行病的最早记录。而甲骨文中的"❤"字，其形像心，很可能是中医学对脏腑的最早认识。心字是甲骨文中所见的唯一的脏器名词。

甲骨文的有关记载，有助于人们对殷商时期的疾病史进行研究，但远远不能反映商代疾病知识的全部。

二、早期的病因说及对药物的认识

（一）早期朴素的病因学说

《左传·昭公元年》记载，春秋时秦国名医医和最早提出六气病因学说，开创了中医外感病因学说的先河，是后世"六淫"病因论之滥觞。公元前541年，晋侯有疾，"求医于秦，秦伯使医和视之。曰：疾不可为也，是谓近女室，疾如蛊，非鬼非食，惑以丧志……公曰：女不可近乎？对曰：节之……天有六气，降生五味，发为五色，征为五声，淫生六疾。六气曰阴、阳、风、雨、晦、明也。分为四时，序为五节，过则为菑。阴淫寒疾，阳淫热疾，风淫末疾，雨淫腹疾，晦淫惑疾，明淫心疾。女，阳物而晦时，淫则生内热蛊惑之疾。今君不节不时，能无及此乎？"从医和的这段议论中可以看出：第一，以四时、五节、六气等季节气候变化作为病因的概念已经形成。第二，从"阳淫热疾，阴淫寒疾"的记载来分析，说明"阳盛则热，阴盛则寒"的病理学说也已基本明确；而"风淫末疾，雨淫腹疾"的说法，则与后世风病四肢痛、湿病多腹泻的理论有着密切的渊源。第三，关于五味、五色、五声的概念，也给后世诊断学及药理学以一定的启示。第四，"晦淫惑疾，明淫心疾"等情志为病也纳入病因的探讨中。这种脱离鬼神致病说，从实际出发的对疾病的真实认识，形成了对后世有重要影响的病因观念。

（二）药物知识的积累

周代，药物品种不断增多，用药经验日益丰富，在现存的先秦文献《周礼》《诗经》《山海经》中，有不少与药物相关的资料。《周礼·天官》载有"以五味、五谷、五药养其病"，汉·郑玄注："五药，草木虫石谷也"，这可能是对药物进行的初步分类。

《诗经》收录了许多动植物，其中不少后世用作药物，仅植物就达50余种。另外对一些植物的采集、产地和食用效果，在原文及注中也有简明叙述。如"七月蟋蟀""八月断壶（葫芦）"，指明了采集季节；"中谷有蓷（益母草）"，"陟彼南山，言采其薇"，记载了植物的产地。所载内容文字虽简，但是仍不失为反映早期药物知识的珍贵史料。

关于《山海经》所载药物的数字有多种说法，一般认为共126种，包括动物药67种、植物药52种、矿物药3种、水类1种，不详3种。从其功用来看，涉及后世补药、种子药、避孕药、预防药、美容药、毒药、解毒药、杀虫药、醒神药、治牲畜病药等方面。《山海经》里所收药物，可用以治疗内、外、妇、五官、皮肤等各科数十种疾患。大多是一药治一病，但亦有14种药物为一药二治，如虎蛟治肿与痔，肥遗治疠也杀虫等。这在药物的认识与使用上，无疑是个进步。其使用方法大致可分为内服、外用两大类，外用包括佩戴、沐浴、坐卧和涂抹等法。特别是所收药物中，有60多种用于预防，这是当时预防医学思想萌芽的佐证。但书中的大部分药物后世已无法考证，更不见临床应用。药物知识与经验的积累，带来了药物理论的升华，《周礼》中有以五味、五谷、五药养其病的理论。

（三）酒与汤液的出现与意义

酒在我国起源较早，可能远在原始公社时期，人们就已从野果与谷物的自行发酵中，得到了一定启示。考古发现在仰韶文化时期人类就已开始酿酒。新石器时代晚期的龙山文化遗址、河南偃师二里头夏文化遗址，均发现专用的陶制酒器。而商代文化遗址中，有数千件种类各异的青铜酒器，足以佐证商代贵族好酒成风。1979年河南罗山蟒张乡天湖商代墓地发现了我国现存最早的古酒，装在一件青铜所制的容器内，密封良好，至今还能测出成分。

酒在当时奴隶主贵族中是奢侈的饮品，而在人们的社会生活中更多的是用于祭祀和医疗。酒具有通血脉、养脾气、厚肠胃、润皮肤、去寒气的功效，其在医疗上的应用是医学史上的一项重大发明。《内经》指出，古人制"汤液醪醴"，其医疗作用是"邪气时至，服之万全"。古

NOTE

代医生治病时常借助于酒力，使药物取效。《汉书》"酒为百药之长"即反映了这一历史事实。酒能"通血脉""行药势"，故后世常用酒来加工炮制药物。另从汉字构造来看，繁体"醫"字从"酉"，系将治病时不可缺少的酒与针刺、按摩三者会意组合而成，说明古代医疗与酒关系甚密，体现了酒在医药发展史上的重要地位。

汤液即汤剂，是中医治疗疾病的主要剂型之一。相传商代汤王的宰相伊尹创汤液。汤液就是将各种药物加水煎煮而成，其方法与烹调食物十分相近。人们服药逐渐由"咀"的方法过渡到煮食或去滓饮汤。汤液的发明，是无数先民积采药、烹调及用药经验而成的，是医药发展史上的一次飞跃。汤剂服用方便，易于吸收，可以多种药物配伍，达到增强药效、降低药物副作用的效果。汤液的创制，也标志着方剂的诞生，故古人有"医食同源"之说。

三、疾病的诊断治疗

（一）疾病的诊断

殷商时代，人们已开始注意对疾病的诊断。从对甲骨卜辞的研究，可以看出这一时期人们主要是应用占卜手段，祈求神灵来判断所患疾病。西周时期，人们有了更多的经验，能够逐渐摆脱巫的束缚，疾病诊断已具雏形。

《周礼》记载："以五气、五声、五色胝（视）其死生；两之以九窍之变，参之以九藏之动。"这说明西周前后，在诊断疾病方面，已开始涉及望诊、闻诊、问诊、切诊的内容。《周礼》所载有关"四诊"的内容，以患者的内外症状进行综合分析，没有神秘色彩，可视为中医诊断学之滥觞。

（二）疾病的治疗

在临证治疗方面，食养、药疗、酒剂、砭法及针刺火灸等，在商周时期已广泛使用。《周礼·天官》尝谓："以五味、五谷、五药养其病。"又说："凡疗疡，以五毒攻之，以五气养之，以五药疗之，以五味节之。凡药，以酸养骨，以辛养筋，以咸养脉，以苦养气，以甘养肉，以滑养窍。"据郑玄注："五毒，五药之有毒者，今医人有五毒之药，作之合黄垄，置石胆、丹砂、雄黄、礜石、慈石其中，烧之三日三夜，其烟上著，以雄鸡羽扫取之以注创，恶肉破骨则尽出。"可见当时不仅能够使用五气、五味、五药调养和治疗疾病，还出现了专门用来治疗疮疡的外用腐蚀药。这也是目前所知我国使用化学药物的最早记录。而甲骨文中关于"鬯其酒"的记载，《史记·扁鹊仓公列传》关于"在肠胃，酒醪之所及"的记载，都说明当时酒剂在医疗中的应用已相当广泛。《左传》中"病入膏肓"的典故，提出疾病"攻（灸）之不可，达（针）之不及，药不至焉，不可为也"，提示当时已有比较系统的"攻""达""药"治法规范。疾病的治疗方法包括内治法与外治法。

1. 内治法　应用动物、植物、矿物治疗疾病，虽在原始人类就已开始，但还很简单。《尚书·说命》记载："若药弗瞑眩，厥疾弗瘳。"说明商朝的医生已开始应用作用较强的药物或重剂药物治疗疾病。《周礼》"聚毒药以供医事"的记载，说明宫廷中已建立医事制度，药物知识也不断丰富。

这一时期，食疗已具有了一定的雏形。传说伊尹和商汤谈话时，讲了很多烹调问题，其中有"阳朴之姜，招摇之桂"（《吕氏春秋·本味》）。姜桂既是肴馔中的调味品，也是发汗解表的常用药物。到了西周，统治阶级开始设置食医和食官以专司其事。据《周礼》记载，食医

"掌和王之六食、六饮、六膳、百羞、百酱、八珍之齐"。食医即宫廷内的营养医生，主要职责是主管帝王膳食。疾医主要职责是"掌养万民之疾病"，相当于内科医生。

这一时期在应用药物治疗方面还有两个重要创造，其一为酒应用于医药，其二为汤液即汤剂的发明。这在治疗学上是一个很大的进步。

2. 外治法　外伤是先民最普遍的疾病，因此，治病经验很可能是从外治法开始的。这就是按摩、针刺、灸治等方法在具体治疗中的扩展。

砭石在西周以前主要作用是刺破脓肿。1985年在广西武鸣县马义乡一处西周墓葬群中发掘出土青铜针2枚。该针长27cm，分针柄、针身两部分。针柄为长方形，扁而薄，无针孔，横断面呈矩形，长22cm，宽0.6cm，厚0.1cm。针柄的一端有一圆锥状的针身，直径仅0.1cm，长约0.5cm。经专家鉴定，确认为西周时期的针灸针。西周时期青铜冶炼水平很高，当能铸造青铜针具，但应用范围可能有限，故迄今发现不多。

四、早期的卫生保健

随着生产力水平的不断提高，夏商时期在卫生保健方面出现了明显的进步。在环境卫生方面，相传黄帝时代已有水井，夏代更有"伯益作井"的说法，在距今5800～5500年的浙江河姆渡遗址已经有了我国最早的水井。考古工作者在河北省易县及北京陶然亭等地发现2000多年前燕国的井壁遗物——瓵，全国各地发掘的秦汉水井数不胜数。水井的使用对搞好饮食卫生大有裨益，但必须经常保持清洁。《管子》曾明确提出，春季要挖除井中的积垢淤泥，换以新水（即"杼井易水"），并疏通沟渠，排除积水。在商周文化遗址中，曾出土颇具规模的地下排水管道（陶窦）。《周礼·考工记》中就有"窦，其崇三尺"的巨大下水管道的记载。甲骨文中还出现了"牢"（牛棚）、"圂"（猪圈）等字表示人畜分处，并有关于室内外洒水、清扫和除虫的记录。周代以来，人们已开始经常洒扫居处，以保持环境卫生。

在个人卫生方面，人们已有洗脸、洗手、洗脚、沐浴和洗涤食具等习惯，甲骨文中就有不少这方面的记载。1935年在殷墟的考古发掘中，有壶、盂、勺、盘、陶槎、头梳等全套盥洗用具出土。周代，人们已经认识到"头有创则沐，身有疡则浴"的医疗意义，把沐浴当作一种疗疾保健方法。《礼记》更要求人们养成饭前洗手、用餐时不对面说话、不剩饭、不随地吐痰等日常卫生习惯，提出了"疾病，内外皆扫，彻亵衣，加新衣"的主张。

西周时人们也十分重视饮食卫生。《周礼》中简要介绍了四时肉食的品种、各类饮食的服食方法、四时调味的宜忌，以及饭食与菜肴的搭配等。《论语·乡党》指出，食物贵在精细、适时和新鲜洁净，凡肉败、色恶、臭恶之变质食品，均不可食用。

这一时期在婚姻关系上，也提出了不少合乎科学的见解。《周礼》载："男三十娶，女二十嫁"；"礼不娶同姓"。《礼记》载："三十曰壮，有室。"《左传》也说："男女同姓，其生不蕃。"说明人们对早婚及近亲婚配的危害性已经有了一定的认识。

五、医学分科与医事制度

夏末商初，随着社会分工的进一步扩大，各行各业日益趋向专业化。当时秦国已有医和、医缓等著名专职医生出现。医疗工作的专业化和巫术迷信的日趋衰落使医学得以摆脱巫术的羁绊，从而走上独立发展的道路。

《周礼·天官》中记载宫廷医生不仅已有食医、疾医、疡医、兽医之分，还有协助医师从事医政管理的士、管理药物供应的府、管理文书和病案的史、从事看护杂物的徒；并建立了对医生的考核制度，如根据医生全年医疗成绩的优劣，"十全为上，十失一次之，十失二次之，十失三次之，十失四为下"，且以考核结果确定其级别与俸禄。

《周礼》载："凡民之有疾病者，分而治之。死终则各书其所以，而入于医师。"这说明当时已建立了记录治疗经过的病历，对于死亡者还要求做出有关死亡原因的报告。这些都是医学史上非常有进步意义的措施。

专职医生的出现与医事制度的建立，反映了当时医学发展的水平，同时也有利于医药经验的积累、整理、总结与交流，并进一步促进了对疾病的认识和医疗技术的提高。

第三节　其他文明古国的早期医学

一、古埃及医学

埃及地处东北非，位于亚非欧三大洲的交汇地带。古埃及由于其特殊的地理位置，在文化交流上有着特殊意义，其医药文化对东西方产生过深远的影响。人们可以从考古学家在埃及发现的一些纸草文中，窥测古埃及医药文化的概貌。

（一）纸草文、神话及木乃伊中的医药学

埃德温史密斯外科纸草文献（Edwin Smith Surgical Papyrus），简称史密斯纸草文。该文献著于公元前 21 ~ 前 16 世纪。文献中主要记载了 48 个外科病例，每例按检查、诊断、治疗、预后加以记录，并按预后分为治愈、可疑与无望三类；还记载了火棍疗法、冷敷疗法、外科手术、药物治疗等治疗方法。史密斯纸草医学文献所反映的资料表明，古埃及医生对人体的解剖、生理、病理等已有了一定的认识，认为切脉可知道患者心脏的情况。埃伯斯纸草医学文献（Ebers Papyrus），是以莱比锡大学埃及学教授埃伯斯（G. Ebers，1837—1893）的名字命名的。该文献著于公元前 1552 年，是一部"治疗所有疾病"的书，包括内、外、妇、儿、眼、皮肤各科及卫生防疫等内容，记录有 250 种疾病，并对疾病做了初步分类；载药 700 余种，方剂 877 个。赫尔斯特纸草医学文献（Hearst Papyrus），著于约公元前 16 世纪，载方 260 首，记述了多种疾病的诊治方法。另外还有柏林纸草医学文献（Berlin Papyrus）、康氏纸草医学文献（Kahun Papyrus）、伦敦纸草医学文献（London Papyrus）等。这些纸草医学文献是直接反映古埃及医学的珍贵史料，展示了昔日古埃及医药卫生文明的状况。

伊姆霍泰普（Imhotep）意为"平安到来的人"，是古埃及第三王朝左赛王（约前 2800 年）的宰相和建筑师，相传他是第一个设计建筑金字塔的人。据说史密斯纸草医学文献出于他之手。在他死后，人们尊他为"健康之神"。古希腊人也对他非常崇拜，视为神医（图 1 - 6）。

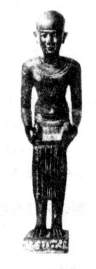

图 1 - 6　伊姆霍泰普

古埃及人为防止尸体腐烂而用独特的方法将其制作成干尸，即木乃

伊。从现存的木乃伊身上，可以了解古埃及人的体质和疾病状况，迄今为止已发现天花、冠心病、埃及血吸虫病、典型风湿性关节炎、脊椎结核、软骨病、骨折、胸膜炎、膀胱和肾结石，以及动脉硬化等病，是病史研究的重要实物史料。

（二）基本医学理论及其他医学成就

古埃及人的生产、生活与尼罗河息息相关，因此非常关心河水的季节性泛滥。基于类比联想，他们自然地把对气象与河水的观察结果与人体现象联系起来，注意到人体的脉管与呼吸；认为人体是由固体成分（土）与体液（水）组成，脉管相当于"沟渠"，体温是火，呼吸是气，体液与气流注于脉管中；脉搏相当于河水涨落，血液则是人赖以生存的源泉；来自空气中的灵气（Pneuma）赋予人活力，灵气与血液流注的管道称"气动脉"（Arteria，拉丁文 art 为气），灵气与血液失去平衡则发生疾病。这种灵气与原始体液病理说，对以后的希腊医学影响很大。另外，古埃及人认为呼吸对人来说具有极为重要的作用，如果呼吸停止，血液就停止流动，生命就要终结；血液对人也很重要，血红的颜色也曾被他们认为是生命的象征、生的希望。

在纸草文中有很多药方，仅埃伯斯纸草文中便有近 1000 种。古埃及人还用栓剂插入阴道治疗妇科疾患，更有使用催吐剂、灌肠剂、糊剂和软膏等剂型的记载。古埃及的外科学也较发达，已有用麻醉术和绷带的记载。

古埃及的卫生法规较为严格，法规规定要清洁室内外环境，注意饮食，屠宰的动物肉要由祭司检查可否祭祀，如不合卫生要求，不许为祭祀所用。古埃及的医疗法规要求每个医生只能专治一种病。医生行医受特殊法规约束，医生如按经典条文医治，患者死亡，则医生无罪；若违背条文，则要处死。

古埃及医学教育较为发达，医生习业是在神庙中接受学校式的教学训练，同时也需学习祭祀、通祷文与巫书。古埃及的医学对地中海地区的医学影响也很大，公元前 6 世纪后，埃及希利俄波利斯的学校中有许多希腊人、犹太人、腓尼基人、波斯人来此受业。古希腊著名的哲学家泰勒斯、毕达哥拉斯，历史学家希罗多德，医圣希波克拉底都曾来埃及游学。

二、古巴比伦及亚述医学

西南亚的幼发拉底河和底格里斯河中下游地区，地势平坦，农业发达，古称"美索不达米亚"，意指河间之地。公元前 5000 ~ 前 4000 年之间，在这里产生了最早的苏美尔文明。公元前 2000 年时，来自叙利亚草原的一支闪族阿摩利人占据巴比伦城，建立了巴比伦王国，创造了灿烂的巴比伦文化。而在美索不达米亚北部（即今伊拉克的摩苏尔）还有一支闪族——亚述人。他们建立了一个强悍的军事帝国，在美索不达米亚统治千余年，历经早期亚述、中期亚述、亚述帝国三个历史时期，公元前 605 年亚述帝国灭亡。

（一）古巴比伦医学

1. 泥板文献及其基本医学理论　两河流域早期使用楔形文字在黏土制成的板砖上书写。根据出土的泥板记载，古巴比伦人已按身体部位对各种疾病进行分类，并以各种疾病的症候群来观察患者。此外，还有对风湿病、心脏病、肿瘤、脓肿、皮肤病及各种性病的记载。

古巴比伦人重视肝脏，认为肝是人体最重要的器官，是"灵魂"的居所（图 1-7）；把人体比喻为"小宇宙"，认为一切自然现象都会影响人体；还认为心主精神，耳主意志；注意饮

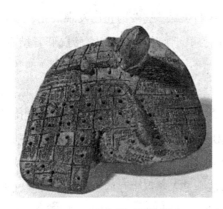

图1-7　占卜所用肝脏模型

食，把清新血液作为长寿要诀。古巴比伦人还注重清洁卫生，在一些古城下发掘出供水管和黏土制的排水管。当时的法律规定凡麻风等传染患者要远离城市，这是早期关于传染病的隔离思想。

2. 占星术及医学法典　巴比伦人特别重视星相及占星术，很早就开始注意观测天体星辰变化与人类疾病的关系，逐渐产生了天人一致的观念。古巴比伦人认为天、地、水三者对人的生命健康至关重要，疾病是由外来的病魔侵入引起的。

古巴比伦第六代王汉谟拉比（约前1792—前1750）在位时国势渐强，在统一巴比伦尼亚后制定了现存人类历史上第一部较完整的法典——《汉谟拉比法典》。其中有关医药的条文有40余款，约占全部条文的1/7，是研究古巴比伦医学的重要史料。据该法典所记，古巴比伦医生能用青铜刀进行难度较大的手术；涉及法律方面的主要是外科手术、整骨、眼科手术等成败的规定；在医疗事故的处理上，对发生在统治者身上的医疗事故处理严厉，而对发生在奴隶身上的医疗事故处理很轻。

（二）亚述医学

在亚述巴尼拔皇宫的考古发掘中发现与医学有关的泥板文献，记载了一些常见疾病、服用的药物、禁忌等，以及医生出诊包中应备的药物、器械等；还记载有瘟疫和热病，认为麻风、天花、梅毒等传染病患者应隔离，以防引起流行。亚述人对占星术很重视，并用以推断诊疗、手术和分娩的吉凶。在亚述的都城尼尼微出土了一套用于穿颅术的手术器械和导管，还发现了古代与卫生有关的排水管道、自来水管等。

三、古印度医学

印度是世界古代文明发祥地之一，位于亚洲的南部，为亚细亚大陆中央南方突出的一个大半岛。在漫长的历史年代中，印度各族人民创造并继承了传统的医药文化，印度医学对东方特别是南亚各国的医学产生了巨大影响。

（一）吠陀经与早期医学理论

公元前10世纪，雅利安人中产生了婆罗门教，其经典是《吠陀》。"吠陀"（veda）的意思是求知或知识，有的学者也解释为"圣经"。最初有三种或曰"三明"，后来增加一种即所谓四吠陀。雅利安文化及其医学的来源是四部《吠陀》经。第一部是《梨俱吠陀》或译作《赞诵明论》，大约于公元前1500～前900年陆续写成，是四吠陀中最早的，其中提到药用植物，并提及麻风病、结核病、外伤等疾病。第二部和第三部是《沙摩吠陀》和《耶柔吠陀》。第四部被称为《阿闼婆吠陀》，或译作《禳灾明论》，约著于公元前7世纪，其中除讲述礼仪外，记载了77种病名和创伤、蛇毒虫伤的病例，以及治疗这些疾病的草药，并提到妇人病和保健术。此外，还记载了兽医学及解剖学的内容。

后来续吠陀的书有《优婆吠陀》（Upaveda）、《寿命吠陀》或《阿输吠陀》（Ayurveda），书中有讲述健康医疗或生命学等的内容，将医学分为八科，唐代译为八医，成为阿输吠陀系医学的圭臬。以后印度医学家所编的医书也大致根据此八科分类，即：①拔除医方，为拔除异物、敷裹绷带等外科；②利器医方，使用利器治疗头部五官等病；③身病医方，即似今日普通内科；④鬼病医方，印度人深信各种精神病是受鬼的影响；⑤小儿方，为胎儿、幼童、产妇之治方；⑥解毒剂论；⑦长寿药科；⑧强精药科。

《阿输吠陀》提出关于健康与疾病的三体液学说，是印度阿输吠陀医学的根本基础。三种体液（Prabhava）或叫作三大——气、胆、痰，三者必须均衡才能保持人体的健康；其体液太过或不足，人体的平衡即被破坏，疾病由之产生。后来将三者称为原素（Doshas）。此外，尚有七种成分（Dhatus），即乳糜（消化之食物）、血、肉、脂、骨、骨髓、精，一切食物均要化为此七种成分。以后三体液学说又增加了血液，成为四体液说，但其基本理论并未改变。

（二）佛教与古印度医学的发展

公元前6～前5世纪，古印度释迦族王子乔达摩·悉达多创立了佛教。佛，梵文称之为佛陀，意为觉悟或彻底觉悟的人。佛陀本人也是医学的献身者，经常在自己的帐篷里替患者看病，佛陀的追随者认为看护患者是宗教上的义务。由于佛教的支持，古印度的吠陀医学在寺庙中得到了发展，并使寺庙成为医学教育的中心。佛教时期印度医学最发达，佛教也将医方明列为僧侣应当学习的五明之一。但是，由于佛教禁止杀生，禁止用动物献祭，也禁止解剖，这对外科的发展带来不利影响。

公元前3世纪，阿育王曾定佛教为国教，此时的印度医学随着佛教发展，传布到亚洲、东欧和北非。佛教经典中有许多关于医药卫生的内容，如佛说婆罗门避死法、佛医经、疗痔疾经、除一切疾病陀罗尼经、治疗白内障的金术等。相传印中佛教文化交流始于先秦。后汉的安世高既是佛教翻译家也是名医，他是较早将佛教医学文献与印度医药学知识传入中国的人。

（三）著名医学家及其著作

妙闻，音译名为苏斯拉他（Susruta），生于约公元前5世纪，是古印度伟大的外科学家。他的著述被辑录为《妙闻集》，为阿输吠陀医学的外科学代表性典籍。书中记载的外科手术包括切割、截除、划痕、截石、摘除、缝合、整骨、穿耳孔美容术、内障切除、疝修补、鼻成形等手术，还能剖腹取胎、治疗肠梗阻等。这些手术方法对西方传统医学外科的影响很大，如鼻成形手术是18世纪英国人从印度传统医学中学到的。《妙闻集》中载植物药达760种。内用药主要有吐剂、下剂、喷嚏剂。除了丰富的植物药外，动物的骨、角、脂肪、肉、血液、乳汁和蜂蜜常用于治疗。矿物类药有硫黄、砒霜、硼砂、明矾等，并广泛使用汞来治疗皮肤病、神经病及梅毒。《妙闻集》中强调医学道德，认为“医生要有必要的知识，还要洁身自持，要使患者信赖，尽量为患者服务”，“正确的知识、广博的经验、敏锐的知觉及对患者的同情，是医生的四德”。

阇罗迦（Chrana）是公元1世纪印度最负盛名的内科学家，是古印度内科医学的奠基人。《阇罗迦集》是阿输吠陀医学典籍中的内科学代表作。全书共8篇，计119章，包括通论30章、解剖8章、病理8章、药物12章、治疗术30章、论感觉11章、洁治法12章等；记载了千余种药物，并对其形态、功效、主治等有详细论述。除临床治疗之外，《阇罗迦集》中尤重卫生与保健，认为营养、睡眠、节食是保健的三大要素，并且应注意精神调摄。书中还指出，医生治病既不为己亦不为任何利欲，纯为谋人类幸福，所以医业高于一切。这些思想对古印度医学有长期的影响。

NOTE

（四）瑜伽术与身心修炼

印度人已认识到运动的价值。《阇罗迦集》第七篇第 31 章曾提到："能使身体发育均衡，关节坚强，并令人快乐者，即适当之运动，但不可失之过度。"书中介绍了一种特殊的"瑜伽术"（yoga），即身心锻炼术，长期坚持可避免疾病，保持健康而臻长寿。瑜伽术是印度的国术之一。瑜伽的梵文原义有"统一""和谐"等多种含义。从广义讲，瑜伽是一种哲学思想，类似于基督教的神秘主义，认为宇宙充满了"气"，气是宇宙运动的能量；人体小宇宙也充满了"气"，气是生命攸关和充满活力的能量；生命修养在于调动潜伏于体内的气之能量，以达到身心合一的最高境界。从狭义讲，瑜伽是一种修炼方法，讲究调息、调心、调身，是人的精神和肉体结合的运动，以此来增进身体、心智和精神的健康。作为一种修炼方法，瑜伽对于养生保健、开发人体潜能、防治多种身心疾病有其功效。瑜伽的历史源远流长，影响到东方和西方，至今世界各地都有瑜伽术的信奉者。

四、西南亚地区的医学

（一）古代犹太医学

犹太人的部落先祖是哈比路人（Habiru），早先游牧在阿拉伯半岛温和湿润的南部地区。公元前 2000 年中期，哈比路人进入迦南（即后来的巴勒斯坦）。公元前 1800 年由于遭遇饥荒，犹太人迁到埃及尼罗河三角洲地区，一度沦为法老的奴隶。约公元前 1500 年，部族首领摩西率领他们从埃及返回巴勒斯坦。公元前 721 年，军事帝国亚述起兵攻克了以色列首都撒玛利亚，犹太国沦为亚述的属国。此后，犹太国逐渐衰落，直至公元 135 年以后，犹太人被驱赶出了巴勒斯坦，流散于世界各地。

早期的犹太医学带有浓厚的神秘色彩，其病因、病机与诊疗、康复，似乎都与宗教信仰有着密切的关系。《旧约全书》即犹太教的经典，亦即基督教《圣经》的前一部分。其中所涉及的医药卫生及保健学内容比较多样，至少有 200 多个条目，多次讲到灾病、瘟疫流行和战争给人们带来的伤亡。《旧约全书》中所载病种颇多，计有痨病、热病、疟疾、痔疮、牛皮癣、疥、癫狂、麻风、肠道病、哮喘、鼻衄、相思病、难产、不孕症、梦遗、崩漏、外伤致残等。

犹太人很注重个人卫生，保证用水的洁净与无毒，保持身体与精神的清洁。另外，体操、按摩、月光浴、体育活动，是个人卫生与社会卫生的重要内容与传统。犹太人很早就注意饮食卫生，在营养调配方面亦很注重，认为饮酒过度是一种不良行为，故烈性酒一般用于医疗。犹太男孩出生后第 8 天要行割礼，是犹太教的一种圣行。尽管开始未必出于卫生学的意义，但行割礼的人群中，男子的阴茎癌发病率确实很低，妇女的宫颈癌、子宫癌发病率也很低。有关医学的律令与法规在《旧约全书》中也有记载。犹太人借助药物来医治灾病，以酒来安慰心灵，用洗浴、贴敷、圣膏熏香、食疗、斋戒、心理治疗来医治灾病所造成的创伤。这一时期的外科中已有类似绷带的包扎、修脚等操作。

著于 5 世纪的《犹太法规集》中含有晚期犹太医学思想的重要材料。其中有关于解剖和生理的资料，对食管、喉、气管、肺、脑膜、生殖器等均有详细描写，认为血液是生命的元素。已知人体有 248 块骨，基中一骨名卢兹（Luz），被认为是生命中心，可使死者复生。书中记述了若干疾病，特别是对流行病症状的描写十分正确，还提及血友病是遗传性疾病。关于外科，法规中提及了肛门瘘手术、脱臼整复和剖腹产术等，手术前服催眠剂。

犹太政府和庙宇被毁后，犹太医学便失去了独立性，附属于其寄居地方的民族，直到中世纪，犹太医生才开始在历史上闻名。

（二）古代波斯医学

约公元前 27～前 20 世纪，在伊朗高原的西南部出现了埃兰奴隶制国家。公元前 550 年，阿契美民德王朝建立，开创了古波斯帝国，在 200 多年中创造了灿烂的文明并成为西亚的霸主。

波斯的医学史分为两大期：第一期包括在波斯《阿维斯塔》文化中；第二期属于阿拉伯和穆罕默德文化。古文献《阿维斯塔》中记有古波斯帝国时期的医药文化，人们奉阿利曼为医神，崇尚洁净卫生，认为麻风患者不洁，故实行严格的隔离制度，使麻风患者远离健康居民。《阿维斯塔》规定，身体与心灵的洁净是同等重要的。治疗身体上的疾病时非常注重精神疗法和心理调节。古波斯人的医药卫生习俗许多方面与犹太人及犹太教的卫生习俗相近。

公元前 330 年，亚历山大大帝东征攻入波斯，波斯帝国被推翻。公元 226 年伊朗萨珊王朝建立，至 5 世纪时发展成为雄踞亚洲西部的大帝国，史称新波斯帝国，公元 642 年被阿拉伯人所灭。

新波斯帝国医药发达，许多药物传到国外，如胡瓜、胡蒜、胡豆、胡椒、胡萝卜、番红花、茉莉、砂糖、菠菜、无花果、橄榄等。"底也迦"源于波斯语 tiryak，是一种可以解毒疗虫兽伤的丸剂药物，曾在波斯被广泛应用。《列王记》（Shah Nameh）中追述了有关波斯医学的资料，如剖腹产术前须以酒使患者"昏迷"而后施以手术，此外还记述了药疗、心理治疗、妇女及孕妇卫生等内容。波斯医学是欧洲、亚洲、非洲诸民族国家医术和药物学相互交流、借鉴与融合的产物。这种交流进行了上千年之久。

【复习思考题】

1. 人类早期卫生保健所包含的主要内容有哪些？
2. 中国早期经验医学中对疾病的认识和诊疗技术的提高表现在哪些方面？
3. 简述汤液的意义。
4. 古埃及人认为人体是由什么构成的？为何会有这样的认识？
5. 为什么古巴比伦人和中国古代一样有天人一致的观念？

NOTE

第二章 中西医学理论体系的形成

　　自战国历秦汉至三国（前475—265），是中国封建制度建立、巩固和发展的时期。战国时诸侯争霸，社会动荡不安。秦始皇统一六国后，建立起中国历史上第一个中央集权的封建国家，但严刑峻法、苛政暴敛使其仅历二世便被各地的起义所瓦解。刘邦建立西汉，刘秀中兴建立东汉，两汉承秦制，统一的中央集权专制制度维持了近400年。东汉和帝以后，外戚、宦官专权，政治日趋腐败，导致魏、蜀、吴三国鼎立。中华文化的人文主题和以直觉体悟、整体把握为特征的思维方式在这一时期形成并确立，同时也对医学理论的形成产生了深刻的影响。

　　战国时期，官学崩溃，"私学"兴起，最负盛名者为齐国稷下学宫，当时诸国王侯揽才、权臣蓄士，文人学士凭借自身的学识及辩才，"朝为布衣，夕为卿相"，学术思想界出现诸子蜂起，百家争鸣的局面。西汉学者刘歆作《七略》，其中《诸子略》将先秦和汉初诸子学派分为十家，即儒、道、阴阳、法、名、墨、纵横、杂、农、小说家。十家中小说家属于艺文，除去不算，称为九流。诸子百家可概括为阴阳、儒、墨、名、法、道六家，其关于阴阳、五行、气、精、神等哲学概念的认识，对中医理论构建影响巨大。如老子哲学中"道"的辩证法思想，儒家《易传》将阴阳抽象为哲学观念，阴阳家邹衍将阴阳的消长和五行生克相配合，其"同类相应"的自然法则，《管子》对精气学说的论述，法家《韩非子》对血气的认识，杂家《吕氏春秋》对精气及气郁发病、阴阳类分疾病等的认识都对中医学理论有重要影响。《周易》为《内经》理论的建构提供了思维模型和思维方式。不仅是哲学思想，就连先秦的韵文体裁和文字内容，都可以在《内经》中找到痕迹，足见先秦文化对中医学的多方面渗透。

　　汉初崇尚黄老，无为而治，文景时代，黄老之学达于极盛。安定的社会环境为《内经》的成书及医学理论体系的形成提供了条件。《内经》与黄老学说有诸多联系，《淮南子》以道家为宗，综合诸子，涉及医理较多。《老子》《庄子》的清静养神在中医养生学中具有重要地位。汉武帝独尊儒术，自此确立儒学在官学和朝廷政治中的地位，经学日趋昌盛。董仲舒宣扬"天人感应"，所著《春秋繁露》中有关天人相应、人体结构的内容与《内经》对人体的认识非常接近，其所举各季不同发病证候，在《内经》中也有体现。儒家的道德伦理及"中庸"思想对《内经》亦有多方面渗透。《内经》心主神明的观点源自孟子、管子、荀子之说。张仲景《伤寒杂病论》中也有儒家的"孝""仁""天人相应"及尊经思想。成书于东汉的《神农本草经》，"上药"的不老延年，多达150余种"令人轻身不老"药物的功效，以及多种金石药中有关炼丹术的内容等，皆有道家色彩。

　　先秦及汉代文化给中医学以深刻的影响，尤其是哲学观念、思想方法等。中医学正是在中国传统文化背景基础上发展起来的，同时它又进一步丰富和发展了早期哲学的内涵和认识论，特别是有关"阴阳五行""气"，儒家的"仁""孝"，以及道家养生学等方面的内容。

　　古代西方医学最初产生于古希腊。古希腊在地理上包括巴尔干半岛南部、爱琴海群岛、小亚细亚西岸古代奴隶制城邦。早在公元前 4000 年，希腊半岛上已有了史前文化。前 20 ~ 前 12 世纪，为古希腊青铜时代，史称爱琴海文明或迈锡尼文明。前 11 ~ 前 9 世纪，为铁器时代，史称荷马时代或"英雄时代"。前 8 ~ 前 6 世纪，史称殖民时期，雅典与斯巴达成为希腊两大霸主。前 5 ~ 前 4 世纪前期，古希腊城邦由盛而衰，史称古典时代。前 4 世纪晚期 ~ 前 2 世纪中期为马其顿统治时期，其间希腊化的时间一直延续至 1 世纪。

至公元前 5 世纪，古希腊人在汲取美索不达米亚、埃及、印度等文化中的医学知识的基础上，形成了在自然哲学指导下，以经验观察和思辨推理为基础的古典医学体系。在亚历山大利亚时期，解剖学和生理学的研究积累了大量对人体的观察资料，并奠定了日后西医以解剖结构研究为起点，探讨结构与功能关系的医学进路的基础。罗马帝国时期，名医辈出、学派蜂起，解剖学、生理学、药物学及临床医学取得了诸多成就。著名医学家盖伦集西方古代医学之大成，其医学理论影响西方医学长达 1000 余年。

第一节　先秦与秦汉医学

先秦时期活跃的思想文化，为医学理论的总结和提高提供了条件。西汉时期，医药书籍受到重视，汉武帝时侍医李柱国曾专门校勘医书。《汉书·艺文志》载有"凡方技三十六家，八百六十八卷"，可见内容之丰富。从所载书目看，当时的"方技"知识门类包括医经、经方、房中、神仙四大类，四者共性是都属于所谓"生生之具，王官之一守也"，既有基础理论，也有临证医学及方药，还包括追求长生不老的"神仙方术"，研究性技巧的"房中术"。20 世纪60 年代以后，在陆续发掘的秦汉墓葬中，出土了一批简牍帛书，填补了长期以来早期医学史的某些空白，为研究这一时期的医学发展状况提供了十分珍贵的资料。

一、马王堆汉墓出土医书

1972 年初至 1974 年初，在长沙市东郊马王堆先后发掘出三座汉墓，出土数千件文物与稀世文献。其中一号汉墓出土一具保存完好的女尸，反映了西汉时期在医学防腐上的多方面措施。三号汉墓出土一批简帛书籍，涉及古代哲学、历史、医药、天文、地理等方面，共 20 余种，约12 万字，大部分是已经失传的珍贵文献，也有部分现存古籍的不同版本。在这些文化典籍中，医书达 14 种。其中帛书有《足臂十一脉灸经》（图 2 - 1）、《阴阳十一脉灸经》甲本、《阴阳十一脉灸经》乙本、《脉法》、《阴阳脉死候》、《五十二病方》、《却谷食气》、《导引图》、《养生方》、《杂疗方》、《胎产书》等（其中《阴阳十一脉灸经》甲、乙本内容基本相同，实为一种），共 10 种。竹木简200 支，分别为《十问》《合阴阳》《杂禁方》《天下至道谈》，共 4 种。这些古医书早已失传，《汉书·艺文志》中

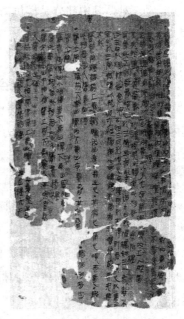

图 2 - 1　足臂十一脉灸经

亦未见记载，部分医书的成书时间早于《内经》。

（一）《足臂十一脉灸经》和《阴阳十一脉灸经》

两书主要记载了人体 11 条经脉的循行走向及主治疾病，是我国迄今为止最早论述经络学说的文献。书中所记载的 11 条经脉，与《内经》中的 12 条经脉相比，少了一条手厥阴经。内容比较古朴，对各条经脉的命名也不统一，提示此时经脉的名称尚未定型。在治疗方面仅载灸法，缺少针法和腧穴。对于 11 条经脉的记述也无规律可循，每条经脉的循行路线各自独立，互不相干，反映当时上下纵横经络系统的概念还没有全部形成。而《灵枢·经脉》所载 12 条经脉的循行走向则很有规律，因此，普遍认为这两部灸经是《灵枢·经脉》的祖本。

（二）《五十二病方》

《五十二病方》全书约 15 万字，因目录列有 52 种病名并有"凡五十二"字样而由整理者命名。每题记述治疗一种疾病的方法（实际上应包括 100 余种疾病）。所载医方 283 个（原数应在 300 个左右，有部分残缺），用药 274 种，其中将近半数在《神农本草经》中未载。涉及内、外、妇、儿、五官各科疾病，其中外科病证较多，包括外伤、动物咬伤、痈疽、溃烂、肿瘤、皮肤病、肛肠病等，内科疾病有癫痫、疟病、食病、癃病、寄生虫病等。

书中所载方剂以复方为主，通过对这 200 余方的药物配伍、剂型、方剂用法等方面进行分析，发现当时对于方药的应用，已初具方剂学的雏形。其剂型有丸、饼、曲、酒、油膏、药浆、汤、散等多种。还记载了手术法、敷贴法、药浴法、烟熏法或蒸气熏法、熨法、砭法、灸法、按摩法、角法等丰富的外治法。其中，在诸伤条下记叙了 16 条不同伤症的治疗方法，包括止血、镇痛、清创、消毒、包扎等环节，强调对感染或坏死组织的创面应先清创后敷药。书中关于疾病证候和诊治的内容大多是医学史上最早的记载，反映了当时临证医学的实际水平。

（三）《导引图》

《导引图》是我国迄今为止发现最早的医疗体操图。导引术历史悠久，有关著作与图谱却少有流传。马王堆三号墓出土的帛画彩色导引图，长约 100cm，宽约 50cm，绘有 44 幅年龄性别不同、动态各异、形象逼真的导引姿势。其动作大体可以分为呼吸运动、四肢和躯干运动、持械运动三种，其中部分是模仿动物动作编成的。采用这些动作进行锻炼，可以起到伸展肢体、宣导气血、增强体质、防治疾病的作用。有些图中标有简要的文字说明，如"引聋"、"引脾病"、"信"（鸟伸）等。

（四）《养生方》与《却谷食气》

《养生方》是一部以养生、房中为主的方书，共 32 篇。全书以医方为主，现存医方 79 个。其内容主要是滋补强壮和增强体力，反映了古人在强身健体、养颜健美、性保健等方面所取得的成就。《却谷食气》主要记载"辟谷"与"食气"等内容，是我国现存最早的有关气功的专著，对于研究我国气功导引的源流和发展有一定参考价值。

（五）《脉法》与《阴阳脉死候》

《脉法》书中首句有"以脉法明教（天）下"的字样，并指出："脉亦圣人所贵也"，因此要"书而熟学之"。可见是师徒传授脉法之书。此脉法主要指灸法和砭法，而非诊脉之法。这是一部迄今最早提出人体气与脉的关系，并且确立治病当取有余而益不足等虚实补泻要领的古医籍。

《阴阳脉死候》主要论述了由表知里诊断致死性疾病的方法，是最早的诊断专书。其中记载了五种死候的具体症状和特征。书中记述的肉、骨、气、筋，反映了医学理论与五行学说尚未配合之前对人体组织的认识。

（六）《十问》《合阴阳方》《天下至道谈》和《杂禁方》

这四种书均为竹简本，约成书于秦汉之际。其中《十问》《合阴阳方》《天下至道谈》主要论述了养生学和房中术等内容，《杂禁方》则是祝由方。

二、成都老官山汉墓出土医书

2012 年 7 月至 2013 年 8 月，在成都市天回镇老官山发掘出 4 座西汉时期土坑木椁墓，墓葬时间约在西汉景帝、武帝期间，略晚于湖南长沙马王堆和湖北江陵张家山汉墓。出土了一批珍贵的医药文物文献，包括 920 支医简、一座人体经穴漆人，一批中药材等。该 920 支医简大致分为 9 部医书和一部律令文书《尺简》。9 部医书中除《逆顺五色脉藏验精神》外，余均无书名，根据简文内容定名为《敝昔诊法》《诊治论》《六十病方》《诸病》《十二脉（附相脉之过）》《别脉》《刺数》《医马书》。

（一）《敝昔诊法》

全书共 50 余支简，基本为残简，且字迹残损严重，专论五色脉诊，有 5 支简简首载"敝昔曰"字样，故名。出土时初定书名为《敝昔医论》，但该书内容专论诊法，整理者认为应定名为《敝昔诊法》。该书围绕"赤、白、仓（苍）、黄、黑"五色论述脉诊，并论及从脉象判断五脏病的病机、病状，为扁鹊脉法的整理和研究提供了非常重要的原始信息。

（二）《诊治论》

全书共 50 余支简，竹简保存基本完整但字迹残损较多，主要论及疾病诊断、治疗、死候等。出土时初定名为《脉死候》，但鉴于该书内容仅有一两支简论及"死脉"，整理者认为应定名为《诊治论》。全书论及"五死""五痹""五风""心至"等疾病的表现及诊断，并记载运用"石""灸"疗法和宜忌。

（三）《六十病方》

全书约 215 支简，竹简保存较为完整，共约 9000 字（不含缺文）。因目录列出 60 种病方及编号，故名《六十病方》。该书目录由 15 支有病方编号的题名简构成；正文由约 200 支与题名简病方编号相对应的病方简构成。全书以病证和治疗方药内容为主，是老官山汉墓医简中使用药方治疗临床各科病症的方书。共载方剂 81 首以上，用药达 200 余种，所用药物大多为有着重要临床价值且沿用至今的药物，如酒、姜、桂、附子、乌头、蜀椒、细辛等。所载方剂以复方为主，药物配伍呈现出一定规律性。所载治疗病症近百个，以内科为主，也涉及外科、妇科、儿科和五官科。

（四）《诸病》

全书共 230 余支简，医简保存较为完整，约 3300 余字（不含缺文），专论各科疾病的病因、症候、鉴别诊断、预后及调摄，是我国迄今为止发现的第一部全面论及各科疾病病因、病机、症候、鉴别诊断的中医疾病学专书。出土时暂定书名为《诸病症候》，整理者认为径用《诸病》来命名即可，简单明了，不必加"症候"二字。全书按照书写风格、行文体例可分为"诸病一"和"诸病二" 2 篇，从文字书写风格判断，"诸病一"抄写时间似早于"诸病二"。全书共记载 200 余个病症，分属于不同的大类病症。所载疾病以内科病为主，涉及外科、妇

NOTE

科、男科、五官科、伤科等，且每类疾病又按辨证分为多种，如风病按脏腑辨证分为心风、肝风、脾风、肺风、胃风，癥病按气血津液辨证分为血癥、气癥、石癥，反映当时疾病辨证已涉及脏腑辨证、气血津液辨证、病因辨证、病位辨证。

（五）《十二脉（附相脉之过）》《别脉》

两书共含医简 52 支，竹简保存较为完整。出土时初定书名为《经脉书》，整理者认为这部分内容包括较为独立的两个部分，其体例和内容均有明显不同，可分别称为《十二脉》和《别脉》两种。

《十二脉》记载人体 12 条经脉循行和病候，较马王堆汉墓出土的《足臂十一脉灸经》（简称《足臂》）《阴阳十一脉灸经》（简称《阴阳》）"十一脉"多 1 条"心主之脉"，与《灵枢·经脉》十二经脉系统一致。该书是迄今为止最早论述"心主之脉"循行和病症的文献，也是我国最早完整论述现行十二正经经脉的文献，可能是经脉系统由"十一脉"向现行"十二脉"演变的重要转折点。

"相脉之过"论述"有过之脉"的诊察，内容虽较为独立，但鉴于与此篇相似的内容在马王堆汉墓帛书、张家山汉墓医简中均仅列于经脉循行及所主病之后，未单独成书，故整理者将其整理成单篇，附于《十二脉》之后。

《别脉》共含 9 支简，字迹残损较多。全书专门论述 9 条"别脉"的循行、病症和灸法，故名。该书所载经脉循行模式和病候与十二经脉系统的基本特征不相吻合，或为当时另一经脉体系。

（六）《刺数》

全书共含 45 支医简，保存基本完整，字迹有少许不清。出土时初定书名为《归脉数》，但鉴于其专载针灸临床刺法原则和针方，因以"刺数……"始述，整理者遂改为《刺数》。是书分为总论和各论两部分。总论论述针刺治疗的总体原则；各论记载了 40 种疾病的针方，每首方内容包括病证、穴位（部位）、刺激量，所载治疗病种涵盖痛症、神志病、脏腑病、皮肤科、五官、妇科等。该书是关于针刺法及其临床运用的最早记载，所载 40 首针方亦是现存最古老的典型针方。

（七）《逆顺五色脉藏验精神》

全书共含医简 66 支，基本为残简。主要记载色诊、脉诊、致病原因、治疗方法等内容，论及脉诊的损至、逆顺、预后，色诊的相乘及五脏相关，不同方位风邪致病的症状和预后，石法、灸法的宜忌等，反映了当时中医诊断方法的水平。

（八）《医马书》

全书共含医简 184 支，基本为残简，文字残损严重。专论马病的诊治，是我国迄今为止发现的第一部兽医学专著。该书论述多种马病的病名、病位、病因病机、病症表现、治疗方法和方药，以及预后、疗效、治疗宜忌、将护方法等。

三、张家山汉墓出土医书

1983 年底至 1984 年初，在湖北江陵张家山发掘出三座西汉前期的墓葬，出土了大量竹简，医学方面的书籍包括《脉书》和《引书》两种。《脉书》的内容大体上与马王堆出土的《阴阳十一脉灸经》《脉法》《阴阳脉死候》等三种帛书相当，也可以视为《灵枢·经脉》的祖本。

《引书》也许是限于竹简的书写形式，只有文字而没有图，共 113 枚竹简，3235 字。书中大体包括四季养生之道、导引术式及其作用、疾病的病因与防治、养生的理论等方面的内容，其中部分内容可与马王堆帛书《导引图》相参照。

四、武威汉墓出土医书

1972 年 11 月在甘肃武威县旱滩坡发掘出一座东汉早期（1 世纪中叶）古墓，出土医药简牍共 92 枚。根据最后一枚简上所书"右治百病方"五字，题书名为《治百病方》。书中保存完好的医方有 30 余个，用药近 100 味，其中有 69 种见于《神农本草经》。书中所论疾病涉及内、外、妇、五官各科。详细记载了病名、症状、药量、用药时间及方法等内容。在诊断治疗方面已经初步运用辨证论治原则，所用医方均为复方，有多种剂型，说明在方剂学方面已经达到了相当的水平。

以上医书，是我国医学考古十分重要的发现，填补了早期医学史空白。这些医书编撰年代不一，最早的约成书于春秋之际，最晚的《治百病方》则可能成书于西汉末东汉初。各书的内容，历史地再现了我国医学早期发展阶段的实际状况，如实地反映了经络学说、辨证论治思想、临床治疗和用药等从简单到复杂、从低级到高级的发展过程。

五、其他出土医药文物

研究先秦至汉代医药的发展情况，除根据当时文化典籍中的零散记载外，医药文物对反映这一时期的医药状况也有重要意义（图 2-2）。

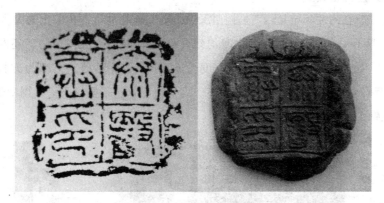

图 2-2　秦封泥"泰医丞印"

（一）扁鹊东汉画像石

20 世纪 70 年代初在山东微山县两城山出土了东汉画像石，其中四块浮雕，刻有半身为人半身为鸟的神物，手持针状物，面对着接踵而至等候治疗的人列（图 2-3）。半人半鸟的形象源于原始时代的图腾崇拜，扁鹊的称呼也与此有关。据考证，这是具有神话色彩的针灸行医图，反映了早期针刺疗法的线索。

（二）云梦睡虎地秦简

1975 年在湖北云梦县睡虎地秦墓中发掘出大批竹简，其中有关法医学的内容具有重要的研究价值。法医学属于特殊应用医学，其发展状况可以反映医学的发展水平。秦律中有活体现场和尸体检查，以及判定损伤程度的法医学标准等法医学内容。秦律还记载了麻风病（古代称

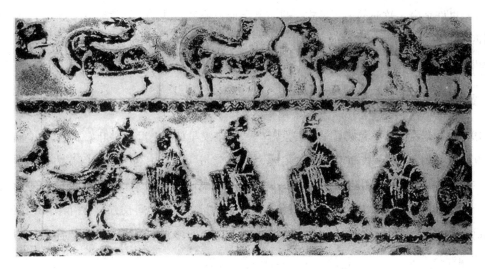

图 2-3   传说中的扁鹊针刺行医图（东汉画像石）

疠病）与法律的关系，记述了麻风病的主要症状和检验方法，规定了麻风患者应该送到"疠
迁所"进行隔离。这是中国医学史上最早设立的麻风病隔离院，说明当时人们已经认识到麻风
病具有传染性，并以法律手段确保隔离的实施；并且纠正了过去认为唐天宝七年（784）始有
"疠人坊"的错误说法，为研究先秦医学提供了重要的史料。《汉书·平帝纪》载："民之疾疫
者，舍空邸，为置医药。"说明在汉代国家不仅重视对于传染病的隔离和治疗，而且已采取相
应的解决措施。

（三）西汉医药器具

1968 年夏季，在河北满城县西南发掘西汉中山靖王刘胜墓时，在出土的大量珍贵文物中，
有一件口径为 27.6cm 的铜盆，盆沿和盆身均刻有"医工"字样（图 2-4）。还发现 9 枚医针，
其中金针 4 枚，银针 5 枚。针体细长，长度为 6.5～6.9cm 不等，上端为方柱形长柄，宽
0.2cm，柄上有一小孔。针尖或尖锐，或稍钝，或呈圆卵状、三棱形不一。据专家考证，认为
与《灵枢·九针十二原》所载九针相仿。

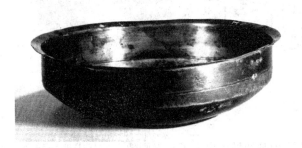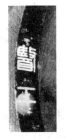

图 2-4   西汉"医工"铜盆

注：右图为盆沿局部放大图。

（四）出土药物及制药工具

1976 年湖北江陵县凤凰山 167 号汉墓及 1972～1974 年湖南马王堆 1 号与 3 号汉墓均出土
多种药物。这些药物均放置于棺椁边箱的一些容器内。不仅有国产地道药材桂枝、桂皮、茅
香、花椒、杜衡、藁本、佩兰、姜、高良姜、牡蛎、丹砂等，而且还有来自印度（"天竺国"）
的药品苏合香。1983 年在广州发掘的西汉南越王墓出土大量药石和药具，其中有两套捣药杵、白及五色药石、铅砂、羚羊角等（图2-5）。南越王墓出土的这批五色药石包括雄黄、硫黄、赭石、紫水晶和绿松石，是在汉墓中首次发现的五色药石实证。

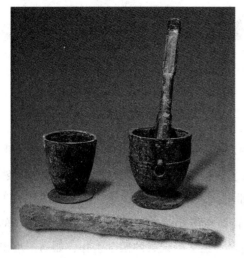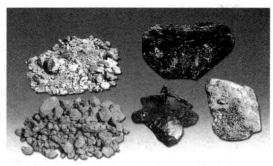

图2-5　杵臼和五色药石

（五）西汉人体经脉模型

1993年春，在四川绵阳市永兴镇双包山发掘的西汉木椁大墓中，出土一件高281cm，裸体直立，全身各部分比例协调，造型准确，表面绘有纵形红色线条19根的人体经脉漆雕（图2-6）。经研究，其红色线条为经脉循行路径，其中项背正中直行者为督脉，其余左右对称纵行分布于身体两侧，每侧9根，即十二经脉中手三阳、手三阴、足三阳经，仅缺少足三阴经。经脉主要从四肢末端走向头面，并在头部形成纵横交错的联络，为最早的经脉模型。

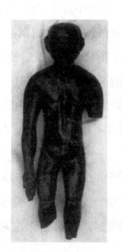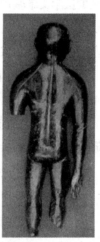

（六）里耶出土医疗器具及秦简

2003年在湖南省龙山县里耶防洪大堤修筑工程中发现一套器具。其中青铜针一枚，推测为针灸用；

图2-6　西汉人体针灸经脉模型

青铜药匙一枚，尾部麻花状，长8.5cm，重12g，推测为撒粉药之用；陶药罐一个，小口大腹，里外上釉，罐腹中部有孔，推测也是洒粉药之用。整套器具被认为是军医治外伤之用。

2002~2005年，在里耶古城出土秦代简牍38000多枚，被称为"里耶秦简"。第一部分共计简牍2627枚，其中散见医药简牍19枚（其他尚未公布简牍中还有多少医药简，尚不知晓），数量虽然不多，但是根据医方首端的"第一""三""五""七""九十八"等表示医方顺序号的数字，可推测这些医简应来源于一套较为系统的医药典籍，且医方数量不少。将这些医药简与《五十二病方》对照，既有医方内容上的相似，也有相同词语的使用，只是在文字形式上更为古朴。

先秦至汉代的医学缺乏更多详细的文献记载，但从出土的医书和医药文物来看，这一时期医药学内容已经相当丰富，从医学理论的概括到临证经验的总结都具有一定规模，为医学理论体系的形成奠定了重要的基础。

第二节　中医理论体系的形成

一、《黄帝内经》

（一）《黄帝内经》的作者与成书

《黄帝内经》简称《内经》，最早著录于《汉书·艺文志》。该书记载有医经七家，即：《黄帝内经》18 卷，《黄帝外经》36 卷；《扁鹊内经》9 卷，《扁鹊外经》12 卷；《白氏内经》38 卷，《白氏外经》36 卷，《白氏旁篇》25 卷。传世的《素问》《灵枢》各 9 卷，因为恰合于《汉书·艺文志》所说《内经》18 卷之数，西晋皇甫谧猜测此即《汉书·艺文志》所著录的《内经》，此说被后人沿袭至今。此外，当时还有许多不见文献记载的医学著作，如马王堆出土的 14 种医书等。而《内经》中所引用的已佚古医书也多达 20 余种，如《上经》《下经》《从容》《五色》《黄帝扁鹊之脉书》《揆度》《奇恒》等。这表明《内经》是在为数众多的更古老的医学文献基础上成书的。作为一部总结性医学理论著作，不可能出自一时一人之手。一般认为，这部书大约在战国至秦汉时期由许多医家搜集、整理、综合而成，其中甚至包括东汉乃至隋唐时期某些医家的修订和补充。近年学术界多倾向于成书时间为西汉。

现在流传的《内经》，包括《素问》与《灵枢》两部分，原书各 9 卷，每卷 9 篇，全书共计 162 篇。其中《素问》在唐代已缺佚第 7 卷，唐太仆令王冰整理注释时，增补了《天元纪大论》等 7 篇，另外两篇《刺法论》和《本病论》则仅存篇名，宋代补入此两篇，显然是后人伪托之作，故被称作"素问遗篇"。《灵枢》又名《九卷》和《针经》，在较长时间内曾经失传。高丽宣宗帝于宋哲宗元祐八年（1093）遣黄宗慤来中国呈送《黄帝针经》善本 9 卷。当时中国《针经》已亡佚，遂得以此《黄帝针经》为底本重新颁行，这是对中国医学文献保存的一大贡献。现传《灵枢》是由南宋史崧献出的"家藏旧本《灵枢》九卷"为底本整理行世的。

（二）《黄帝内经》的内容和成就

《内经》全面系统地论述了人与自然的关系，以及人的生理、病理、诊断、治疗及疾病预防等基本理论问题，内容十分丰富。其中，《素问》重点讨论藏象学说、经络学说、病因学说、病机学说，以及病证、诊法、治则、针灸等内容。《灵枢》除了论述脏腑功能、病因病机之外，还着重介绍了经络、腧穴、针具、刺法及治疗原则等内容（图 2-7）。其基本精神和主要成就如下：

1. 医学与哲学　科学的发展离不开哲学，医学也是如此。古人在探索人体生命现象的过程中，必然要受当时哲学思想和认识论、方法论的影响。运用哲学观点去认识人体的生命活动，探索防治疾病、延长寿命的方法，并且结合从临床实践中得到的医疗经验，通过不断地认识和实践，最终升华为中医学独特的理论体系。中国古代哲学中有关天人合一的思想是产生中医学理论的基础之一。古人在长期的生活实践中，逐渐认识到人与自然之间有着不可分割的关系，人的生命活动自始至终都离不开自然界的变化，这种人与自然的关系深深地渗透于中医学的理论与临床实践之中。在自然界中，人的生命活动是作为一个整体被认识的。这些思想后世称作整体观念，是中医学理论的重要特色之一，也是《内经》在论述各种问题时所贯彻的思想原则。

强调人与自然环境的统一，是《内经》整体观的一个突出内容。人处于天地之中，自然环境、四时气候直接影响到人体健康或疾病的流行。四时气候的正常规律是春温、夏热、秋凉、冬寒。人体与之相适应，故有春夏阳气发泄，气血容易趋向体表，表现为皮肤松弛、疏泄多汗；秋冬阳气收藏，气血容易趋向于里，表现为皮肤致密、少汗多溺等变化。如果四时气候反常，人体就会发生相应的病理变化。而四季气候不同，疾病流行也不同。《内经》记述了某些慢性病常在气候剧烈变化或节气交换的时候发作或增剧的现象。在医疗实践中，《内经》提出的春不宜苦寒、夏不宜辛温、秋不宜刚燥等治疗原则，都是从整体观念出发制定的。

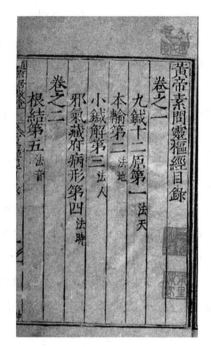

图 2-7 《黄帝素问灵枢经》书影

《内经》强调人要顺应自然环境的变化，注意饮食起居、精神修养，培养机体对外界环境的适应能力。"提挈天地，把握阴阳"及"虚邪贼风，避之有时"，就是要人们主动地利用和顺应自然，防止有害因素的侵袭。这种从人与自然相联系的观点出发而确立的预防医学思想也是中医学的特点之一。

人总是生活在一定的社会环境中，疾病的发生与社会环境有关。《内经》对于社会环境与人体健康的关系问题，也有许多论述。《内经》强调医家不仅要掌握医药知识，而且还要懂得天文、地理，了解人类社会，即《素问·气交变大论》所说之"上知天文，下知地理，中知人事"，才能全面把握疾病的诊断和治疗；否则，就会像《素问·阴阳应象大论》中所言："治不法天之纪，不用地之理，则灾害至矣。"这一思想至今仍对中医学的研究有着重要的启迪作用。

不仅人与自然、社会构成一个整体，人体本身也是一个有机整体。《内经》中所论述的人体结构中的五脏六腑、体表毛发、五官九窍等，都不是孤立的，而是彼此相属，通过经络互相协调地联系在一起，构成一个有机的整体。脏腑各有络属，在体内各有所主，在体表各有开窍，局部的变化可以影响全身，体表的变化能够反映到内脏。《内经》强调整体观念，注重功能上的联系，而不仅仅是人体形态结构。《内经》中著名的"有诸内必形诸外""以表知里"的思想，是中医学四诊合参的理论基础。

人体是一个有机的整体，也体现在形神关系方面。《内经》对此赋予了极为丰富的内容。如"气和而生，津液相成，神乃自生"，指出了机体对情志的决定作用；还指出"志意者，所以御精神，收魂魄，适寒温，和喜怒者也"，说明情志对机体的调节作用；并注意到通过调节情志，消除病理变化，恢复人体正常的生理功能。正是从这一整体观念出发，中医学产生了七情病因学说和调节情志的心理疗法。这些内容在心理卫生学和精神治疗学等方面都有重要意义。

阴阳和五行分别产生于商周之际，既是古人认识事物的思维方法，也是中国古代重要的哲学思想之一。邹衍把二者联系起来，用以认识自然与社会。马王堆出土的简帛医书中，已提及阴阳而未见五行，《内经》将这一哲学思想系统地引入医学，从而使阴阳五行学说成为中医分析人体生理、病机，进行辨证论治的思维方法和哲学基础，并以这些思想为指导，构建了中医的理论体系，探索和解释自然与人体生命的各种现象及两者的关系。这样，阴阳五行学说不仅作为医学理论的哲学方法，而且深入到医学的各个环节，直接成为中医基本理论的重要内容。

阴阳学说是古人用来说明事物之间对立统一关系的理论，是认识事物和掌握事物发展规律的一种思想方法和说理工具。它主要包括两个方面的内容：一是反映阴阳是事物运动变化的动力；另一是提出阴阳是事物运动变化的规律。古人通过日月星辰的运行、寒来暑往的变迁，以及日常的生活实践，逐渐认识到任何事物都具有互相对立的两个方面，人体也如此。阴阳双方既相互联系、相互制约，又相互转化、运动发展；既矛盾，又统一；而且阳中有阴，阴中有阳，任何一方都不能脱离另一方而单独存在。《素问·宝命全形论》说："人生有形，不离阴阳。"《素问·阴阳离合论》说："阴阳者，数之可十，推之可百，数之可千，推之可万，万之大不可胜数，然其要一也。"说明阴阳的对立统一是事物发生、发展、变化的普遍规律，人体的生理、病理变化也不例外。

《素问·阴阳应象大论》说："阴阳者，天地之道也，万物之纲纪，变化之父母，生杀之本始，神明之府也，治病必求于本。"要探求疾病的本质，必须认识和掌握阴阳变化的根本规律。人体的生命活动过程，实际上就是人体阴阳在矛盾运动中不断取得平衡的过程。这种平衡遭到破坏，就会发生疾病。如阴阳偏盛则出现"阴胜则阳病，阳胜则阴病"，或"阳胜则热，阴胜则寒"的病理表现；阴阳偏衰则出现"阳虚则内寒，阴虚则内热"的病理变化。所以《素问·生气通天论》提出了"阴平阳秘，精神乃治；阴阳离决，精气乃绝"的著名论断，对于临床医学的发展有着重要的指导意义。

五行的记载，最早见于《尚书·洪范》："五行：一曰水，二曰火，三曰木，四曰金，五曰土。水曰润下，火曰炎上，木曰曲直，金曰从革，土爰稼穑。润下作咸，炎上作苦，曲直作酸，从革作辛，稼穑作甘。"可见，五行实际上就是人们日常生活中不可缺少的五种基本物质，它们各有不同的属性和功能。五行学说认为世界万物是由五种基本要素构成的，这是古人对客观事物的一种认识方法，也是一种朴素的唯物论观点。这五种要素不是孤立存在的，它们之间既相互依存又相互制约，表现为相生相克的规律，并以此说明事物的内在联系及事物之间的关系。相生与相克，是事物发展过程中不可分割的两方面，没有"生"就没有事物的产生和成长，没有"克"就不能维持协调变化和发展。不仅如此，事物是复杂多变的，生中有克，克中有生，相反相成。只有这样才能使事物内部或事物之间保持相对的平衡。

《内经》运用五行的不同属性和相生相克的辩证关系，阐明人体的内在联系、生理、病理、精神情志等变化，以及人体与自然环境的联系等内容，说明各脏腑之间的功能要维持平衡，既不能不及，也不能太过。如在生理方面，以五行配五脏，说明脏腑的活动彼此间有着既相资生、又相制约的关系，并以四时五气的变化来说明人与自然环境的密切关系；在病理方面，以五行的生克规律来解释疾病的传变关系，并以生克关系的失调，即"亢则害"作为产生病理变化的主要原因；在治疗方面，以恢复人体生克关系的相对平衡，即"承乃制"作为治疗的目的。将五行学说引入医学的最大特点，就是用来认识和阐述人与自然的关系，说明人体脏腑及各器官相互联系的整体关系。

阴阳学说强调事物的运动变化，揭示事物运动变化的内在动力和形式；五行学说构成整体的有机网络，揭示世界万物之间的整体联系和规律。二者都反映了世界万物运动的循环思想，如阳消阴长、阴消阳长、穷极必反，以及五行的相生相克、终而复始。这种模式和机制要求阴阳平衡，五行协调，正如《素问·至真要大论》所言，要"谨察阴阳所在而调之，以平为期"。阴阳五行学说在医学中的运用，促进了整体观念的产生和整体综合方法的建立。

2. 脏腑经络学说　　脏腑经络学说或称藏象经络学说，以研究人体五脏六腑、十二经脉、奇经八脉的生理功能、病理变化及其相互关系为主要内容，揭示了人体各功能系统的作用和内外联系。藏象学说还指出了精、神、气、血、津液等的生理作用，在中医学理论体系中占有特殊的重要地位。

《内经》中有关脏腑的认识是建立在古人的解剖学知识和治病的实践基础之上的。《灵枢·经水》说："若夫八尺之士，皮肉在此，外可度量切循而得之，其死可解剖而视之，其脏之坚脆，腑之大小……皆有大数。"在《灵枢·肠胃》中记载了大小肠的长度与食管长度的比例约为35∶1，而现代解剖测得其比例为37∶1，可见古人对人体内脏结构的认识确有解剖基础。在《内经》关于脏腑生理功能的描述中，对心与血脉关系的论述十分突出。如"心者，生之本"，"心主身之血脉"，"经脉流行不止，环周不休"等，说明心脏是主宰血液运行的中心，血液运行"如环无端"地周行不止。这是最早涉及血液循环的记载。

《内经》认为，五脏是人体最重要的脏器，因为它贮藏着精神气血等生命活动中重要的物质，是生命的根本。如《灵枢·本脏》说："五脏者，所以藏精神血气魂魄者也。"同时，五脏是全身其他脏器组织和精神活动的主宰者与支配者，也和外界环境如四时气候变化等有联系，如肝主胆、主筋、主怒、属春、属风等。把五脏六腑看作整个生命现象和生理活动的中枢，不可损伤。《素问·灵兰秘典论》分别介绍了心、肝、脾、肺、肾、胃、胆、大小肠等的不同作用，说明人体的呼吸、循环、消化、排泄、生殖、免疫等各种功能与五脏六腑密切相关。《内经》有关藏象学说的内容十分丰富，突出了人的整体性、人与外界环境的统一性，成为中医重要的基础理论之一。

《内经》的经络学说，也是中医学理论体系的重要组成部分。经络是运行全身气血，联络脏腑、肢节、筋肉、皮肤，沟通人体上下内外的通道，构成人体联络、运输和传导的体系。《内经》中对经络学说有许多精辟的论述。《灵枢·经脉》认为："经脉者，所以能决死生，处百病，调虚实，不可不通。"《内经》对十二经脉的循行走向、络属脏腑及其所主疾病均有明确记载，对奇经八脉也有所论述。如《灵枢·逆顺肥瘦》将十二经的循行概括为"手之三阴，从脏走手；手之三阳，从手走头；足之三阳，从头走足；足之三阴，从足走腹"，构成了"阴阳相贯，如环无端"的循环路径。各经之间互相衔接，互为表里。由于每条阴经属于一脏，并与一腑相连络，每条阳经属于一腑，而与一脏相连络，因此将人体周身四肢和脏腑紧密地联系起来。由此可见，经络在诊断和治疗方面具有特殊的意义。

3. 病因病机与诊断治疗原则　　《内经》讨论了病因、病机、诊断、治疗及理法方药的基本原则。其中虽无"辨证论治"一词，但这一思想最早出自于《内经》辨析证候、审定病机、守机施治等诊治疾病的指导思想和原则之中。辨病候、审病机是临床诊治疾病的基础，在这方面，《内经》的论述十分丰富。

《内经》阐述的病因学说，外因涉及人与自然的关系，内因涉及饮食、情志、劳逸等。其特点是注重讨论致病因素作用于人体之后所发生的各种反应，而不在于更多地研究致病因素本身。

病机是探求病理、分析病证的基础，也是辨证论治的前提。《内经》十分重视病机的研究，有关病机的论述约占全书内容的四分之一以上，涉及疾病的发生、发展，包括病理变化、疾病传变、寒热虚实，以及发展变化规律等内容。既有内在机理，又有外在表现，构成了较为系统的学说。

在诊断方面，《内经》以阴阳五行、脏腑经络等理论为依据，论述了望、闻、问、切四种诊断疾病的方法和原则，为后世诊断学的发展奠定了基础。如强调诊察人体神气盛衰的重要作用，将"四时五脏阴阳"贯穿于诊法学说之中等。

在治疗疾病的原则方面，《内经》提出协调阴阳、标本缓急、正反逆从、补虚泻实、同病异治、异病同治、因时制宜、因地制宜、因人制宜等诸多法则，充分反映了整体思想与辨证观点。在治疗疾病的方法上，论及了针刺疗法、方药疗法、饮食疗法、情志疗法等，尤其突出地论述了针刺疗法，以及包括经络、腧穴在内的有关针灸学理论，这成为中医学的重要特色，对世界医学的发展也做出了突出贡献。

《内经》中注重疾病预防的思想也很突出。认为高明的医生，应该做到见微知著，防患于未然。《素问·四气调神大论》曰："是故圣人不治已病治未病，不治已乱治未乱，此之谓也。夫病已成而后药之，乱已成而后治之，譬犹渴而穿井，斗而铸锥（一作兵），不亦晚乎！"这种"治未病"的思想对后世有深远影响。

在摄生方面，《内经》总结了古代预防疾病和延年益寿的方法，并将其纳入以藏象为中心的理论。《素问·上古天真论》说："恬淡虚无，真气从之，精神内守，病安从来。"这被后世尊为养生的基本原则。"和喜怒而安居处"等养生思想，也一直为后人所遵循。

（三）《黄帝内经》的价值及其影响

《内经》全面总结了秦汉以前的医学成就。书中充分反映出中医学整体观念和辨证论治两大特点，对人体的生理、病理，以及诊断、治疗、预防、养生等内容，有着比较全面的论述。《内经》的成书，标志着中国医学从经验积累的阶段上升到理论总结的阶段，为中医学的发展奠定了重要的理论基础。

《内经》作为我国古代医学文献中最重要的典籍之一，对后世有深远的影响。历史上一些著名医家的重要学术观点和学术思想创新多是在此基础上产生的。如东汉张仲景撰写《伤寒杂病论》时，曾"撰用《素问》《九卷》"。晋代皇甫谧编写《针灸甲乙经》，是以《素问》和《针经》为主要依据的。金元时期刘完素的火热致病论，李杲的脾胃内伤理论，朱震亨的阴阳升降、君火相火、杂病证治的学说等，无不源于对《内经》的研究。不仅如此，《内经》对世界医学的发展亦有不可忽略的影响。历史上朝鲜、日本等国都曾把《内经》作为医学教科书。其主要内容曾被译成日、英、德、法等国文字。

总之，《内经》以其极为丰富的内容，确立了中医学的学术思想体系，为中医学理论与临床实践发展打下了坚实的基础，不仅中医学的理论或流派的崛起大多源于此书，而且生命科学、哲学及其他相关学科中某些新的思想和观念也或多或少可从其博大精深的论述中获得启示。这部书一直有效地指导着中医临床实践，至今仍是习医者必读的经典著作。

二、《难经》

《难经》原名《黄帝八十一难经》。设有 81 个问题，以问答体裁编撰而成。内容以阐述《内经》要旨为主，是继《内经》之后的又一重要典籍。书名最早见于张仲景《伤寒杂病论·自序》。唐代以前文献中著录本书作者多托名黄帝，唐代杨玄操归于扁鹊，均不足凭，其成书年代约在西汉末年至东汉之间。

《难经》大体上一至二十二难论脉学，二十三至二十九难论经络，三十至四十七难论脏腑，四十八至六十一难论疾病，六十二至六十八难论腧穴，六十九至八十一难论针法。讨论的内容涉及生理、病理、诊断、治疗等各个方面，在理论上有许多富于创见性的内容，对后世有着深远影响。

在脉学方面，它发展了《内经》提出的"五脏六腑之气味，皆出于胃，变见于气口"及"气口成寸，以决死生"的理论，主张气口即寸口，强调"独取寸口"的诊脉方法。论述了气口部位寸、关、尺三部脉的阴阳属性，每部的浮、中、沉三候，及其与脏腑经络的配属关系，开创了寸口定位诊脉法的先河，为后世医家所普遍采用。

在阐述脏腑生理功能时，《难经》首次提出命门之说，并强调命门在人体生理活动中的重要作用，即："其左为肾，右为命门。命门者，谓精神之所舍也，男子以藏精，女子以系胞。"为后世命门学说的研究和发展奠定了基础。《难经》对经络学说、三焦的概念、五脏六腑的形态及针灸疗法等方面的论述，在《内经》基础上有进一步发展，对后世颇有影响。

三、《神农本草经》

（一）《神农本草经》 的作者与成书

《神农本草经》简称《本经》或《本草经》，是我国现存最早的药物学专著。书名冠之以"神农"，既与汉代一度盛行的尊古托古之风有关，也与古时神农"尝百草"而发现药物的传说有关。以"本草"代指药物，与古代药物以草本植物为主有关。东汉许慎《说文解字》中说："药，治病草也。"《汉书·郊祀志》记载了汉成帝建始二年（前31）已有"本草待诏"之职，这应该是"本草"一词最早的记载。《汉书·平帝纪》记载了元始五年（5）朝廷曾经征召通晓天文、历算、方术、本草等教授者至京师，说明西汉时期已经开始重视对本草知识的整理和传授了。另据《汉书·楼护传》记载："护少随父为医长安……护诵医经、本草、方术数十万言"，则说明当时医药学的总结已经具有一定的规模。

经过长时期药物知识的积累，两汉时期人们掌握的药物知识已经十分丰富，这是临证医学迅速发展的必然结果。随着临证医学的总结，药物学也逐步进入整理和总结阶段。西汉初期曾流行过药物学专著，《史记·扁鹊仓公列传》中提到淳于意曾受业于同郡的公乘阳庆，所传医书中有一部《药论》，惜久已失传。目前汉墓出土的简帛医书中虽然没有药物学专著，但是在医方中可见大量的药物记载。其中，阜阳汉简《万物》尽管残损严重，但是根据可辨认者统计，收载药物约 110 种。马王堆汉墓帛书《五十二病方》中整理出药物 243 种，武威汉简《治百病方》30 余个医方中，可辨认的药物达 100 种。临床医学的发展，要求药物学有与之相适应的发展，需要对长期积累的用药经验和药物学知识进行较为系统的总结，《神农本草经》正是在这样的历史条件下产生的。

NOTE

《神农本草经》最早著录于梁代阮孝绪的《七录》及《隋书·经籍志》，但是均未提及成书年代与作者。关于该书的成书年代，曾有战国、秦汉、东汉等不同说法。一般认为，它与《内经》一样，是劳动人民长期生产和生活实践中积累的药物知识，经秦汉以来许多医药学家不断搜集、整理，直至东汉时期才最后加工、总结成书的，有学者认为本书成于汉代本草官之手。

《神农本草经》原著已于唐代初年亡佚，现存多种版本的辑佚本，都是后人从《证类本草》和《本草纲目》等书中辑录出来的。目前通行的有清代孙星衍辑本、顾观光辑本等。

(二)《神农本草经》的内容和成就

《神农本草经》3卷（也有4卷辑本），共收载药物365种，其中植物药252种，动物药67种，矿物药46种。本书总结了我国东汉以前药物学的经验与成就。

在药物分类方面，根据药物效能和使用目的的不同，分为上、中、下三品。《神农本草经·序录》载："上药一百二十种为君，主养命以应天，无毒，多服久服不伤人。欲轻身益气不老延年者，本《上经》。中药一百二十种为臣，主养性以应人，无毒、有毒，斟酌其宜。欲遏病补虚羸者，本《中经》。下药一百二十五种为佐使，主治病以应地，多毒，不可久服。欲除寒热邪气、破积聚、愈疾者，本《下经》。"上品药无毒，多系滋养强壮类的药物；中品药有的有毒，有的无毒，多系滋养强壮而兼有攻治疾病作用的药物；下品药大多具有毒性，用于攻治疾病。这是中国药物学最早、最原始的分类法。这种分类，造成动物、植物、矿物药混杂，上、中、下三品界限不清，给临床用药带来不便，因此在后世的药物学著作中得到了改进。

书中概括地记述了君臣佐使、七情和合、四气五味等药物学的基本理论。《神农本草经·序录》中写道："药有君臣佐使，以相宣摄合和者，宜用一君二臣五佐，又可一君三臣九佐使也。"这是对组方用药规律等方剂学理论的简要阐述，对后世医家有一定影响。又说：药"有单行者，有相须者，有相使者，有相畏者，有相恶者，有相反者，有相杀者，凡此七情合和视之，当用相须相使良者，勿用相恶相反者。若有毒宜制，可用相畏相杀者，不尔，勿合用也。"指出并不是所有的药物都可以配合使用，药物合用后，有的会相互加强药物的作用，有的能够抑制另一种药物的毒性，有的会产生强烈的毒副作用，因此应根据药物的具体情况配合使用，避免因配合不当而产生毒副作用。《神农本草经·序录》还指出："药有酸咸甘苦辛五味，又有寒热温凉四气，及有毒无毒，阴干暴干，采治时月，生熟，土地所出，真伪陈新，并各有法。"不仅简要地记录了药物的性能，而且说明了在药材产地、采集时间、加工炮制、质量优劣、真伪鉴别等方面都有一定的法则。

书中对药物的功效、主治、用法、服法等内容也有一定的论述。据统计，书中提到的主治病证的名称，约有170余种，包括内科、外科、妇科及眼、喉、耳、齿等方面的疾病。经长期临证实践和现代科学研究证明，书中所载药物的药效，绝大部分是正确的，至今仍具有一定的实用价值。

《神农本草经》是总结我国汉代以前药物学成就的早期专著，集东汉以前药物学之大成，在药物学发展史上占有重要地位。它为我国古代药物学的发展奠定了基础，魏晋以后的本草学都是以此为基础发展起来的。此书至今仍具有参考和研究价值。

NOTE

四、《伤寒杂病论》

（一）张仲景生平及成书背景

张仲景（约150—219），名机，南郡涅阳（今河南南阳，一说河南邓州）人（图2-8）。其生平事迹散见于《脉经》《针灸甲乙经》《太平御览》《名医录》等书中。

张仲景青年时期曾学医于同郡张伯祖，对于外感及杂病有深入研究，积累了丰富的经验，成为东汉时期杰出的医学家。

张仲景生活在东汉末年。当时社会动荡，兵祸连年，天灾频繁，疫疠流行，给人民带来了极为深重的灾难。张仲景在《伤寒杂病论·自序》中提到，自己的宗族自建安纪年（196）以来，不到10年，两百多口人中就死去了2/3，其中患伤寒病而死的占7/10。面对这种情况，张仲景愤恨当时的士人之流，只知"企踵权豪，孜孜汲汲，惟名利是务"，不知留神医药，探究"方术"，且"各承家技，终始顺旧"，不求进取，甚至草菅

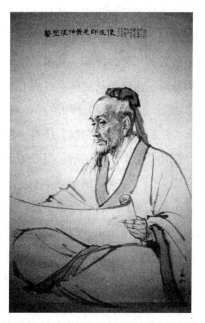

图2-8 张仲景像

人命。他"感往昔之沦丧，伤横夭之莫救"，发愤钻研医学理论，攻读《素问》《九卷》《难经》《阴阳大论》《胎胪药录》等古典医籍，"勤求古训，博采众方"，结合当时医家及自己长期积累的医疗经验，著成《伤寒杂病论》16卷。

《伤寒杂病论》成书后不久即散佚。后经西晋王叔和将其中伤寒部分整理编次成《伤寒论》流传于世。北宋时期，翰林学士王洙从翰林院的"蠹简"中找到一部《金匮玉函要略方》，实际上是《伤寒杂病论》的节略本。校正医书局林亿等人校订此书时，删去专论伤寒之上卷，重新整理编次其中杂病部分，成为今传本《金匮要略方论》，简称《金匮要略》。

（二）《伤寒杂病论》的内容与成就

《伤寒杂病论》以六经论伤寒，以脏腑论杂病，提出了包括理、法、方、药在内的较为完整的辨证施治原则，从而使中医学的基本理论和临证实践紧密结合起来。

1. 《伤寒论》以六经论伤寒　《伤寒论》全书共10卷，397条。"伤寒"在古代是一个广义的概念，泛指以发热为主要症状的一切外感病和各种疫病。《内经》将外感发热疾病的病因归之于"伤寒"，指出"今夫热病者，皆伤寒之类也"，并且叙述了外感病从巨阳、阳明、少阳、太阴、少阴、厥阴六经传变的形式。张仲景通过对《内经》的研究，以《内经》提出的六经传变的基本原则为指导，进一步把外感病发展过程中各个阶段所呈现的复杂症状概括归纳为六大类型，即太阳病、阳明病、少阳病、太阴病、少阴病、厥阴病，并以此作为辨证论治的纲领。在每一经中，将具有概括性、能反映本经病理机制的基本症状作为本经的总纲，如太阳病以头项强痛、发热恶寒、脉浮为总纲，阳明病以胃家实为总纲等，对每一经病的症状描写十分详细和完善。三阳病的特点是邪盛正不衰，故以表、热、实为主，病程较短。三阴病则多见虚寒里证，病程相对也较长。其传变规律因患者的具体情况而异，其中有传与不传，循经传或

越经传，或直中某经，也有二经、三经合病或并病，还有因诊治不当而引起的变证、坏证等。通过六经证候的归纳，深刻地揭示了疾病的发展规律。由于六经包括手六经和足六经，又络属各个脏腑，因此六经辨证实际上是把疾病的发展和传变过程与整个脏腑经络相联系，体现了整个脏腑经络学说在临床上的具体运用。

2.《金匮要略》以脏腑论杂病　《金匮要略》6 卷 25 篇，以脏腑辨证论治内科杂病为主，也涉及妇科、外科疾病，其辨证施治的精神与《伤寒论》一致；但该书不以六经分篇，而以病类分篇。内容包括肺痈、肠痈、黄疸、痢疾、痉、湿、百合、狐惑、疟疾、中风、历节、肺痿等 40 余种病证的辨证和治疗，兼及外科的疮痈、肠痈、浸淫疮和妇科的脏躁、月经病、妊娠病、产后病和其他杂病，还有急救及食禁等，直到今天仍有较高的实用价值。

张仲景对杂病的论治，以脏腑经络学说为基础，根据脏腑经络病机进行辨证论治，开脏腑辨证之先河。在疾病的病因病机、诊断治疗方面也有突出成就。此外，仲景提出了"千般疢难，不越三条：一者，经络受邪，入脏腑，为内所因也；二者，四肢九窍，血脉相传，壅塞不通，为外皮肤所中也；三者，房室、金刃、虫兽所伤。"把复杂的病因概括为三大类，对病因学的发展做出了贡献。

张仲景对外感热病与杂病的认识和临证治疗方法，被概括为辨证论治体系，成为后世临证医学的重要基础。

3.《伤寒杂病论》对方剂学的贡献　《伤寒论》载方 113 首（实为 112 首，其中禹余粮丸有方无药），《金匮要略》载方 262 首，除去重复，两书实际收载方剂 269 首，使用药物 214味，基本概括了临床各科的常用方剂，被誉为"群方之祖"。在方剂的君、臣、佐、使及加减变化方面有着严格的原则与要求。在因证立方、以法系方及遣方用药等方面，都形成了较系统的方剂学理论知识。如治疗伤寒表实证的代表方剂麻黄汤，根据病情和兼症的不同，加减变化而成麻黄加术汤、麻杏苡甘汤、大青龙汤等。

书中所记载的大量有效方剂，至今仍然在临床医疗实践中应用。书中载有多种方剂的剂型，如汤剂、丸剂、散剂、酒剂、浴剂、熏剂、滴耳剂、灌鼻剂、软膏剂、肛门栓剂、阴道栓剂等，远远超出了以往简帛医书的记载。书中还记载了多种药物的炮炙方法，对于药物的煎服方法也有论述，具有一定的科学价值。

《伤寒杂病论》不仅总结了秦汉以来我国人民与疾病做斗争的经验，而且进一步运用辨证施治的规律，丰富和发展了医学理论和治疗法则，给后世中医学术的发展提供了极为重要的依据。因此，被历代医家奉为临证实践的"圭臬"。

战国至三国，中医学进入系统的理论总结时期，《内经》《难经》的产生，奠定了中医理论体系的基础，《神农本草经》系统总结了战国以来药物学的成就，《伤寒杂病论》全面反映了临床医学的突出进步，确立了辨证论治的原则。《内经》《难经》《神农本草经》《伤寒杂病论》，被后世称作中医学"四大经典"，成为中医学术体系建立的重要标志。在中国医学史上具有突出的地位，特别是《内经》和《伤寒杂病论》，创造了中医学观察生命活动、预防和治疗疾病的一系列独到的认识论和方法论。

第三节　著名中医医家及其主要成就

从战国到三国这一历史时期，出现了许多载誉史册的著名医学家，如扁鹊、淳于意、华佗、张仲景等，对后世有着深远的影响。

一、扁鹊

扁鹊是我国先秦时期影响最大的医学家，《史记》《战国策》《韩非子》《列子》《淮南子》《盐铁论》等多种著作都记载了他的事迹。书中所载大多源于民间传说，说法比较零乱，具有神话色彩（图2-3）。司马迁在《史记》中将扁鹊与仓公并列作传，留下了我国历史上第一篇专为医家所写的传记。

关于扁鹊里籍，西汉韩婴《韩诗外传》记述为"郑医秦越人"；司马迁《史记·扁鹊仓公列传》记述为"齐勃海秦越人也，家在于郑"。扬雄记述为"卢人也"，是对"齐勃海秦越人"的具体化。此观点在西晋已得到一致认同。唐以后历宋、元、清各代学者凡论及扁鹊里籍皆认为扁鹊为卢人。东晋徐广《史记音义》提出："郑当为鄚。"之后南朝刘宋裴骃和唐代司马贞步其尘，但未得多家认可，即使唐张守节、杨玄操、柳宗元等多以《史记》为是，不以有误。先秦有渤海郡这个地名，领地横跨今天的河北、山东部分地区，因而，扁鹊里籍主要有山东长清、河北任丘二说。司马迁撰写这篇传记，在素材的选用方面，显然对春秋、战国两位名医的事迹与传闻均有所采，而在时间和地点上留下了一些疑团。秦越人年轻时，曾学医于长桑君。其后，长期在民间行医，足迹遍及当时的齐、赵、卫、郑、秦等国。他行医能够随俗为变，根据当地人民的需要从事医疗活动。到了赵的首都邯郸，当地风俗尊重妇人，他就做"带下医"；到了周的首都洛阳，当地风俗尊重老人，他就做"耳目痹医"；到了秦的首都咸阳，当地风俗爱护小儿，他就做"小儿医"。因此深受各地百姓的欢迎和爱戴。他医术高明，民间广为传颂。秦国太医令李醯出于妒忌，派人刺杀了扁鹊。人们为了纪念扁鹊，在河北、河南、陕西、山东等地修建了不少庙宇和墓地。

扁鹊对于切脉法有独到的研究。《史记》记载有扁鹊为赵简子切脉诊病的故事。赵简子病重"五日不知人"，众人惊慌失措，扁鹊切脉后认为脉象正常，不必大惊小怪。后来赵简子果然苏醒。因而司马迁赞誉说："至今天下言脉者，由扁鹊也。"提示扁鹊精通脉法，与脉学的产生有很大的关系。

扁鹊精于望诊。他在齐国时，曾根据气色的变化发现齐侯有病，几次提醒他尽早治疗，曾做出了病在腠理、在血脉、在脏腑直至发展到骨髓的判断，屡次劝告，齐侯讳疾忌医，终至病情日深，不救身亡。

扁鹊在诊治疾病中能够灵活运用多种治疗方法，如砭法、针灸、汤液、按摩、熨贴等。有一次他路过虢国，虢太子患病（尸厥），他带领弟子运用多种医疗方法将他挽救过来，人们称他有"起死回生"之术。对于这种说法，扁鹊却谦虚地说："越人非能生死人，此当自生者，越人能使之起耳。"

据《汉书·艺文志》记载，曾有《扁鹊内经》9卷和《扁鹊外经》12卷，是扁鹊医学的重要代表作，惜失传。现存《黄帝八十一难经》，简称《难经》，唐代杨玄操认为是扁鹊所著，但并不可靠。扁鹊医学的遗存散见于不同时期的文献当中，如《脉经》《删繁方》《千金翼方》《内经》等。

扁鹊医派发端于东夷，是中国医学史上早期医学学派，是不同时期扁鹊医学理论的传承与演进。它具有完整的理论体系，最为突出的标志是五色脉诊；注重经脉理论、未病先防；治疗上以砭针、方药为主，强调补虚泻实、调和阴阳。扁鹊医派的学术思想对早期中医理论的产生、理论体系的建构都有着很大的影响，已成为后世中医理论的重要组成部分。

二、淳于意

淳于意（约前205—前150），山东临淄人，曾作过齐国的太仓长（主管国家仓库的官），因而人们常称他为"太仓公"或"仓公"。他少年时喜好医学，曾学医于淄川公孙光，后来又拜公乘阳庆为师，习医3年。接受了公乘阳庆所传的"黄帝扁鹊之脉书"、《五色诊》《药论》等，成为医术高明的医家，是唯一见于正史记载的西汉时期医学家。

文帝四年（前176），淳于意被诬告而获罪，他的女儿缇萦上书皇帝，从而获得免刑。后来汉文帝召见他，询问其学医和给人看病的经历。淳于意叙述了自己的经历和诊病治疗情况，这些事迹载于《史记·扁鹊仓公列传》。《史记》中共记载了淳于意叙述的25例医案，当时称为"诊籍"，这是中国医学史上现存最早的医案，其中大部分较详细地记载了患者的姓名、住址、职业，以及病理、辨证、预后、治疗、结果等内容。从这些"诊籍"中可以看出，淳于意在诊断方面精于望色和切脉。在25例医案中就有10例是根据观色察脉来断定生死的。"诊籍"中提到浮、沉、弦、紧、数、滑、涩、长、大、小、代、弱、实等20种左右脉象，多数沿用至今。

在治疗方面，他所使用的方法有汤剂、散剂、含漱剂，还有火齐粥、药酒、丸药、刺法、灸法、冷敷等。如用莨菪催乳、芫花驱虫、酒发汗等方法。其中采用物理降温的冷敷法较为突出。如在治菑川王"蹶证"一案中，针对其身热、头痛的主要症状，采用"寒水拊其头"，并配以针刺阳明脉而获得显效。

淳于意对有些疾病的病因有非常正确的认识。如龋齿，认为是由于"食而不漱"引起；"沓风"，是由于嗜酒所致等。他反对信从"方士"炼服"五石"的态度，也是非常科学的。他曾劝说过当时齐王的侍医遂，不要炼服"五石"，并指出这种做法的危害性，但是侍医不听，后果然发痈疽而死。

淳于意为人正直谦诚，从不掩饰自己的不足。汉文帝曾问他："诊病决死生，能全无失乎?"他则答道："时时失之，臣意不能全也。"反映了其实事求是的科学精神。

三、华佗

华佗，字元化，沛国谯（今安徽省亳县）人，生活于公元2~3世纪。华佗是东汉末期著名医家（图2-9），《后汉书》《三国志》均有其传记。华佗年轻时曾"游学徐土，兼通数经，晓养性之术"。他曾多次推辞朝廷命他做官的征召，行医足迹遍及今江苏、山东、河南、安徽等地。曹操得知华佗医术高明，强迫他留在自己身边。由于华佗不愿为曹操服务，不久托辞妻子有病回到家乡。后来曹操不断催促，但被他拒绝，因而惨遭杀害。他的高尚品德与治病救人的事迹流传于世。相传华佗生前有不少著作，其中一部分遇难时在狱中烧掉，其余的也没有流传下来。现存《中藏经》疑为六朝时人托名华佗之作。

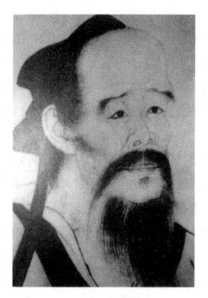

华佗在医学上的创造和贡献是多方面的，他的最大成就，是最先使用"麻沸散"进行全身麻醉，施行剖腹手术。据《后汉书》记载，"若疾发结于内，针药所不能及者，乃令以酒服麻沸散，既醉无所觉，因刳破腹背，抽割积聚。若在肠胃，则断截湔洗，除去疾秽；既而缝合，敷以神膏，四五日创愈，一月之间皆平复"。这种全身麻醉术在我国医学史是最早记录的，在世界医学史上也占有重要地位。

华佗还精通内科、妇科、儿科、针灸各科。史书中记载了许多华佗"妙手回春"的病案和传说。曹操患有头风病，屡治无效，其他医生束手无策，华佗用针能当即止痛。华佗重视体育锻炼，他曾对弟子吴普说："人体欲得劳动，但不当使极耳。动摇则谷气得消，血

图 2-9　华佗画像

脉流通，病不得生，譬犹户枢，终不朽也。"认为适当的运动可以帮助消化，畅通气血，不但能预防疾病，还可以延长寿命。因此，他吸取了古代"导引"的精华，模仿虎、鹿、熊、猿、鸟等动物活动姿态，创造了"五禽之戏"。弟子吴普坚持习练，活到九十多岁仍然"耳目聪明，齿牙完坚"。华佗的"五禽戏"是很好的锻炼方法和体育疗法，开创了我国医疗体育的先河（图 2-10）。

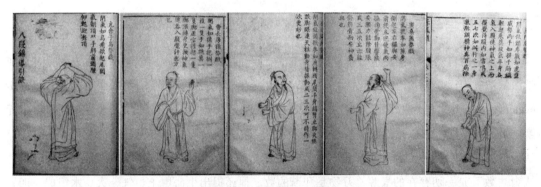

图 2-10　华佗的"五禽戏"

华佗有许多弟子，著名者如吴普、李当之、樊阿等。吴普和李当之继承华佗传授的药物知识，后来分别著有《吴普本草》《李当之药录》。樊阿则继承了华佗针灸方面的成就。

第四节　西方古典医学的奠基

一、史诗、神话中的医药

古希腊文明最早产生于克里特岛。公元前 11～前 9 世纪，古希腊各部落大迁徙，《荷马史诗》（包括《伊利亚特》和《奥德赛》两部）是这一特定时期的主要文化遗产。在《荷马史

诗》中记述了瘟疫、战伤、眼病、妊娠病及精神催眠法、止痛止血等医疗防病的经验，反映出古希腊人已有较丰富的医药知识。荷马的诗歌中记述了 140 种创伤，有体表创伤，也有深部创伤，还提到摘除体内异物。关于止血法，提到应用压迫法或敷以树根粉末，或使用绷带止血。在《荷马史诗》中还提到魔术医疗，只是把魔术医疗列于医学的次要地位。诗中还记述用符咒辅助治疗。从《伊利亚特》中可知已有职业医生，并把医生视为大众的公仆。

疫病曾多次地伴随战争，给希腊人造成惨重的天灾人祸。雅典人修昔底德（前 460—前 400）所著的《伯罗奔尼撒战争史》中记载了战争初期雅典的疫病流行情况。为保证民族体质的强健，斯巴达人采用过奇特的育儿方法：初生婴儿是否养育不是由家庭而是由部落的长老们审查而定；妇女对于初生婴儿不用水，而是用酒洗浴，以此作为对婴儿体质的试验。斯巴达城邦还规定青年人结婚的年龄，以选择有利于生育的时间与情况，以期养育出美丽健壮的孩子。

古希腊人崇奉多神，太阳神阿波罗被认为是医疗技术的创造者。他的姐姐阿提米斯被尊为妇女和儿童的保护者。传说阿波罗和阿提米斯把医术传给凯隆，后者又把医术传给了阿波罗的儿子阿斯克雷庇亚。后来阿斯克雷庇亚成为希腊最受崇敬的医神。他的一个女儿名叫海金亚（Hygieia），名字的本意含有"卫生"的意思，海金亚被称为卫生女神。阿斯克雷庇亚的另一女儿名叫巴拿西（Panacea），专门协助患者恢复健康。她被认为是最早护理患者的妇女。

古希腊的医学神庙数以百计，多建在风景秀美的地方。民间医疗的习俗也多与医神阿斯克雷庇亚有关，以神庙为主要的医疗活动场所。其治疗的方法有斋戒、矿泉浴、按摩、涂膏、放血或使用泻剂、吐剂等。除神庙医学外，也有民间医学。民间的医生组织被称为"阿斯克雷庇亚医族"，医学的传授多为父传子、子传孙，也有师带徒形式。

二、自然哲学与医学学派

古希腊的自然哲学很发达。泰勒斯（Thales，约前 639—前 544）创建了最古老的爱奥尼亚学派，被尊为哲学的鼻祖，他认为万物皆由水所生，并终结于水。阿那克西曼德（Anaximander，约前 6 世纪）把气作为万物之源，进而推演为水、土、火、气四元素说，并由宇宙元素分裂为对立统一的二元，如干与湿、热与冷等。赫拉克里特（Heraclitus，约前 556—前 480）认为世界的本原是火，由火而产生气、水、土。毕达哥拉斯（Pythagoras，约前 582—前 500）认为"数"是一切存在的根源，万物是和谐的数。他还提出生命由土、气、火、水组成，四元素又分别与干、冷、热、湿四物质配合成身体的四种体液，即血液、黏液、黄胆、黑胆。四体液的配合决定着人的健康与否。受毕达哥拉斯学派的影响，恩培多克勒（Empedocles，约前 483—前 423）的哲学思想也遵循四元素说，主张原子论，并用原子论来解释生命现象。德谟克利特（Democritus，约前 460—前 360）也认为物质是由极小的永远运动着的微粒子所构成，原子活动决定人的健康与疾病。

古希腊的这些哲学思想逐渐被引用到医学领域。阿尔克迈翁（Alcmaeon，约前 6—前 5 世纪）注重用哲学思想指导医学。他受毕达哥拉斯影响，认为生物是由成双的元素构成的，元素在人体中成双地结合在一起，例如湿与干、冷与热、苦与甜，在冷、热、干、湿之间必须保持平衡。健康是一种和谐状态，疾病是和谐破坏的表现，各种不正常的营养、气质等都可打乱元素之间的关系而造成疾病。

公元前 6 世纪末，在古希腊出现了具有代表性的四大医学流派。

1. 克罗吞医学学派（Crotone school） 该学派最早产生于南意大利的克罗吞，阿尔克迈翁是代表人物。阿尔克迈翁学说的基本原则包括动物的生命是一种运动，并从属于血液的运动，血流即或不是永远一致，也是持续运动的；感觉和思想从属于看不见的、不能发现的脑的动作。因为运动是生命的重要因素，所以扰乱了生命的正常和谐的运动，便引起了疾病。

2. 西西里医学学派（Sicilia school） 此学派产生于南意大利和西西里岛，受恩培多克勒哲学的影响较大。该学派认为四种基本元素构成人体，四种元素和谐人体就健康，混乱或不和谐就会产生疾病。西西里学派主张"灵气"（Pneuma）说，认为"灵气"弥漫在人体之中，是生命的基础。该学派还注重解剖动物，在治疗上重视饮食调养。

3. 尼多斯医学学派（Knidos school） 该学派产生于希腊本土东面的小亚细亚沿岸。由于地理上的原因，受美索不达米亚和埃及文化的影响较大。这个学派的医生注重观察和疾病分类，同时对疾病症状描述精细、诊断准确。该学派的名医克提西阿斯（Ctesias，约前5—前4世纪）是一位具有丰富妇产科知识的大师。该学派的存在为古希腊医学吸收古代东方文明成果发挥了重要作用。

4. 科斯医学学派（Cos school） 该学派代表人物是生在科斯岛上的希波克拉底（Hippocrates，约前460—前370），故又称希波克拉底学派。该学派在古希腊各个医学学派中最有影响，这主要是因为它拥有代表古希腊医学最高成就的名医希波克拉底的缘故。

三、希波克拉底及其医学理论

希波克拉底（图2-11）出生于科斯岛的医生世家，生活在伯力克利王朝时代，正值希腊文化的繁盛时期。他敏于观察，善于思考，严谨治学，同时吸取了东方民族的医学成就和民间的医疗经验，形成了具有特色的医学学术流派。

公元前3世纪初期，亚历山大利亚的学者们在托勒密王的委托下将希氏及其学派的医学论述编辑汇总成《希波克拉底文集》，并收藏于亚历山大利亚图书馆。《希波克拉底文集》的内容相当丰富，包括总论、解剖生理、摄生法、病理、治疗法、内科、外科、眼科、妇产科、儿科、诊断及预后、药剂学、箴言、誓词等。希波克拉底学派的主要成就与特点如下：

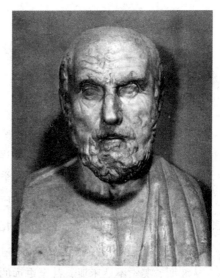

图2-11 希波克拉底

1. 提出了体液生理与病理学说及气质、体质的概念 希波克拉底将四元素理论发展成为"四体液病理学说"，并在体液生理病理学说的基础上提出气质与体质理论。

火（热）——血液（心）——多血质（活泼型）

水（冷）——黏液（脑）——黏液质（镇静型）

风（干）——黄胆（肝）——胆汁质（兴奋型）

土（湿）——黑胆（脾）——忧郁质（抑制型）

2. 提倡机体整体观和预防思想 希波克拉底及其学派用机体完整与统一的观点认识机体

及其生理过程。认为人体与自然相统一，注重研究气候、空气、土壤、水质、居住条件及其他环境因素对健康的影响，强调预防，讲究卫生。

3. 把疾病看作全身性的反应　希波克拉底重视疾病过程，把疾病发展过程概括为 3 个阶段：①未成熟期，即体液因某种原因而变得不平衡；②消化期，即"自然"帮助体液恢复正常或促进身体排除有害物质的过程；③转变期，即机体动员自然疗能抵抗疾病，使疾病好转或恶化的过程，并注重临床观察和判断预后，这对进行正确的诊断与治疗有深刻的影响。他认为，当体内外某种因素引起体液失常时，体内产生"病态物质"，应注重人的自然疗能，排除这种病态物质。凡能调动"自然疗能"的医疗方法，如强壮疗法、饮食疗法、体育疗法、精神疗法、空气疗法、淋浴、按摩等都可被采用。药物疗法的主要目的是促进病态物质的排除，调整体液的平衡，故常用吐剂、泻下剂、利尿药及放血疗法等。

4. 提倡医学道德修养　《希波克拉底文集》中的《誓词》《操行论》《规律》《箴言》等篇广泛论述了医师的职业道德。最具有代表性的是沿用了 2000 多年的《誓词》。其道德规范的基本要求是客观、体谅、谦逊、端庄、仁慈、果断、聪敏、有判断力、知识渊博、厌恶一切邪恶行为、不迷信、不骄傲。1948 年世界医学会在希波克拉底誓言的基础上，制定了《日内瓦宣言》，作为医生的道德规范。希波克拉底是一位具有科学精神的古希腊医学的代表人物。欧洲从中世纪起，称其为"医学之父"。

至公元前 4 世纪左右，西方医学已逐渐摆脱迷信的束缚，产生了一个比较合理并且近乎科学的体系。

第五节　西方古典医学的发展

一、亚历山大利亚医学

前 338 年喀罗尼亚战争之后，希腊沦为马其顿的附庸。亚历山大（前 356—前 323）即位后，于前 336 年率马其顿、希腊联军大举进攻东方亚细亚、波斯、埃及，经十多年征战，建立起了一个东起印度恒河、西至尼罗河与巴尔干半岛的亚历山大帝国。史称希腊化时期，或希腊文化的扩张时期。这一阶段，东西方文化得到了融合。

（一）教条主义和经验主义学派

从波斯、美索不达米亚，甚至更远的国家传来神秘主义和经验主义的医学传统，汇集起来形成了亚历山大利亚时期医学的复杂性。既有许多现实主义的学者热心于探讨生命现象和疾病的原因，也存在着教条主义和经验主义学者。教条主义学派把精力集中在对希波克拉底著作的注释上，崇尚空谈。他们聚集在亚历山大利亚图书馆内，常因对医学文献的解释各异而进行激烈的争论，从而使医学陷入形而上学的空谈之中。经验主义学派则不赞成空谈，认为只有实际操作才能培养医术，没有理论也能行医。其代表人物有菲洛尼亚斯（Philonius）、塞拉皮昂（Seraplon）、革劳希阿斯（Glaucius）等。

（二）解剖学与生理学的成就

这一时期，希波克拉底派哲学的基本方针又在一位伟大哲学家——亚里士多德的著作中再生，他在医学上无疑也是一位伟大的先驱者。亚里士多德（Aristotle，前384—前322）是一位思想家和博学之士。他17岁进入柏拉图主持的雅典学院，后迁居于小亚细亚，开始生物学的研究。他的全部著作都反映出他所受到的医学环境及希波克拉底著作的影响。亚里士多德提倡对自然现象进行普遍的观察，认为科学的判断来源于观察、经验和归纳，并认为哲学应从医学开始，而医学应归宿于哲学。他的《自然的阶梯》涉及进化论、发生学、遗传学等科学思想。他通过解剖动物来比较研究人体，认为心脏是人的重要的思想器官。他从动物身上仔细地观察研究生命的发生现象，认为"自然不做多余的事"，机体的一切构造都是按一定的目的而形成的。亚里士多德的学说对古代的医学产生了重要影响。

在亚历山大利亚的托勒密王宫的医学家中，有两位医学家在解剖学上最负盛名。

一位是希洛菲利（Herophilus，前335—前280）。他是记述解剖学的第一个人，曾大胆地进行人体解剖，观察和研究人体内脏。他发现小肠起始端的长度约有十二指，遂定名为十二指肠。他发现了男性尿道起始处的腺体，并命名为前列腺。他还研究了眼睛的构造，记述了睫状体、玻璃体、视网膜和脉络膜，此论述有可能改进了白内障手术。他是最早研究脑和脊髓及神经解剖的人，论述了脑是神经系统的中心，鉴别了感觉神经和运动神经，记述了脑脊髓膜、第四脑室、窦汇。他还是当时唯一研究过女性生殖器官的人，曾描述了卵巢与输卵管，并探讨了妇科疾病。他发明过一种水钟，试图测量患者的脉搏次数，仔细观察脉搏搏动的情况，并把脉搏与各种音阶相比。

另一位是爱拉吉斯拉特（Erasistratus，约前310—前250）。爱拉吉斯拉特认为医生应该掌握身体结构及其正常功能的一般知识，并试图通过定量和实验的方法来解决生物学上的问题。他曾做过一个研究代谢的实验，把一只鸟放在一个罐子里，记载喂饲重量和消化后的重量，用以计算能看到的和看不到的排泄物质。他把人的心脏比作"风箱"，认为心脏收缩和舒张是由其内在力量所致；他给三尖瓣命名，记述了半月瓣的功能、室壁间的腱索。他否认体液病理说，认为疾病的原因主要是组织和血管的改变。如认为体内血液过多时则形成"多血症"，放血可减少身体的抵抗力，主张用结扎治疗动脉出血。治疗方法则采用压迫局部以减少血液供应和放血等方法。他是西方精气学说的创始人，认为世界上存在生命的精气，"生命之精"包含在吸入的空气之中，由肺进入左心，再进入动脉，成为心脏搏动和产生体温的原动力，借以维持人体的消化和营养。"动脉之精"产生于脑，通过神经达身体各部，给人类以感觉和运动。他的主张对以后的罗马和欧洲医学产生了深远影响。

（三）药物学成就

亚历山大利亚时期的药学很著名。出现了原始药房，希腊文Pantopoli就是指专门加工制备药物的地方。制药专业人员也随之出现，Pharmakotribae指研磨草药的人，以后的药剂师即从其演变而来。西方的植物学之父——西奥夫拉斯塔斯（Theophrastus，前370—前285），对许多药用植物进行了研究，著有很多著作。毒药和解毒药的研究风气也盛行一时。亚历山大利亚的炼金术作为药物化学的前身，比较有名，据说公元前200年亚历山大利亚人就已知道炼金术了，称其为Chemeia。另一种观点认为，西方的炼金术晚于中国炼丹术。亚历山大利亚时期的炼金术可能是中国炼丹术经"丝绸之路"传到西方演变而成。此外，8世纪前后，中国炼丹术确实通过阿拉伯大规模地传入了西方。

NOTE

（四）亚历山大利亚医学的兴衰

公元前 4 世纪末，埃及的亚历山大利亚成了希腊文化的中心。在这里建立的亚里士多德学园，有动植物园和解剖室，集中了一批著名学者，培养出了一些医学人才，在这里还建立了一座宏伟的图书馆，收藏了大量书籍。托勒密王鼓励学术研究，在亚历山大利亚建立起从事研究的博物馆，聘请各地学者进行自然科学与医学研究，并于公元前 300 年设立一所医学校，其中建有实验室、图书馆、临床室等。

亚历山大利亚医学家已经认识到唯有熟知人体内部构造、熟知调节人体机能生命规律的人才能从事医疗技艺，从而把亚里士多德的比较解剖和埃及制作木乃伊所积累的解剖学知识结合起来。系统的解剖学研究受到了热爱科学的托勒密王的鼓励，国王允许科学家将刚处死的罪犯尸体作为研究之用。政府鼓励人体解剖，因而亚历山大利亚解剖学得以发展，从而促进了解剖学由动物解剖向人体解剖发展。亚历山大利亚被称作解剖、生理学的摇篮，并带动了临床外科、产科和手术治疗的进步，同时实验医学和药物学也有了长足的发展。

公元前 168 年马其顿被罗马帝国所灭。公元 1 世纪，随着亚历山大利亚文化的衰落，医学发展也逐渐失去了往昔的辉煌，医学中心转移到了罗马帝国。

二、古罗马医学

公元前 6 世纪末，罗马从王政时期进入共和国阶段。罗马帝国时期的医学最为辉煌。

（一）古罗马社会的医药卫生

早期罗马医学并不发达，医生的地位同奴隶相差无几，奴隶医生的行医所得归奴隶主。此期医药文化带有浓郁的神秘色彩，伊达拉里亚人用动物内脏作祭物，占卜健康和吉凶。民间医药也积累了一些经验，如奴隶主卡图（Marcus Porcius Cato，前 234—前 149）采用民间疗法治疗农奴疾病：以羊毛蘸芸香和油的膏剂治疗外伤，用羊毛蘸蜂蜜擦齿龈以通畅呼吸，用羊毛蘸玫瑰油塞鼻止鼻衄；用油、硫黄、醋、树脂与碱的合剂治腰痛等；把卷心菜当作一种万能药；治疗消化不良和寄生虫病时，先让患者内服汤剂（含石榴花、陈酒、茴香根、蜂蜜等），然后，让患者攀缘木梯，上下十次。这些疗法，反映出罗马早期医学的朴素性。

随着希腊医学的引进，罗马医学有了长足的进步。凯撒大帝时代，在城市中开业的医生得到市民权，其社会地位有所提高。罗马的富人一般都在家中接受住家和上门医生的诊治。很多罗马医生在自己的家中开设诊所和医护室，罗马帝国境内最早的平民医院则是从公元 350 年起由基督教显要人物创办的。罗马人首创了公共医疗设施——"医院"。医院常常为两种社会成员提供服务，一种是家奴，另一种是新征服领地上永久要塞的士兵。罗马帝国扩张时期在许多较大的要塞内设立了军医院。在莱茵河畔的主要据点诺伊斯，考古学家发现，仅在一个房间内便有一百多件医疗和配药器械。城市中首先出现了专为贵族服务的医院，以后才设立了具有慈善性质的民众医院。最早的慈善医院是一位老妇人于公元 4 世纪在罗马创建的。

罗马医生所使用的某些器械质量极佳，在庞贝城发现的手术钳具有精细平直的带齿钳口，已知最早的双刃弯曲解剖刀（内中带两个弯曲部分与尿道结构相一致的管子）出土于庞贝城的"外科医生公馆"，该城在公元 79 年火山爆发时被掩埋于火山灰之下，故保存完好。直到1700 年，这类器械才被再次制造出来。"外科医生公馆"中保留着 3 件精度极高的复杂器械——扩张器，这种插入患者体内的器械有着完美无缺的平滑表面。即使文艺复兴时代的类似医疗器械也无法同这一古老器械相媲美。

罗马以其公共设施而闻名于世，这些公共设施使罗马的城镇清洁而益于健康。罗马帝国为了防止流行病，修建了城市的水道（罗马的饮水由九条输水管道从市外输入）、下水道和浴场。《十二铜表法》规定：禁止在市内埋葬尸体；要保护饮水卫生。公元前1世纪在法国南部的尼姆斯附近修建的蓬迪加尔（Pont du Gard）高架引水桥就是一个精美的典范。受意大利北部伊特拉斯坎人的影响，罗马帝国宫殿中有洗澡堂的设施，每一所罗马人的房子都有输水系统供给新鲜水，还有盥洗室，下水道将水排到环绕着小丘的沼泽里，以保持城市的清洁。

（二）医药学家

由于罗马对外征战频繁，较多地接触到希腊文化。在公元前46年，凯撒大帝甚至给予希腊医生罗马公民权。希腊医生来罗马行医者日多，且以高明的医术赢得了信誉。公元3世纪初，罗马曾颁行过医师资格证书。奥古斯都（Augustus）皇帝甚至把他的私人医生封为贵族。由于对医生的重视与优待，医疗队伍不但人数有所增加，而且名医辈出。

阿斯克莱庇亚德（Asclepiades，前128—前56）是罗马威望很高的希腊医生。他受爱拉吉斯拉特医学思想的影响，持唯物主义的生命观。他主张人体由原子组成，并用原子说解释人体的生理、病理现象；强调经常洗浴以保持身体清洁；提倡以跑步、散步、骑马、划船、体操等运动增进健康。但他反对希波克拉底的"自然疗能"说，认为医生的责任是采取安全、迅速和愉快的疗法治疗患者；对精神患者也反对当时施行的粗暴方法，而主张用阳光与和蔼的态度、音乐与歌曲进行治疗。他注重临床观察，把疾病分为急性、慢性两种；描述了暴怒、嗜睡和强直性昏厥；记述了疟疾等疾病的病程；把浮肿加以分型；对不同类型的精神异常做了鉴别等。

迪奥斯科里德斯（Pedanius Dioskorides，40—90）生于西里西亚的阿纳查勃斯，是当时著名的药物学家，他把当时的全部药物知识汇集整理，于公元77年写成了《药物学》一书，共5册。其中可见动物、植物及矿物的记述。迪奥斯科里德斯在书中对药物有细致的描述，特别是矿物药。此外，他在西方最早记述了乌头、姜和藜芦的治疗作用；推荐用鸦片治疗慢性咳嗽，用曼陀罗药酒治失眠和剧痛，并用于手术时麻醉。由于他综合了当时的药物知识，被誉为西方古代药物学的先驱。

鲁弗斯（Rufus，约1世纪）是著名的解剖学家和医生，他的主要著作有《论身体各部名称》等。在《论身体各部名称》一书中，鲁弗斯最早记述了视束交叉；正确记述了球结膜与晶状体的形状和位置，记述了喉、食道、胸腺、小肠、结肠等。他是第一个记述人的肝有五叶的人，这本是猪肝的情况，但直到16世纪才为维萨里所纠正。在《论肾和膀胱疾病》一书中，鲁弗斯记述了肾的炎症和化脓、肾结石、血尿、膀胱炎、膀胱结石等病。在"论肾硬结"一章中，指出患此病的人无痛、少尿、水肿，无疑是对慢性肾炎的一种记述。在《论询问患者》一书中，鲁弗斯特别强调询问病史的重要性，因为人的疾病和多种因素有关，如家族遗传史、生活习惯、居住条件、气候和水质等，因此，医生在诊治患者时要详细询问这些情况。此外，鲁弗斯对脉搏有较深入的研究，他在《论脉》中记述了脉率的快慢、脉搏的强弱、脉的紧张度等；更有意义的是，他认为脉是因心脏收缩而产生的，并描述了间歇脉、重搏脉、震动脉等。在鲁弗斯的著作中，还有最早的关于腺鼠疫和外伤性丹毒的记述；他已经会运用压迫法、止血剂、扭转及缚线控制出血。

（三）医学流派

罗马帝国时期也出现了不同的医学流派，是罗马医学繁荣兴盛的象征，促进了罗马医学的发展。重要的医学流派如下：

1. 百科全书学派　罗马帝国重要的医学文献多出自百科全书派的作家之手，其中最有成就的代表人物是塞尔萨斯（A. Celsus，约 1 世纪），被誉为"万能博士"。其著作全集包括农业、军事技术、修辞、哲学、法律和医学，其中第六册是《论医学》，后佚失。1478 年教皇尼古拉五世发现该书后将其在佛罗伦萨出版，使该书成为欧洲第一部印刷出版的医学著作。塞尔萨斯根据对疾病的不同疗法将自己的著述分为饮食、药物、外科三部分。其著作的第一类是把用饮食治疗有效的疾病归在一起；第二类是关于用药物治疗的疾病；最后一类为外科病，在这一类中，他把骨病和器官病做了进一步区分。此外，他对骨折和腹部损伤的外科处置都有记载，其中许多术式流传久远，如会阴膀胱取石术、唇上皮癌 V 形切除术、环状截肢术等。塞尔萨斯还详细地记述了当时使用的外科器械，有各式各样的解剖刀、杯、探子、钩、钳等 100 多种。塞尔萨斯还在他的著述中详细而精确地记述了一些疾病的症状，如记载了疟疾有日发、间日发、三日发之不同；指出炎症的四种主要征象为红、肿、热、痛，至今仍在沿用。在他所记述的 40 多种皮肤病中，有些就以塞尔萨斯的名字命名，如脓性发癣、急性丘疹状湿疣、头部白斑等。塞尔萨斯注重解剖学，但他却是希波克拉底的忠实信徒。在塞尔萨斯以前，医学界沿用的都是希波克拉底的著作，因而医书都是用希腊文写成的。从塞尔萨斯开始，罗马人才开始用本国文字拉丁文撰写医书，因此他的著作是欧洲古代医学家中最易阅读的。他的作品虽然缺少个人见解，但是他把古希腊医学中的精华部分加工编撰成拉丁文。因此直到 1476 年，其著作还被翻印。他的书籍涉及医学历史、食物、治疗学、病理学、内科疾病、外科疾病。《论医学》勾画出一幅当时医学所处地位的清晰的图景，显示了古罗马医学所达到的较高水准。

百科全书派作家比较著名的还有老普利尼（G. Plinius，23—79），其著作《博物史》也是很受欢迎的医学著作，因为他是为劳动者而写的，因而该书是一部通俗的百科全书，为人们了解当时罗马的医学状况留下了丰富的资料。

2. 方法学派（methodist）　该学派是罗马帝国极盛时期最重要的学派，其创始人是塞米松（Themison），大约生活在罗马奥古斯丁（前 31—14）时期。他接受了阿斯克莱庇亚德的原子病理学说，把疾病分为紧张状态和松弛状态两种形式，认为这两种状态都是由于毛孔的不正常收缩所致，太紧了便形成紧张，扩张得太过了便形成松弛，因此在治疗上采用抗紧张和抗松弛两类药物。

方法论学派最著名的人物是索兰纳斯（Soranus，约 98—138），被称为方法论学派之王，他也是妇科和产科的创始人。其主要著作有《论妇女病》《论急、慢性病》《论骨折》。《论妇女病》最为著名，此书在其后的 100 年中一直作为妇产科的范本，在产科史上有特殊价值。

方法论学派的代表人物还有普罗克鲁（Proclus）、戴俄尼修斯（Dionysius）、安提巴特尔（Antipater）等。

3. 灵气学派（pneumatist）　灵气学派于公元 1 世纪前半叶盛行于罗马。其学说建立在灵气是健康的基础这一原理之上，其创始人阿西纽斯（Athenaeus），公元 41—68 年曾在罗马行医。该学派认为人体最主要的元素是灵气（pneuma），人体的行动、感觉和欲望皆由灵气而来。灵气随空气经毛孔进入身体，借血管而分布于各器官。灵气可使脉保持一定的紧张度，切脉可探知人体是否健康，故此派很重视切脉。灵气学派的这种思想来自希波克拉底的体液学说，认为疾病是由于体液紊乱破坏了"灵气"的平衡所致，因此主张应用饮食、物理等疗法，调整体液以治疗疾病。

4. 折衷学派（eclecticism）　　该学派在理论上是"灵气"论者，但在实践中不受任何学派的束缚，博采众家之长，表现为折衷。其创始人是阿加提奴斯（C. Agathinus，约50—100）。阿加提奴斯著有关于脉学和应用藜芦治病的论文，特别提倡冷水浴。折衷主义学派的其他代表人物有阿尔齐金斯（Archigenes）、穆萨（A. Musa）等。

（四）盖伦及其医学成就

盖伦（Galen，约129—200）生于帕加蒙（Pergamon）。盖伦年轻的时候先学习哲学，然后又学习医学。他在士麦那做过彼罗普斯的学生，在亚历山大城学习解剖学。盖伦28岁时回到帕加蒙任角斗士医生，这时他已名声大著。

盖伦到罗马前后解剖过许多动物，写成了有史以来第一部系统研究人体解剖的著作《论解剖规程》，是其最有影响的著作（图2-12）。他关于人体结构和功能方面的论述，在许多方面都胜过了前人。

盖伦的朴素唯物主义观点中混有"目的论"观点，这后来被中世纪经院哲学所利用，把它作为教条。在治疗方面，盖伦除了继承希波克拉底的思想之外，更重视药物治疗。他有自己专用的药房，利用大量植物药配制丸剂、散剂、硬膏剂、浸剂、煎剂、酊剂、洗剂等各种剂型的制剂，储备待用。后

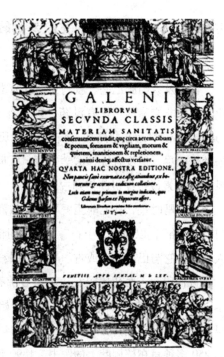

图2-12　盖伦的《论解剖规程》

来药房制剂被称为"盖伦制剂"。盖伦还介绍各个名医的行医经验，特别强调心理疗法，已经注意到心身疾病的发生。他还曾医好许多帝王的疾病，受到王公贵族的赞赏。盖伦对西方医学的影响是深远的。

盖伦反对阿斯克莱庇亚德的原子说，尖锐地抨击方法学派，然而却提不出具有自己创见的医学理论，仍沿用四体液说。他特别强调疾病转变期理论，并使之系统化。由于盖伦是西方医学史上继希波克拉底之后最有影响的医家，被誉为"医圣"。他的著述曾长期被医学界视为经典。

（五）罗马医药文化的衰落

希腊和东方医学对罗马的影响是明显的。随着罗马帝国的发展和军事征战的需要，在军医、公共卫生、医学教育等方面也有了显著进步，并形成了名医辈出、学派蜂起的蓬勃发展时期。医药著述繁多，解剖学、生理学、药物学及临床各科均有许多成就，尤其在妇科、眼科、颅脑手术等方面，罗马医生表现出精湛的医术。医疗器械的制作技术和工艺非常精良。

罗马人猜想到在拉丁姆（Latium）地区（即现在的坎帕拉地区）流行的疟疾是由沼泽地的小昆虫引起的。罗马科学家瓦罗（前116—前27）在自己的著作中说："在靠近沼泽的地区必

NOTE

须采取多种预防措施……因为在那里繁殖着某些肉眼看不到的微小生物，它们飘浮在空气之中，通过口鼻进入人体，引起严重的疾病。"公元3世纪，一次破坏力特大的疟疾流行开来，影响遍及整个罗马帝国。几乎整个社会上有文化的统治阶层都受到疟疾的扫荡。

罗马帝国四处征战，极大地消耗了国力，加之懒散和奢侈的生活方式、伤风败俗及专制主义、极高的赋税、农业的衰败，使得罗马帝国开始走向衰落。395年罗马分裂为东西两部分，即以君士坦丁堡为中心的东罗马和以罗马城为中心的西罗马。5世纪末，西罗马帝国灭亡，欧洲进入了"黑暗时期"，科学与医学沦为神学的婢女。那些优秀的传统医药文化在东罗马得以保存和发展。

三、古代东西方医学的交流与比较

（一）东西方医药文化交流

古埃及人与腓尼基、叙利亚、红海沿岸地区早就有文化交往。《旧约全书》中记载当时西亚与东北非交易的药材有没药、阿月浑子果、杏仁、蜂蜜、香油、酒、香料等。横贯欧洲的"运锡之路""运盐之路"，琥珀贸易也历久不衰。亚历山大在进入伊朗后，将所有的拜火教经书焚烧殆尽，但没有烧掉医学书籍，后世将其译成希腊文并传到西方。印度的"地、水、火、风"四元素说也经伊朗传到古希腊。

古罗马时代，从北非至罗马有一条商道。此外，当时还有一条从东南亚至北非沿海之间的"肉桂之路"，以肉桂、丁香、豆蔻、胡椒贸易为主。白内障摘除手术在罗马帝国境内也广为人知，但它与巴比伦人或古印度人的眼科学发明和医药卫生文化传播有其学术渊源。

古代印度，医药比较发达。随着佛教在亚洲各国的传播，印度医学如拨除白内障的"金术"、眼科、瑜伽术、药物方剂等也开始传入其他国家，并与这些国家的传统医学结合起来。早在2000多年以前，印度文化已传入印度尼西亚，吠陀医学也传播到这一岛国，在那里保存有250多种写在棕榈叶上的医书。1890年在中国新疆库车的佛塔中发现了写于公元前350年前后的梵文医书3部：第一部论述大蒜的医疗作用，认为大蒜可防治消化系统疾病、咳嗽和眼疾，长期食用还可保健长寿；第二部名为《精髓书》，荟萃了古代印度诸名医的方论；第三部是处方学专集，收录了油剂、丸药、酊剂、擦剂等及其配制法。

大抵商周之际，中原的医药文化就传到了朝鲜半岛。秦代方士徐福最早把中国医药文化传到日本，在中国与日本有许多徐福的遗迹。徐福通医术，尤精于采药和炼丹，被日本人尊为"司药神"。

西汉开通的"丝绸之路"，逐渐成为一条横贯亚洲、非洲和欧洲的国际大通道。它曾是中国联系印度、埃及、巴比伦、希腊和罗马文明的纽带；也是贯通马其顿、伊朗等国的必经之路。张骞两次出使西域，从国外及中国的西陲带入胡桃、番石榴等。由南方传入中原的有犀角、象牙、玳瑁等。中国的丝织品和药材如肉桂、大黄等大量出口。中国也得到了各种物产，如来自中亚的玉，来自波罗的海的琥珀，来自罗马诸行省的玻璃、珊瑚、珍珠、亚麻布、黄金等。随着丝绸之路的进一步开拓，西域的苜蓿、苏合香、茉莉、胡豆、胡麻等药用植物和一些可入药的动物、矿物也相继传入中国。汉武帝时，月氏国曾派使臣渡过弱水，向汉朝贡返魂香。《洞冥记》载：元鼎五年（前112），郅支国贡马肝石百斤，马肝石舂碎可合九转之丹，服之不饥渴。

据越南史书记载，在前 257 年，中国崔伟曾在越南行医，并著有《公余集记》一书行世。汉武帝时，中国文化传入越南，医药学也随之传入。汉代，越南的象牙、珍珠、玳瑁、犀角、桂、龙眼、槟榔、菖蒲、薏米等传入中国。东汉伏波将军马援征交趾，因当地有山岚瘴气，士卒多有感染者，于是，他常饵薏苡实，用以胜瘴气。《开元释教录》记载："东汉之末，安世高医术有名，译经传入印度之医药。"另外，黄支国（即南印度罗毗茶国）国王曾派遣使臣来汉朝献犀角等。

166 年，大秦王安敦派使臣从海道经越南到达中国，赠象牙、犀角、玳瑁等。康居国的属国栗弋，是出产马、牛、羊和葡萄等水果的地方，当地的葡萄酒颇有名气，是以葡萄与苏合诸香煎汁而成。该国民众常煎一种带有偏性的白草为药。当时西域的于阗王曾请栗弋的医生来治伤。

5 世纪，伊朗成了景教僧（聂斯托里派）的避难地。这些景教僧世居希腊、罗马帝国的亚洲领土——小亚细亚、叙利亚、巴比伦一带，世代行医，兼通希腊的科学文化，西医东渐，使东方有了古叙利亚文的希波克拉底、盖伦等人的各种医学专著。

世界各国的传统医药学在其形成过程中，并不是封闭的，它一方面注重吸收外来医药文化，另一方面也把本国本地区的医药文化传播于其他国家和民族。

（二）古代东西方医学比较

古代医药文化都经历过漫长的原始积累、医巫混存、经验医学三个阶段，又呈多元化发展态势，各具特色。西方医学在发展过程中，固有的传统医学、民族医学日渐式微。东方的埃及医学、美索不达米亚医学在其传承发展过程中出现了文化上明显的断层，古印度医学也几经嬗变，只有中国传统医学一脉相承。作为人类医药卫生文化，无论是东方还是西方，传统还是现代，有差异也有其相似相同相通之处，往往在共性中寓有个性，在个性中又体现着共性，在其总体发展上都是趋向未来的。

就医技水平的比较，在世界医学史上，古代各国各地区各民族的医学各有千秋，都曾为人类的医疗保健事业做出过贡献，而在古代医林中，中国的医药卫生学至今一枝独秀。中国不仅是人类文明发祥的重要国度，而且中华民族所创造和传承发展的中医药学在相当长的历史时期里仍居世界领先地位，并造福于人类。

【复习思考题】

1. 简述成都老官山汉墓出土医书的主要成就。

2. 扁鹊的主要医学贡献是什么？

3. 简述《内经》的主要学术观点及其对后世的影响。

4. 《伤寒杂病论》在方剂学上有哪些贡献？

5. 希波克拉底最主要的成就是什么？

6. 如何看待盖伦的功与过？

第三章   中医学的进步与西医学的变迁

　　从西晋至五代（265—960）近700年间，是我国封建社会的持续发展时期。其间既有战事连绵、分裂动乱的南北朝和五代，又有国家统一、国力强盛、风气开放的隋唐两朝。特别是唐代，更是我国封建社会的强盛富足时代。魏晋玄学的思辨蕴含着丰富的哲理，隋唐科举制度的创立与完善，开始了中国长达1300年的科举取士时代。儒、释、道三教的合流与辩争，成为这一时期最重要的文化特色。

　　魏晋玄学是社会动乱的产物，名士放浪形骸，醉酒服石，以此宣泄精神的痛苦和烦恼。士大夫和上层社会盛行服石，以此纵欲并企望长生，但常服危害极大，久则中毒乃至痿废，有的甚至死于非命。对此，《诸病源候论》《小品方》《千金方》等医书中多有记载，并录有不少解散方药。

　　随着佛教的流行和道教的扩张，儒学在两汉时期的独尊地位于魏晋中落，社会动乱使儒学陷入困境，经学由此式微。但儒学在唐代又得以复苏，尤其是儒学的尊经复古、经学注疏之风给中医学很深的影响，最典型的莫过于此期开始形成的注释阐发《内经》之风，从此中医界相沿成习。医家著书立说，言必称《内经》。历代有关《伤寒论》注释阐发的著作达500余种，其根源亦在此。医家形成借经典内容以立论，从经典中寻找理论根据，把自己的见解和创新寓于对传统的解说之中以求得社会认可的风气。全元起的《素问训解》、杨上善的《黄帝内经太素》、王冰次注《黄帝内经素问》就是这一倾向的例证。

　　佛教自两汉之交传入中国，魏晋南北朝时在社会逐渐流行，唐时更盛。这和当时社会动荡，身陷苦难的民众希望得到精神的寄托有关。随佛经传入的外来文化和医药知识，如印度医学的"四大"（地、水、火、风）学说、婆罗门方、耆婆方、眼科金针拨障术等，在《肘后百一方》《诸病源候论》《千金方》《外台秘要》中都有反映，尤以坐禅对气功的影响、僧医治疗妇科疾病等较为重要。

　　道教始创于民间，由古代原始宗教的巫术和战国秦汉神仙方术发展而来。南北朝时，道教规模壮大，为与佛教争夺地位，从教义、理论和组织上有了较大发展。不少道家亦擅医药，如葛洪、陶弘景；医家中也有兼通道术者，如孙思邈、王冰。两者理论著作中不少内容皆为医、道互相交融，特别是道教炼丹术在药物加工炮制、制备方法和矿物药的性质、新合成药物方面的成就，在中药学和制药化学上有重要意义。

　　魏晋南北朝形成了不少的医学世家，如东海徐氏世家，其中以徐之才最为著名，曾封西阳郡王，著有《徐王八代家传效验方》《药对》等医学著作。晋唐时期，医家已不复战国汉代对于理论的兴趣和学术争鸣的气氛，人们更为重视实践经验的积累和记录，中医学的发展出现从理论转向实用的趋势，医学积累总结的标志性成果表现为多部大型方书及针灸、外科、妇科、儿科等专科文献的问世，方书成为记载临床经验的主要形式。这与当时时局变化频繁，缺乏稳定的社会环境，以及当时佛、道宗教理论和玄学的清谈等社会文化与医学理论缺乏更多的有机联系有关。此外，隋唐两朝太医署在医学教育上的重要历史地位也颇引人注目。

在中医学迅速成长之时，以希腊、罗马医学为核心的西方医学传统则随着罗马帝国的衰落，在中世纪开始出现转变。这种转变缘于政治、经济、统治结构、宗教信仰等诸多因素影响，也源自于罗马帝国辉煌时期对医学知识的保守态度和教条主义。尤其是随着基督教的兴起，信仰代替了思考，祈祷压制了治疗。盖伦的思想和方法被他的后继者以僵化方式接受，放弃了以科学态度和自然哲学的方法对自然、人、生命和疾病进行探索，这意味着古典医学文化的核心精神在继承过程中已逐渐丧失。5世纪，西罗马帝国灭亡后，东罗马（拜占庭）帝国继承了希腊、罗马文化。另一方面，受到基督教迫害的景教徒在流放过程中也将希腊文化传播到叙利亚和波斯等东方国家。

7世纪初，穆罕默德创立伊斯兰教。不久，在伊斯兰教的指引下，阿拉伯各部落统一并建立了萨拉森帝国，版图迅速扩大，形成了从西班牙至北非再经中亚一直延伸到印度和中国边界的大帝国。但此时的阿拉伯文化远不及被其所征服民族的文化，于是他们通过大量的翻译，吸收了这些民族的文化。阿拉伯人将希腊、波斯、印度和中国的文化融为一体并有所发展，在天文、数学、化学、医学方面取得了一定的成就，也为后来欧洲医学的复兴奠定了基础。

第一节　中医文献整理和理论总结

《内经》《伤寒杂病论》等医籍，在主要依靠手抄流传的条件下，难免散佚和错讹，故魏晋隋唐医家开始着手进行整理、编次及研究，中医学早期经典著作赖此得以保存和传播。同时医家对脉学、病因证候学等医学理论的不断总结，促进了《脉经》《诸病源候论》等重要理论著作的形成。

一、古代医学文献的整理研究

晋唐时期对医学文献的整理集中于《内经》《伤寒杂病论》等经典著作，南朝齐梁间全元起著《素问训解》，是注疏《素问》的开山。唐代杨上善《黄帝内经太素》、王冰次注《黄帝内经素问》均是早期的代表性著作。

（一）《内经》的整理研究

1. 杨上善《黄帝内经太素》　杨上善的《黄帝内经太素》（简称《太素》）是现存最早的《内经》注本，是研究《内经》的重要著作。杨上善首创《内经》分类研究方法，将《素问》《灵枢》各81篇按不同内容分为摄生、阴阳、人合、脏腑、经脉、腧穴、营卫气、身度、证候、诊候、设方、九针、补泻、伤寒、寒热、邪论、风论、气论、杂病19大类，大类之下又分若干篇目，在加强原书系统性的同时，基本保持了《内经》的旧貌。对经文中某些难解的字句，引用《说文》《尔雅》《释名》《广雅》等古籍加以解释，个别疑难则存疑待考，不牵强附会，错讹之处注文说明，有益于后世辑佚钩沉，成为研究《内经》的重要参考书。该书明代以后在国内失传，19世纪后期从日本传回中国。

2. 王冰注《素问》　唐代王冰有感于当时传世的《素问》"篇目重叠，前后不伦，文义悬隔，施行不易，披会亦难"的状况，深恐贻误后学，决心重新编次、注释。经过 12 年精勤博访，于 762 年著成《重广补注黄帝内经素问》，又称《次注黄帝内经素问》。该书对原书篇卷次序大加调整，删除重复的篇目，合并调整内容相关的篇目，辑成 24 卷、81 篇。"凡所加字，皆朱书其文，使今古必分"。该书总结了前人研究《素问》的精华，为进一步探微索隐奠定了基础。经过调整，以养生、阴阳、藏象、诊法、病能、经络、治法等类为序，不仅内容系统，便于后学，还突出了"治未病"的预防医学思想；补入关于五运六气的七篇大论，涉及运气与气候、物候、人体发病、治疗等问题，对后世的运气学说产生重大影响。其注释发挥精当且深入浅出，如注"诸寒之而热者取之阴，热之而寒者取之阳"时，提出"益火之源以消阴翳，壮水之主以制阳光"的治疗大法，被后世医家视为圭臬。惜宋代林亿等校正医书时，已经朱墨不分，在很大程度上模糊了《素问》早期传本的原貌，但仍为学习《素问》的重要参考书。

（二）《伤寒论》的整理研究

晋唐时期整理研究《伤寒论》最有成就者主要有王叔和、孙思邈。

1. 王叔和整理《伤寒论》　《伤寒杂病论》成书后即因战乱频仍而佚散。魏、晋太医令王叔和博好经方，尤其佩服仲景立论之精妙，对散佚不全的《伤寒杂病论》中的"伤寒"部分进行收集整理，编次为《伤寒论》10 卷 22 篇，使其得以保存并流传后世。他从脉、证、病、治入手，以风伤卫、寒伤营、风寒两伤营卫为纲研究太阳病。由于王氏在编次过程中将自己的研究心得也杂入其中，受到后世一些医家的攻击和非议，以致在明清时期形成"错简派"。但张仲景的《伤寒杂病论》实赖王氏之力而得以保存流传，功不可没。正如宋代林亿所说，王氏"学专于仲景……仲景之书及今八百余年不坠于地者，皆其力也"。

2. 孙思邈对伤寒的研究　唐代大医孙思邈曾感叹"江南诸师秘仲景要方不传"，直至晚年撰写《千金翼方》时，始见到《伤寒杂病论》的伤寒部分，创用"方证同条，比类相附"的研究方法，以方为法，归类相从，以揭示伤寒六经辨治的规律。如将太阳病分为"用桂枝汤法""用麻黄汤法""用青龙汤法""用柴胡汤法""用承气汤法""用陷胸汤法"等。这种以方为纲比附归类的研究方法开以方类证研究之先河，为其他分类研究方法提供了借鉴。他推崇太阳病桂枝、麻黄、青龙三法的运用，指出"寻方大意，不过三种：一则桂枝，二则麻黄，三则青龙，凡疗伤寒，此之三方，不出之也"。明代方有执、喻嘉言守其说而发挥为"三纲鼎立"之说，成为错简重订派的主要观点之一。

二、医学理论的总结

（一）脉学的总结——《脉经》

脉诊，又叫切诊，是中医诊断学的重要组成部分。脉诊在我国有悠久的历史，至迟在周代已运用于实践，《周礼》就有切脉可以观察内脏病变的记载。战国时扁鹊（秦越人）是脉诊的代表人物之一。马王堆出土的医学帛书中也有关于脉法的论述。《内经》中有"三部九候"诊法，其中头、手、足称为三部，每部按天、地、人分为三候。后来，逐步改进为诊桡动脉搏动情况的"寸口"诊脉法。《难经》中则提出了"诊脉独取寸口"的主张。张仲景进一步对脉象与症状、治疗的关系做了总结，是脉学的一大进步。秦汉以来脉学不断发展，但有关脉学的资料十分繁杂、纷乱。王叔和对脉学的理论与应用进行了系统的总结和发明，使脉学理论系统化，撰成我国现存的第一部脉学专著，也是世界最早的脉学专著。后世的脉学基本上都是以《脉经》为基础发展起来的。

王叔和，名熙，西晋山东高平（今山东济宁）人，生活于约 3 世纪，曾做过太医令，生卒年代不可确考。王叔和在临证实践中体会到了脉诊的重要性和复杂性，在《脉经》序言中就指出"脉理精微，其体难辨"，"在心易了，指下难明"，因而决心整理脉学，使之系统化。他在《内经》《难经》论脉的基础上，参考张仲景的论脉要点，结合自己的辨脉经验，著成《脉经》10 卷，内容包括脉形、诊断方法、脉象与脏腑的关系、脉象阴阳分辨，以及妇人、小儿脉的辨识等。

《脉经》首先确立了寸、关、尺三部定位诊脉方法，即左手寸、关、尺分别候心、肝、肾，右手寸、关、尺分别候肺、脾和命门。解决了脉诊与脏腑相应定位的关键问题，推进了独取寸口诊脉法在临床的实际应用。其次，在 80 多种脉象的基础上归纳出常见脉象 24 种，即浮、芤、洪、滑、数、促、弦、紧、沉、浮、革、实、微、涩、细、软、弱、虚、散、缓、迟、结、代、动等，并形象描述了指感，使脉象有了明确的命名标准。此外，还纠正了将脉学脱离医疗实践及孤立地以脉断证或将脉学神秘化等倾向，主张临证脉、证、治并论，为临床治疗提供依据，从而使脉学成为诊断疾病内在变化的方法，奠定了脉学发展的科学基础。

《脉经》总结了 3 世纪以前的脉学知识，规范了诊脉方法、脉学理论及脉诊的临床意义，对后世影响很大，如唐代的医学教育机构太医署就把本书作为医学生必修的基础课程之一。

我国的脉学在 10 世纪时已传入阿拉伯，阿维森纳的《医典》载有 48 种脉象，主要是根据王叔和所著《脉经》一书中对脉象的记载演变而成。

在土耳其曾发现一本用波斯文写成的系统介绍中医药学的书籍《唐苏克拉玛》（又名《伊儿汗的中国科学宝藏》）残本，约成书于 13 ~ 14 世纪，是迄今发现最早的中医药学波斯文译本，其中译述了中医著作《脉诀》等有关内容。

（二）病因证候学的总结——《诸病源候论》

中医对病因的认识是经过长期临床观察，不断总结而形成的。秦汉时期，张仲景就明确提出"三因致病"的病因学说。两晋隋唐时期医家对病源的探讨和症状的描述取得了相当的成就，集大成者即隋代医家巢元方等于 610 年奉诏编撰的《诸病源候论》。全书 50 卷，67 门，收载证候 1793 种，包括内、外、妇、儿、五官等各科疾病的病因和证候，是中国历史上第一部系统论述病因证候理论的专著。

巢元方，生卒年不详，曾任太医博士。他根据《内经》的基本理论并结合临床经验，进行了新的理论探索，提出许多有创见的观点。如"疫病""时气"有流行性和传染性；"漆疮候"为过敏性疾病，与人的体质禀赋有关。"消渴候"中说："夫消渴者，渴不止，小便多是也……其病变多发痈疽，此坐热气留于经络不引，血气壅涩，故成痈脓"；"有病口甘者……此肥美之所发。此人必数食甘美而多肥，令人内热……故其气上溢为消渴。"指出口渴、小便多、多发痈疽为消渴病的特点，与现代关于糖尿病临床表现的认识高度吻合；提示本病发病机理的同时，指出了当时流行服石而致肾燥热灼的时弊。巢氏确认疥疮由疥虫所致，指出疥疮中"并皆有虫，人往往以针头挑得"；对于疥疮的病原体及其传染性、好发部位、不同类型的临床表现特点及诊断要点、治愈标准等，都有了比较正确的认识；强调"虫死病除"，把消灭病原体作为疾病治愈的标准，这无疑是一种进步的认识。

《诸病源候论》对疾病的记载详细、广泛而准确，是中医学对疾病、症状逐一展开讨论具体细致的病因病机的开端，代表着中医学认识论与方法论的进步。这种将脏腑功能与病因病位及病机表现联系起来探索疾病，使理论与临床进一步融合的研究方法，对后世病因证候学的发展影响很大。《千金方》《外台秘要》《太平圣惠方》《圣济总录》等许多医学著作都直接或间接引用其原文和论点。到了宋代，该书被指定为专业医师的必修课本，也是国家考核医学生的科目之一，可见《诸病源候论》在中医学发展史上的重要地位。

第二节　本草学的发展与综合性方书的编撰

一、本草学的发展

两晋南北朝是中国历史上民族大融合的重要时期，大量少数民族内迁，带来了他们的用药经验；生产和医疗实践的深入使人们对药物的认识不断增强。隋、唐时期国家的统一、经济的发展、中外交流的日益扩大、大量外来药物的传入，使这一时期药物著作大量增加。梁《七录》著录本草著作 27 部 115 卷，《隋书·经籍志》著录本草著作 31 部 93 卷，《新唐书·艺文志》增至 36 部 283 卷。其中如《药性论》《药性要诀》《删繁本草》等是阐释药性与临床应用的专著；《本草音义》《本草注音》《诸药异名》《四声本草》为训释中药音义及异名以便于检索的专著；《胡本草》《海药本草》及《南海药谱》为收录外来药物的专著；《食疗本草》《食医心鉴》为食疗药物专著；《新修本草药图》《药图》等则属于本草图谱类著作。

（一）本草的再总结——《本草经集注》

陶弘景（约 452—536），字通明，晚号华阳隐居，梁代丹阳秣陵（今江苏南京东南）人。少年时读葛洪《神仙传》，颇受影响。19 岁作诸王侍读，41 岁辞官隐居于句容茅山，从事道教和医药活动。陶氏虽隐居山中，但梁武帝对其仍十分信任，"国家每有吉凶征讨大事，无不前往咨问"，故时人称之为"山中宰相"。陶氏思想杂糅儒、释、道，以道教为主。

《神农本草经》问世后，至南齐时药物品种大量增加，新的用途及原有中药记载的错误逐渐被发现。鉴于这种现状，陶弘景决定对药物进行整理。该书之所谓"集注"，并非对《神农本草经》文字或词语的训释，而是在《神农本草经》365 种药物的基础上，按统一体例对混乱的早期本草进行整理。首加叙录，增补药物 365 种，对原有药物则增加大量关于产地、形态、鉴别及主治功效方面的资料。为了避免新旧内容的重复，朱书原有药物，墨书新增药物。在药物分类上，打破了《神农本草经》的三品分类法，提出按自然属性将药物分为玉石、草木、果、菜、米食、有名未用等，这是中药分类上的进步。序例中提出了"诸病通用药"的概念，分别列举了 80 多种疾病的通用药物，如防风、防己、独活、秦艽等为治风通用药，茵陈、栀子、紫草等为治黄疸通用药，开创了按药物主治功用进行分类的先河。这种分类法不仅便于学习，而且临床处方用药时易于检索，是药物分类法的新进展，此后的医方著作多用这种形式。

由于本书编纂者仅陶弘景一人，人力、物力、经验都有一定的局限性，加之当时南北分裂，陶氏居于江南，对北方药物的观察和认识不够，因而记载江北药物不足。

（二）国家药典的诞生——《新修本草》

唐朝文化强盛，经济发达，此前随着西北少数民族大量内迁，交通和贸易空前繁荣，西域和印度文化不断输入，使唐代的药品数目和种类大大增加。而当时医家奉为用药指南的《本草经集注》已流传了一百多年。由于陶氏编著本书时即存在不足，长期传抄又不可避免地造成遗漏和错误，导致用药混乱，已远不能适应当时医学发展的需要，因而有必要总结及整理新的药物知识和用药经验，编撰一部新的药物学专书。657 年医药学家苏敬向唐政府建议重修本草。唐高宗采纳这一建议，征召当时著名的医药学家和科学家、艺术家及行政官员共 20 余人，并指定太尉长孙无忌总领，苏敬则是这一浩大工程的实际主持者。在许多编撰者中，有掌管医学的太医令和担任帝王医疗工作的御医，有掌管药物的官员尚药奉御和药藏监，也有熟悉经籍图书的弘文馆大学士，以及通晓历史的太史令等。《新修本草》于 659 年编撰完成，不久，由唐政府颁行全国。

《新修本草》共 54 卷，收载中药 851 种，包括三个部分，即《本草》《药图》和《图经》。《本草》部分记载药物的性味、产地、采制及功用主治；《药图》部分是根据从全国各地征集来的道地药材所绘制的药物形态图；《图经》部分则是图谱的文字说明。本草著作中收载药物图谱自此开始。

为了编撰《新修本草》，唐政府通令全国各地选送道地药材，以作为实物标本进行描绘，并详述药物性味、产地、功能及主治。由编撰者参考各地上报材料，综合民间药物知识，对古书未载者予以补充，错误者重加修订。《新修本草》除了对《本草经集注》加以删改外，新增药物 114 种，使我国本草学著作收载药物品种达 850 种。新增药物大多是常用而疗效确切的，如郁金、薄荷、蒲公英、青木香（独行根）、刘寄奴等。书中收集了 20 多种外来药物，如安息香、阿魏、龙脑香、胡椒、诃黎勒、底野迦（阿片制剂）等。

本书还首先记载了用白锡、银箔和水银合成的银膏用作牙科充填剂，是世界最早使用汞合金补牙的记录。另外，本书广搜标本，绘制药图。该书的药图，是中国药物发展史上较早的记录。

《新修本草》是我国第一部由国家颁行的药典，也是世界上最早的药典，系统总结了唐以前的药物学成就，内容丰富，图文并茂，具有较高的学术水平和科学价值。在编撰过程中，从全国各地征集药材实物和药图，在书中增附图谱、图经，均是中国本草学史上的创举，对药物形态鉴别、药物真伪辨别及帮助学者认识药物都产生了积极的作用。颁行后很快通行全国，成为当时对药物性味、主治、用法、炮炙和产地等的规范，也是对医生、药商具有法律约束力的一部标准性药物专著。唐代太医署把本书作为医学生的必修书目。20 世纪初，从敦煌石窟中发现本书的唐代手写卷子（图 3-1），抄写年代为唐乾封二年（667），也就是本书颁行后 8 年。

本书在国外也有较大影响。日本大宝元年（701）公布《大宝律令·疾医令》，规定医学生的必修书中就有《新修本草》。日本律令《延喜式》（901—902）记载："凡医生皆读苏敬《新修本草》。"可见本书传到日本后也备受重视。

（三）炮制规范的建立——《雷公炮炙论》

中药炮制是中医药学中一门独特的制药技术，有增进药物性能、加强疗效、减轻毒副作用、便于使用和贮藏的作用。

NOTE

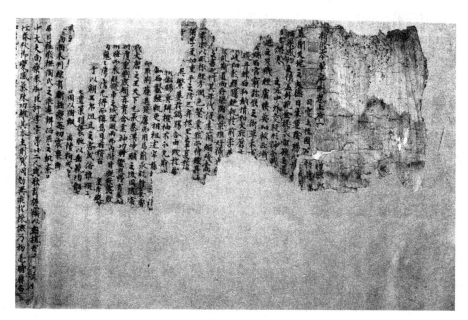

图 3-1　《新修本草》敦煌写本残卷

中药炮制至少已有 2000 年的历史。《内经》《神农本草经》中均有关于药物炮制的内容，张仲景《伤寒杂病论》中对药物炮制的要求更加严格，如麻黄去节、杏仁去皮尖、甘草用蜜炙、大黄用酒浸、厚朴用姜炙及虻虫去翅足等，都曾详加注明。汉代以后，经过长期的用药实践，中药炮制的方法不断完善，经验不断积累，最终形成了《雷公炮炙论》。关于《雷公炮炙论》的成书年代，原多从南朝刘宋（420—479）时期雷斅成书说，近来有学者考证为唐初（623—624）成书，后由唐末五代之胡洽重订。

《雷公炮炙论》书凡 3 卷，载药 300 种，论述各种中药炮制方法 17 种，包括炮、炙、煨、炒、锻、水飞、蒸煮、破等。其中一些生药的处理方法，经现代科学证明大都是正确的。如修治巴豆，要"敲碎，以麻油并酒等煮，研膏后用"。巴豆为剧毒药品，有效成分是巴豆油，经过上述处理后，可使部分巴豆油溶于麻油中，减轻巴豆的烈性作用。同时经过加热油煮后，巴豆所含的一种溶血并能使组织坏死的毒性蛋白变性。又如用当归时去头芦，以酒浸一宿入药，因酒浸可使有效成分析出，更好地发挥药效。"乌头宜文武火中炮令皴折，劈破用。"乌头有毒，生药加热处理可减低毒性，增强疗效；加热并可破坏酶，使之易于贮藏。槟榔等药不可近火，以利于其挥发油成分的保存；玄参、龙胆、茜草、知母等不能用铜刀切割，以避免由于接触铜引起药物性能变化。再如石性药物的水飞、火煅等，均可加强药物的功效。

《雷公炮炙论》是我国现存最早的炮制学专著，对药物炮制方法的系统论述奠定了药物炮制学的发展基础。后世中药的炮制加工多以此为重要依据。惜原书早已亡佚，其内容在《证类本草》等多种本草文献中有保存，近现代有辑佚本传世。

（四）制药化学的先声——炼丹术

炼丹术是中国古代方术的一种，早期以升炼丹砂为主，故而得名。它在中国出现很早，《周礼》中已有腐蚀药和五毒的记载，并用升华的方法合成药物。先秦方士出于长生不老的欲望，将冶金方法用于炼制矿物药，从而出现了炼丹术。东汉时期，炼丹术进一步发展，并与新兴的道教相结合，因而有了更广泛的基础。魏伯阳著《周易参同契》，是世界上现存最早的炼丹术文献。书中运用易理对炼丹进行论述，对炼丹术理论和实践都有重要影响，被誉为"万古丹经王"，但缺少具体的炼丹方法和实践记载。两晋南北朝时期，上层社会中"玄学"风行，流行"服石"，炼丹术盛极一时。晋代著名的炼丹家葛洪继承前人的炼丹理论，总结当时的炼丹经验，写成系统的炼丹著作《抱朴子·内篇》，20 卷。其中金丹、仙药、黄白三篇记载了许多早期炼丹著作，对晋以前的炼丹术进行了系统总结，明确述及一些早期炼丹术所观察到的化学反应，如"丹砂烧之成水银，积变又还成丹砂"及"铅性白也，而赤之以为丹，丹性赤也，而白之以为铅"。仙药篇主要记载了 40 余种炼丹矿物药，并对药物真伪优劣提出要求，如丹砂必须"赤如鸡冠"，"而光明无夹石者"（图 3 – 2）。

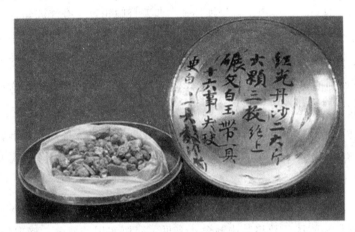

图 3 – 2　唐代窖藏丹砂

当时炼丹家认为自然界中只有黄金一类物质性质最为稳定，人如果要实现长生成仙的目的，必须"假求外物以自固"，即书中所述："夫金丹之为物，烧之愈久，变化愈妙。黄金入火，百炼不销，埋之，毕生不朽。服此两物，炼人身体，故能令人不老不死，此盖假求外物以自坚固。"这里一方面注意到金丹的变化性质，另一方面赞扬黄金不朽的特点，认为如人欲长生，须借此将自然界物质的永恒性质转移到人体，从而达到肉体永固的目的。

南朝梁医药学家陶弘景也善于炼丹，晚年把自己的炼丹经验著成《合丹法式》一书，并著有《合丹药诸法式节度》和《集金丹药白要方》，是这一时期的炼丹代表著作。

唐代炼丹术又有新的发展，所用药物种类有所增加，炼制化学药物的方法也有所进步，可制备多种化学药品，获得良好疗效。孙思邈《千金翼方》中的水银霜为刺激性较缓的氯化亚汞（Hg_2Cl_2），用于治疗皮肤病；《外台秘要》中的白降丹为杀菌力很强的氯化汞（$HgCl_2$），用于提脓、拔毒、促进伤口愈合。这些都丰富了中医外科学的治疗方法。

我国古代方士研究炼丹术的主观愿望是为了炼成金丹，以求长生不老，这是从道家求仙思想出发的。但从客观效果看，通过炼丹积累起丰富的冶炼经验和化学知识，接触到一些重要的化学原理，扩大了化学药物的应用范围，促进了制药化学的产生（图 3 – 3）。

3 世纪起，炼丹术开始在我国盛行，并经印度、

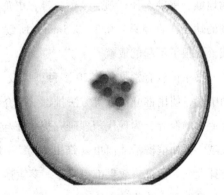

图 3 – 3　晋代丹丸

波斯传入欧洲。7 世纪炼金术在阿拉伯流行，15 世纪是欧洲炼金术的鼎盛时期，18 世纪逐步走上近代化学的道路。世界公认炼丹术起源于中国，实为近代化学的先驱。

二、综合性方书的编撰

晋唐时期临床医学发展迅速，方书的编纂成为总结医学成果的主要模式，综合性方书空前增多，存世而且影响较大的有《肘后备急方》《备急千金要方》《千金翼方》《外台秘要》等，记载了大量的方药和名医的学术经验，集中反映了唐以前医学的新成就。

（一）《肘后备急方》

葛洪（约283—343），字稚川，自号抱朴子，西晋丹阳句容（今江苏句容县）人，是晋代著名的医药学家、道家和博物学家。葛洪叔祖葛玄以炼丹闻名，其丹术传弟子郑隐。葛洪少年丧父，家境贫寒，但勤奋好学，少言寡欲，曾"躬自伐薪，以贳纸墨，夜辄写书诵习，遂以儒学知名"。他尤喜好神仙导养之法，先从郑隐学习炼丹术，后又以南海太守鲍玄为师。鲍玄对葛洪十分器重，将擅长灸法的女儿鲍姑予葛洪为妻。葛洪听说交趾（今越南）出丹，自请出任句漏令，上任途中经过广州，被刺史邓岳挽留，去广州罗浮山炼丹，并从事著述。葛洪一生的主要活动是从事炼丹和医学，既是一位儒道合一的道教理论家，又是一位从事炼丹和医疗活动的医学家。

《肘后备急方》，又名《肘后救卒方》，简称《肘后方》。葛洪因其所著《玉函方》100 卷卷帙浩繁，不便携带和阅读，乃将其中救急、多见、简要实用的部分，摘要编成《肘后救卒方》3 卷，"率多易得之药，其不获已，须买之者，皆贱价草石，所在皆有"。梁·陶弘景将其整理增补为《补缺肘后百一方》，金·杨用道又增补改名为《附广肘后备急方》。现在流行的 8 卷本，是经过多次增补的本子。

《肘后备急方》对传染病的认识有很高的水平。如对天花的症状描述为世界最早。书中指出："比岁有病时行，仍发疮，头面及身，须臾周匝，状如火疮，皆戴白浆，随决随生。不即治，剧者多死。治得瘥后，疮斑紫黑，弥岁方减。"即天花的主要症状为头面部与上下肢先发出豌豆大小的疱疹，短期内即蔓延及全身，疱内含有白浆，疱不时破裂，不时又发出新的；若不及时治疗，严重者多导致死亡；幸免于死的，也往往在面部遗留下紫黑色或白色的瘢痕。尽管早在 4000 年前埃及的木乃伊上就有天花病后流下的瘢痕，但国外直到 10 世纪才由阿拉伯医生累塞斯最早描述天花病。

《肘后备急方》关于沙虱病的认识，也是世界最早的。书中不仅描述了沙虱病的症状、发病地域、感染途径、预后及预防等；更重要的是，观察到沙虱病的发生是由沙虱之一种的红恙螨的幼虫（直径只有 0.3 ~ 0.5 mm）所致，故又称恙虫病。葛洪早在 1600 多年前能有这样的记载，是很了不起的成就。

书中记载有常见急症 20 多种，以及一些急救措施。如用甘草、大豆、生姜汁解药物、食物中毒，使用催吐泻下等方法排毒。所介绍的各种药物疗效确实，如最早记载用青蒿绞取汁治疗疟疾的经验，为现代药理研究提供了宝贵的线索，现代提取"青蒿素"用于临床抗疟效果优越。再如槟榔治寸白虫（绦虫）、海藻疗瘿瘤（甲状腺肿）、密陀僧防腐，以及用狂犬脑预防狂犬病等记录，效果都很可靠。葛洪还通过炼丹药发现了应用汞、雄黄、密陀僧等配制软膏治疗疥癣等皮肤病的方法。

（二）《备急千金要方》与《千金翼方》

孙思邈（581—682），京兆华原（今陕西铜川市耀州区）人。7 岁就学，日诵千余言。善谈老庄及百家之说，兼好释典。自幼多病，因汤药费用而罄尽家产。年轻时即爱好医学，终生勤奋不辍。他善于养生，是我国历史上著名的长寿医学家。隋唐两代统治者多次征召并授以爵位，都被他婉言谢绝，终生潜心于医药，被后世尊为"药王"（图 3 - 4）。孙思邈身历数朝，活了一百多岁。唐初魏征等奉诏修史，屡次造访孙氏，孙氏为之口述前朝齐、梁、周、隋间事，如亲眼目睹。

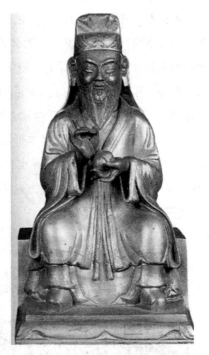

图 3 - 4　药王孙思邈像（明代）

孙思邈认为："人命至重，有贵千金，一方济之，德逾于此。"在总结隋唐以前医学成就的基础上，广集医方，删裁繁复，于 653 年著成《备急千金要方》30卷，详尽地记述了唐以前主要医学著作中多方面的内容，包括医方、医论、诊法、食养、导引等，特别是在医方的集录整理方面，上至汉晋诸家，下至民间验方，集唐以前医方之大成。孙氏晚年又编成《千金翼方》30卷，除对《备急千金要方》进行补充外，还辑录了国外传入的医方。另收载药物 800 余种，对采药时节、道地药材、药材的干燥及保存方法进行了阐述。二书相合，共 60 卷，后世多合称为《千金方》。其篇幅浩大，内容详博，容括了作为医生必备的各种医学理论与实践知识，是一部主要选录唐代与唐以前医家医疗经验的综合性医著，显示出很高的医学成就。有学者称之为中国医学史上第一部临床医学百科全书。

孙思邈在医方和药物学的整理研究方面贡献突出。《隋书·经籍志》记载医方书目虽有百余部，但能留存至唐代者已不多，至今尚存者更是屈指可数，而孙思邈收集整理大量医方，《千金要方》有 4500 多个，《千金翼方》有 2000 多个。除引用张仲景、华佗、陈延之、支法存等 20 余位著名医家的医方外，还收集了流传在汉族、少数民族民间及国外传入的很多医方，如来自印度的耆婆丸、耆婆万病丸、阿迦陀丸，来自波斯的悖散汤，来自少数民族地区的西州续命汤、蛮夷酒、匈奴露宿丸，以及苍梧道士陈元膏、西岳真人灵飞散、常山太守马灌酒等。为了采集、观察、鉴别药物，孙思邈的足迹遍及各大名山，积累了丰富的经验。除了总结药物的特殊疗效，他还非常重视药物的产地、采集季节及道地药材的识认。《千金翼方》的"药出州土"篇记载了 129 个州的道地药材，如雍州柏子仁、茯苓，谷州半夏、桔梗等；"采药时节"篇在 233 种植物药后注明何时采花、采茎、采叶，何时采根、采果。这些创造性的总结，都为中国药物学的发展做出了重要贡献。

孙思邈重视医德修养，对医德规范有专题论述。《千金要方》中列有《大医习业》《大医精诚》，前者主要是讨论如何学习医学知识及其意义，后者论述医德规范。他论述的医德可以归纳为两个方面：第一是医术要精湛，因为医学的道理非常精微，所以学医者必须"博极医源，精勤不倦"。第二是品德要高尚。对于患者，不分贫富、亲疏、民族、才智，都应"普同一等，皆如至亲之想"，不能"瞻前顾后，自虑吉凶，护惜身命"，而应当不避艰险，不辞辛苦，不分昼夜，把患者的痛苦当作自己的痛苦。他还告诫医生在病家举止要检点，仪态要端庄，不得左顾右盼，似有所娱，更"不得多语调笑，谈谑喧哗，道说是非，议论人物，炫耀声名，訾毁诸医，自矜己德"。从具体治学到思想修养，从医疗态度、医疗作风到如何处理同道之间的关系等，孙思邈的论述一直为后世医家所称道，至今仍具有重要的现实意义。

此外，孙思邈对于针灸、养生、食疗、伤寒及妇科、儿科等方面都有广泛的论述。

《备急千金要方》和《千金翼方》是我国唐代最杰出的医药学著作，刊行之后，引起了国内外医学界的重视。10世纪日本丹波康赖所撰的《医心方》，就深受《千金方》的影响，引用此书条文多达481条。日本医界也曾以此作为学习汉医的读本。15世纪朝鲜金礼蒙等编纂的《医方类聚》，也引用了《千金方》不少内容。

（三）《外台秘要》

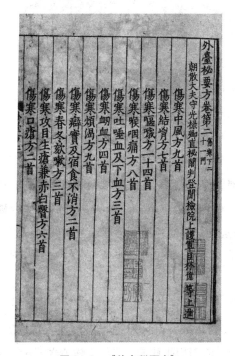

图3-5 《外台秘要方》

王焘（约690—756），唐代万年县（今陕西西安市）人，是唐朝宰相王珪的曾孙，"幼多疾病，长好医术"，曾在当时的国家图书馆——弘文馆工作了26年，因而有机会阅读大量的医学书籍。王焘后来亲眼看到许多患者生命垂危，依赖经方才得以存活，于是发愤搜集编纂医方，"凡古方纂得五六十家，新撰者向数千百卷"，"上自炎昊，迄于盛唐，括囊遗阙，稽考隐秘"，将唐以前的许多医学著作进行了系统整理，删繁就简，去粗取精，分类编辑，斟酌取舍，凡所采纳的，均注明其出处、来源、书名和卷次。用了约10年的时间，于唐天宝十一年（752）整理编成一部既有论又有方的综合性医著——《外台秘要》（又名《外台秘要方》，图3-5）。

《外台秘要》全书40卷，1104门，载医论450余条，医方6700余首，灸法7门，19论，共录唐天宝年间及此前医籍或医家方约70家，集唐代中期以前医学之大成。每门记述先论后方。其中理论部分以巢元方《诸病源候论》为主，医方部分则选《千金方》者最多。所选各书，均注明书名卷次，使后人借此可以窥见许多已佚晋唐方书的内容，诸如范汪的《范汪方》、陈延之的《小品方》、许仁则的《许仁则方》、甄立言的《古今录验方》、谢士泰的《删繁方》、唐玄宗的《广济方》、孟诜的《必效方》等，实有赖王氏的整理得以保存，书中汇集的许多珍贵资料，具有较高的文献学价值。

《外台秘要》内容丰富，包括内科、外科、妇产科、儿科、精神病科、皮肤科、五官科、兽医及中毒、螫咬伤、急救等内容。除主要的药物处方外，书中还介绍了艾灸疗法、人工急救及疾病检查、医疗护理等方面的新成就。如最早记述"消渴者……每发即小便至甜"，比西方威尔斯1670年的同样认识早900多年；系统记述了治疗白内障的"金针拨障术"，有"一针之后，豁若开云而见白日"之功效；首次记载了用观察小便法鉴别诊断黄疸病的轻重、进退。

王氏不是专业医生，整理中自己的经验体会阐述不多，并认为针法古奥难解，"能杀生人，不能起死人"，所以书中只有灸法，没有针法，反映了王焘对医学认识的片面性。清代著名医家徐灵胎指出："非专家之学，故无所审择，以为指归；然唐以前之方，赖此书以存，其功亦不可泯。"这是对本书成就的恰如其分的评价。

第三节　中医临证各科的分化

临证医学日益趋向专科化，是两晋隋唐医学兴盛的重要标志之一。许多分科专著在中国医学史上是首创，在世界医学史上也有一定的影响。

一、外科

南北朝至隋唐时期，外科学有了很大的进步，其主要表现是外科专著的出现、诊断技术的提高和治疗方法的多样化。《刘涓子鬼遗方》，简称《鬼遗方》，是我国现存第一部外科专著，以叙述全身各部位痈疽的证治经验为主要内容。刘涓子为晋末人，生平事迹不详。方因托名"黄父鬼"所遗，故名"鬼遗方"。后经龚庆宣于齐永元元年（499）对原书重新整理、编次而流传下来。本书实际上是刘宋武帝时（420—422）随军外科医生治疗战伤和疮疡痈疽经验的理论总结，具有明显的军队外科的性质。

《刘涓子鬼遗方》原题为 10 卷，现传本 5 卷，基本上反映了两晋南北朝时期外科方面的主要成就，对外科疾病病因、分类的研究达到了一个新水平，治疗方法更加多样化。本书总结了金疮、痈疽、疥癣、疮疖等外科疾病，有内治、外治处方 140 余个。对外伤治疗有止血、止痛、收敛、镇静、解毒等法，对痈疽的鉴别、有脓无脓、手术适应证和手术部位等，都做了正确的论述，并用黄连、雄黄、水银等多种药物配成软膏、膏药进行治疗。对疔毒引起的脓毒症的早期治疗，对腹外伤肠脱出的治疗护理、切口引流部位及消毒手术等方面，都有独到之处。除了外治方法外，本书还载有多种内治法，讲究辨证论治，主张根据病情运用清热解毒、活血化瘀、托补内消、生肌长肉等内治法，配合早期切开、针烙引流等外治法，对后世外科学的发展产生了重要的影响。

唐太医署设置"疮肿"专业，培养专业外科医生，更促进了中医外科的发展。

二、妇产科

晋唐时期，已有多种妇产科专书问世，《隋书·经籍志》载有 12 种，唐代有《妇人方》等数种，惜均佚失。孙思邈的《备急千金要方》专设"妇人方"3 卷列于各科疾病之首。此期对妇女月经生理，常见月经病、带下病、妊娠病、早孕反应、临产征象、孕产期保健及接生都有了较为深入的认识；提出的居经、避年、激经、胎教、带下等专用术语，为后世所沿用。妇产科专著如《十月养胎法》等相继问世，北齐名医徐之才继承了前人的"十月养胎法"，并增加了脉养和方剂治疗，被收录于《千金要方》之中，其中有关于先兆子痫症状的记载。《诸病源候论》中载有妇人病 8 卷，探讨妇产科多种疾病的病因病机，《千金要方》更将妇产一门列于卷首，广泛论述了赤白带下、崩中漏下、求子种子等多方面内容，尤重视孕妇之卫生，书中还收载有关药方 557 个，灸法 30 余条，填补了《诸病源候论》有论无治的缺陷。唐末，在这些著作基础上出现了现存最早的妇产科专书《经效产宝》。

《经效产宝》3 卷，续编 1 卷，唐代昝殷撰于大中年间（852—859），是我国现存最早的产科名著。本书在继承前人成果的基础上，广泛收集民间单方、验方，所载处方和短论简单明了，保存着唐代的朴素风格。书中论述了妊娠杂病、难产诸病及多种产后证的具体治疗方法，收录有关经闭、带下、妊娠、坐月难产、产后诸症等的方剂 200 余首。强调妊娠期应注重养胎保胎，所提出的处理安胎、产难和"产后三大症"的原则，较为合理。如关于安胎，指出"安胎有二法，因母病以动胎，但疗母疾，其胎自安；又缘胎有不坚，故胎动以病母，但疗胎则母瘥"。其所拟的安胎方，用续断、艾叶、当归、干地黄、阿胶等，确有补肾、滋阴、安胎作用。对妊娠反应的记述，详尽而扼要，并附处方，用人参、厚朴、白术、茯苓之类健脾利水，橘皮、竹茹等药化痰止呕，疗效可靠。这些方药现今仍在临床广泛使用。对于难产，主张"内宜用药，外宜用法"，即用滋补强壮的药物给产妇内服，以增强体力；再加上外治手术助产，使胎儿娩出。其他如对胞衣不出的论述和分析，对产后发痉、产后大便不通等原因的分析，简明扼要，对后世产科的发展影响很大。

三、儿科

隋唐时期，儿科学在两晋南北朝的基础上有了迅速的发展，不仅有了小儿专科，而且出现了儿科专著、专论和众多的儿科方书。《诸病源候论》《备急千金要方》《外台秘要》等综合性著作对小儿护养、生长发育规律、诊脉方法、常见病证的认识和治疗经验进行了较为系统的总结和整理。唐代太医署的医科中设有儿科（少小科），儿科医生必须在学习五年后经考试合格才能担任。我国现存第一部儿科学专著《颅囟经》也出现于隋唐时期。这些成就标志着儿科学的初步形成。

《颅囟经》撰人无考，《诸病源候论》曾述及，表明隋以前该书已流传，其佚文多数见于《幼幼新书》中。《颅囟经》共 2 卷，首论小儿脉法与成人的不同；其次论受邪之本与治疗之术；对惊痫、疳痢、火丹（丹毒）等证叙述较详，并附有方药，可以对症选用。《颅囟经》对后世儿科学的发展影响较大，据《宋史·方技传》记载，被称为儿科鼻祖的宋代名医钱乙，其学术即源于此书。

四、伤科

晋唐时期伤科的治疗体系已经形成。葛洪《肘后方》首次记载了下颌关节脱位的复位方法，并创用了竹片作为大小夹板的外固定法，显示了骨伤治疗学的新进展。通常认为《仙授理伤续断秘方》是我国现存第一部骨伤科专著，集中反映了唐代骨伤科的突出成就。但近年有学者考证《仙授理伤续断秘方》的成书年代，认为此书并非唐代著作，而是成书于南宋，包括了两宋时期的骨科经验在内。

蔺道人《仙授理伤续断秘方》第一次倡导和规定了骨折脱臼等损伤的治疗常规，即清洁伤口、检查诊断、牵引整复、复位敷药、夹板固定、复查换药、服药、再洗等。对骨折复位固定，提出了"动静结合"的治则。在保证骨折复位后有效固定的前提下，提倡适当活动患肢，减少后遗症的发生，这可以视为现代骨科利用小夹板固定处理骨折的前身。对开放性骨折，主张用快刀扩大创口，煎水洗净，用手术整复，缝合后用洁净绢片包裹，并特别强调注意预防伤口感染和破伤风的发生，指出"不可见风着水，恐成破伤风"。书中还记载了肩关节脱臼的诊断和复位技术，首次采用"椅背复位法"。这种复位方法和步骤完全符合生理解剖学要求，对后世影响很大，后来的"架梯复位法"和今天仍在应用的"改良危氏法"都是在这一基础上产生的。书中收载40余方，有外洗、外敷、内服等多种用法，为后世伤科用药奠定了基础。

五、针灸科

晋代，医家皇甫谧对针灸学进行了首次总结，撰成我国现存最早并以原本传世的第一部针灸专著——《针灸甲乙经》。

皇甫谧（215—282），幼时名静，字士安，晚号"玄晏先生"。晋代安定朝那（今宁夏固原）人。幼时不知治学，终日游荡，20岁之后才发愤读书。因家境贫寒，耕作之暇，手不释卷，以著述为务，至为精勤，"博综典籍百家之言，沉静寡欲，有高尚之志"。著有《帝王世纪》《高士传》《列女传》《玄晏春秋》等。42岁时因患风痹而潜心研究医学，尤致力于针灸学的研究，通过对《素问》《针经》《明堂孔穴针灸治要》三部医书的综合比较，并结合自己的临证经验，将有关内容分类编撰，"删其浮辞，除其重复，论其精要"，著成《黄帝三部针灸甲乙经》（简称《甲乙经》）。

《针灸甲乙经》共12卷，128篇，其内容大致可以分为两大类：第一类为中医学基本理论和针灸学基本知识；第二类为临床治疗部分，包括各种疾病的病因、病机、症状和腧穴主治。本书的成就之一是将针灸学理论整理得更加系统，书中对十二经脉、奇经八脉等的循行路线、发病情况及骨度等皆有论述；成就之二是整理和厘定穴位，本书厘定腧穴总数为348个，其中单穴49个、双穴299个，并介绍各部穴位的适应证、针刺深度、灸的壮数及禁忌，总结了针灸的操作方法。《针灸甲乙经》被认为是古代针灸学在《内经》之后的一次大总结，既保存了大量的古代医学文献，又为后世针灸学的发展建立了规范。唐代太医署把针灸列为四大科之一，《针灸甲乙经》被确定为针科学生的主要教材。本书很早就传到国外，7世纪初，日本医学界即以本书为教科书。朝鲜的医事制度也曾仿效隋唐，用《针灸甲乙经》教授学生。

这一时期在针灸学方面做出贡献的医家还有很多，如东晋时名医葛洪倡行灸法，并大胆用灸法治疗急症，如对吐泻腹痛为主的"霍乱"和突然昏厥的"卒中恶死"，均选承浆穴灸治。他还最早记载了隔物灸法，详细介绍了隔蒜、隔盐、隔椒、隔面等灸治方法及蜡灸法等等，改变了晋以前重视针刺而忽视灸治的倾向，丰富了灸法的内容，推动了灸治学的发展。葛洪的妻子鲍姑是我国史籍记载的第一位女灸家。唐代孙思邈《备急千金要方》中提出了针灸腧穴中的"阿是穴"，王焘《外台秘要》载有"明堂灸法"等，都反映了这一时期的针灸学成就。

第四节　医学教育

晋以前，政府的太医多由民间选送。在汉代采取选举制，如汉平帝元始五年（5）曾令天下选取精通方药的人。医学教育形式主要是父子相传或师徒授受。

三国两晋南北朝时期，医学教育初露端倪。在晋代已有医官教习之设，这是我国医学教育事业的开端。刘宋元嘉二十年（443），太医令秦承祖奏置医学，开我国正式由政府设置医学教育之先河。后魏创立太医博士和太医助教等医官设置。

隋统一全国后，不但继续沿袭家传和师徒传授的优良传统，更在前代基础上，先后建立和完善了太医署，作为医学教育的专门主管机构，教授学生各种医术，开创和发展了学校式的医学教育。隋太医署医学教育分为医学教育和药学教育两部分，并作为分科施教的开端，设四个科系，分为医师科、按摩科和祝禁科、药学科。四科教育初步成形，为唐代四科教学体制的建立奠定了基础。据《隋书·百官制》载，医学科有博士2人、助教2人掌医，医师200人，医学生120人。此时的针灸并未独立，由医博士承担这方面的教学任务。隋代所设医学校师生最多时达580人，可知当时学院式医学教育已得到统治者高度重视。

我国医学教育至唐代已相当完善。太医署是唐代的最高医学教育管理机构，规模宏大，学制健全，考核严格，在中国古代医学教育史上居重要地位。据《旧唐书·职官志》记载，太医署有太医署令2人，掌管学校的全面工作；丞2人，负责协助太医署令工作；另有府2人、史2人、医监4人、医正8人、掌固4人，分别主管教务、文书、档案和庶务等工作。太医署分医科为四科，即医科、针科、按摩科和咒禁科，医科之下又分体疗、疮肿、少小、耳目口齿、角法，大致相当于内科、外科、儿科、五官科和外治法科，另有药园一所（表3-1）。

表3-1　唐代太医署系目表

类别	课目		修习年限
	修习课	临床课	
医科 体疗			7年
疮肿	公共课：《明堂》《素问》《黄帝针经》《本草》《甲乙经》《脉经》。分五个专业教习	识药形药性，知四时脉象浮沉涩滑之状，验图知穴位	5年
少小			5年
耳目口齿			2年
角法			2年
针科	公共课同上。专业课：《素问》《针经》《明堂脉诀》《神针》及九针之法	以九针为器械，察五脏之有余和不足，然后用针或补或泻	在学时间最长为9年
按摩	公共课同上。专业课：消息导引之法，治损伤折跌之法	除八疾（风寒暑湿饥饱劳逸），调利骨节，宣通血脉，损伤折跌治法	在学时间最长为9年
咒禁	咒禁五法（存思、禹步、营目、掌决、手印）	拔除邪魅之为厉者	在学时间最长为9年
药园师工	《名医别录》《本草》药物种植、鉴别、采集、炮制、贮存	防病治病	在学时间最长为9年

唐太医署的教学，有三个方面的特点：一是强调基础课程；二是重视分科理论学习和专科技术；三是注意实际临床和操作技术的培养。

太医署所设的药园，不但独立培训药学人才，而且承担医科及针灸、按摩等各科学生学习《本草》时辨药形、识药性的实习任务。

第五节　中外医学交流

　　中国文化对亚洲周边各国影响很大，如朝鲜、日本、东南亚各国医学，都曾深受中医学的影响。伴随着中国与世界各国的文化交流，中医药也流传到国外。例如在唐代，日本曾整套引进中国的医事制度，并系统地学习中国医学，后来发展成与中医一脉相承的汉方医学。同样，朝鲜在引进中医学的基础上形成韩医学体系。中国周边东南亚各国的医学在古代无一例外受到中医学的影响。

一、中国与日本的医学交流

　　日本与中国的文化交流历史悠久，在唐代更大规模地引进中国文化与科技，派出大批"遣唐使"和留学生到中国学习。其中，有两位日本僧人来到中国邀请扬州大明寺鉴真和尚赴日传戒。鉴真冒着航海的风险，不顾晚年失明的病痛，历尽艰辛，六次东渡，终于天宝十二年（753）到达日本。由于鉴真精通医学，他在日本除讲律授戒外，还积极进行医药活动（图3-6）。他曾治愈光明皇太后的疾病，还将所携的大量药材赠予日本。据传鉴真著有《鉴上人秘方》一卷，现已失传。

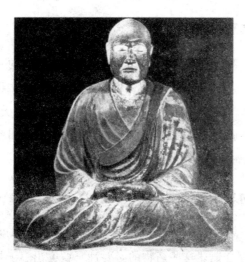

图3-6　鉴真塑像

　　中国的医事制度也为日本所效法，701年8月，日本文武天皇颁布"大宝令"，其中的医事制度、医学教育、医官等设置，完全采纳唐制，并仿照唐太医署兴办医学教育。此后中医药学在日本得到充分发展，形成了"汉方医"，内部又有不同的流派，并出现了一些很有价值的著作。例如在相当于中国五代末宋初时期，日本医家丹波康赖（911—995）辑成重要医著《医心方》。此书共30卷，引用晋唐医书约150种、7000余条，保存了不少失传的中医文献，其中也包括一些鉴真传下的方剂。

二、中国与朝鲜的医学交流

　　在唐代，朝鲜半岛上的高句丽、百济、新罗等国家都曾派学生来我国留学，中医药学和中国的医事制度均为朝鲜所接受。7 世纪中期新罗统一朝鲜半岛，更多中国医书传入朝鲜。武周天授三年（692），武则天遣使新罗册封，置医学博士 2 人。朝鲜仿照唐太医署建立了医学教育，中国医学典籍如《内经》《伤寒论》《诸病源候论》《千金方》等陆续传入新罗，并作为教材使用。

三、中国与印度的医学交流

印度是亚洲另一文明古国，源自印度的佛教，要求僧人研习"五明"，其中就有"医方明"。佛教传入中国，来华僧侣也带来了一些印度医学。如南北朝时，僧人支法存、仰道人善于治疗脚气病；佛经中记载了印度医学的"金针拨障术"和"杨柳枝洁齿"等内容，在东汉时已被介绍到中国。其中"金针拨障术"可以说是中印医学结合的典范。在唐代，"金针拨障术"以其独特疗效已逐渐被中国人接受，并载入中医典籍；后来，历代中医眼科医家又对手术方法进行改进，并据中医理论拟定了手术前后的调护方药，使其日益成熟。

四、中国与阿拉伯的医学交流

7 世纪时，阿拉伯帝国在西方兴起，其疆域东达帕米尔高原，直接与唐代中国的边疆相邻，阿拉伯文化与中国文化相互影响。从阿拉伯地区向中国输入大量药材，尤以香药之类为多。香药之传入部分经由西域陆路，更多则经海运从广州等港口进入，故被称为"海药"。

五、中国与欧洲的医学交流

在中国唐代，欧洲的东罗马帝国被称为"大秦"。当时基督教的一个派别聂斯托里派（在中国被称为"景教"）因受到迫害而向东发展，将古希腊医学传入中国。唐代文献中记载大秦国医生可以进行头部手术治疗眼病，本草文献中也载有一些出产自大秦的药物。《新修本草》记载了一种含有鸦片成分的成药，叫"底也迦"，就来自欧洲。12 世纪前后，中国的炼丹术经阿拉伯传到欧洲，对世界制药化学的发展起到了积极的影响。

六、中国对外来药物的总结

唐代疆域扩大，对外贸易发达。随着与日本、朝鲜、南洋、印度、阿拉伯等地的贸易往来，外来药物大量输入，综合记述这些药物的必要性日益突出。于是便有李珣《海药本草》的问世。

李珣，字德润，四川梓州人，生卒年不详，是唐末五代时的文学家和本草学家。李氏祖籍波斯，其家以经营香药为业，为《海药本草》的编纂提供了条件。

《海药本草》共 6 卷，载药 124 种，其中大多数是从海外传入或从海外移植到中国南方的药物，尤以香药的记载为多，如甘松香、茅香、蜜香、乳香等，对介绍国外输入的药物知识和充实中国本草做出了贡献。本书将药物按玉石、草、木、兽、虫鱼、果米分为各部，每药录其产地、形状、性味、采集、主治、功效等，并引证他书，加以注释说明。本书对药物的气味和主治也有许多新发现，同时修正了过去本草书中的一些错误。该书对药物的相恶相使等作用也有新的阐发，如补骨脂恶甘草，延胡索与三棱、大黄为使甚良等。对研究外来药物和修改补充综合性本草也很有价值。其他如《胡本草》及《南海药谱》也是收录外来药物的专著。

第六节　欧洲古典医学文化的衰落

欧洲中世纪历史的开始是以 476 年罗马帝国崩溃为分界线的。罗马帝国的灭亡经历了一个漫长的过程。自 2 世纪起，罗马便处于长时期的内外交困的混乱状态。一方面，北方的游牧民族日耳曼人和斯拉夫人，尤其是匈奴人对罗马的骚扰持续不断，甚至大规模入侵，使得越来越多的非罗马人在罗马帝国境内居留下来，逐步建立自己的国家，削弱罗马的国力和在欧洲的势力；另一方面，帝国内部的王权之争不断引发政治、经济和军事危机，加速帝国的衰退。古典文明最终以落后而野蛮的民族替代罗马帝国在欧洲的统治而落幕。

在古典文明向中世纪过渡的进程中，有一种力量的变化是不容忽视的，这就是基督教在欧洲的兴起、传播和普及，它对欧洲的信仰和文化影响深远，使起初多元化的信仰逐步被基督教一元信仰所取代。罗马帝国对基督徒由最初的迫害、随后的容纳到最后奉为国教。罗马帝国灭亡后，教会尤其是大主教成为希腊、罗马文明的继承人，掌控了欧洲的信仰、文化和整个社会。

一、疫病与古典欧洲文化的衰退

疾病与瘟疫对人类文明演进的影响以往多为史学家所忽视。罗马帝国灭亡的根本原因是其国力的整体衰落，致命因素之一则是那个时期多次爆发的传染病。疾病往往在地震、火山爆发等自然灾害之后袭击人类。据史料记载，在公元初到 6 世纪，有 6 次值得关注的疫病流行。公元 79 年维苏威火山爆发后出现瘟疫，每日病死的人数达万人。125 年在一次蝗灾后，一场大规模疫病开始流行。164～180 年，帝国东部暴发的一种疫病，被称为安东尼努斯（Antoninus）流行病或盖伦流行病，之后在国内流行；历史学家的记录显示，罗马每日有数千人死亡，其中感染最多的是军人。公元 251 年流行的疾病现在看来应是天花；而 60 年后，一场更为严重的天花再次肆虐罗马。

尽管史学家对历史上的历次流行病都有较为详细的记载，但对于疾病特征的描述并不准确，盖伦曾提到希腊文中的"loimos"表示死亡率高、会同时感染许多人的严重疾病。历史上首次被证实的流行病是发生于 6 世纪的鼠疫大流行，起源于中东，流行中心在近东地中海沿岸。542 年经埃及南部塞得港沿陆海商路传至北非、欧洲，这次流行持续了 50～60 年，严重时每天死亡万人，死亡总数近 1 亿人。这场瘟疫彻底地毁灭了查士丁尼试图复兴日渐衰亡的罗马帝国的希望，导致了东罗马帝国的衰落。

二、基督教医学与拜占庭医学

在医学领域，真正因罗马帝国崩溃而遭受损失的是医学中的学术部分，在医学理论和哲学方面损失最大，掌握古代医学学术传统的行医者减少。另一方面，持续不断的战争、疾病、饥饿、灾荒对社会和生命所造成的灾难势必导致人们心理上的恐慌。各种社会、政治事件，一次又一次的瘟疫流行，为人们在心理上接受神秘主义提供了外在条件，神秘主义和魔术医学在欧洲再度抬头，信心和信仰疗法对于无助和无能为力的人而言是最后一剂良药。

NOTE

基督教提倡的兄弟情谊、平等与慈爱观念对当时的医疗活动产生了很大影响，基督徒愿以最大的牺牲去救赎患者、减轻他人的病痛。中世纪的欧洲医学信奉信仰疗法，信徒必须经过严格考验，承受苦痛的折磨，甚至如截断肢体、刺戳眼睛。成为信徒之后，才能担当信仰疗法的医师，而信徒曾经受过苦难的部分就成为他最擅长治疗的部分，有些人因此被誉为"圣者"。圣安东尼（St. Anthony）就是一例，这位信徒经历病痛可能是丹毒，一种非常严重的红色皮疹，或是麦角碱中毒。麦角是一种生长在麦中的菌类，做面包时常用到它。麦角碱的活性规律导致肢体血管紧缩并伴有极度的疼痛，然后发生坏疽。当时麦角中毒就被称为"圣安东尼之火"。这一疾病如发生在女人身上，会导致子宫紧缩，假如怀孕就会流产。后来这一发现被用作帮助妇女分娩，以此促进子宫收缩防止产后大出血。特殊治疗就这样逐渐由圣徒担当了。此外，普遍使用的方法有祈祷、行按手礼、涂圣油等，还有朝圣，圣祠建在圣徒墓或遗物（如尸骨）周围，成为人们趋之若鹜的朝圣地。

在这种观念支配下，人们不再害怕也不再憎恨疾病，无论肉体多么病态和腐朽，它只是灵魂的外壳，而在神的面前，灵魂是纯洁的。如果说教堂和修道院在中世纪成为人们灵魂和心灵的依托，那里同时也是疾病和罪恶救赎的场所，是人类前生和来世的过渡场。修道院医学在中世纪成为连接古典和通向文化复兴的关键节点。

当时是一个经院哲学蓬勃发展的宗教信仰时代。经院哲学（Scholasticism）又称为士林哲学、繁琐哲学，产生于11～14世纪，在欧洲是基督教教会学院的一种哲学思想。经院哲学运用理性形式，通过抽象、烦琐的辩证方法论证基督教信仰，是为宗教神学服务的思辨哲学。

最初因信仰疗法排斥医学治疗，欧洲是拒绝希波克拉底和盖伦思想的。至11世纪，随着经院哲学成为欧洲哲学和思想文化的主导内容，以研究注释希腊罗马医学为主体的经院医学也在欧洲形成了。经院医学学者满足于对古典作品的评论或注释，盖伦的门徒在中世纪为追随他，而注释和评论的文字远远超过了盖伦的原著。但他们并没有遵循这位观察家的思想，只是用社会普遍流行的抽象、繁琐的辩证方法解释医学经典，试图在医学和宗教经典中间寻求契合点。盖伦的"目的论"在10世纪以后，与亚里士多德的"目的论"及教会的观点不谋而合，从而被奉为医学经典，不容批评，医生和学者只能从古代著作的原文中寻求启示，做抽象的解释，注释繁琐教条，理论研究只能在神学层面探讨。这样的环境不利于科学和医学实验的繁荣。

中世纪的欧洲没有完全与希腊、罗马的文化隔断，古代文化在东罗马帝国（后称拜占庭帝国）得以保留。查士丁尼（Justinian I，482—565）皇帝统治时期（6世纪），曾想恢复罗马帝国昔日的风光，他试图通过宗教建立起社会、种族和地理上的统一，达到"一个国家，一个宗教"的目的。在学术上他们只遵从希腊文化，保留并继承了柏拉图、亚里士多德、希波克拉底、加里安、欧几里得的著作和思想，成为当时欧洲文化的中心。与欧洲其他地区不同的是，科学被保护在宗教的羽翼下，教会的神父成为科学的保护者和传承者。教堂真正的学术贡献是保留并翻译了用古希腊语、古叙利亚语和阿拉伯语撰写的古代文献。学者型的僧侣延续着希腊、罗马和阿拉伯的传统医学。

这个时期值得研究的医学家有朱利安皇帝的御医奥利巴锡阿斯（Oribasius），出生于帕加蒙，是盖伦的同乡。遵照朱利安皇帝的要求，奥利巴锡阿斯编撰有《教堂医学》（Synagoga medicae），这是一部完全遵循盖伦思想，同时引述亚里士多德等人著述的巨著，试图将古代著作编集在一本书内，保留了古典的医学和科学思想。此外，他还编写过类似医学实用手册的小书。

出生于 6 世纪的艾修斯（Aetius）在文艺复兴时期被评价为最有价值的医学作家。他的《四卷集》（Tetrabiblos，因此书分为四部分，每部分又分为四集而得名）详细描述了甲状腺肿、狂犬病、白喉的流行和各种外科手术，对眼、耳、鼻、喉和牙齿的疾病做了详细的记载。据说他是第一个记录肱动脉瘤上部结扎术的人。

亚历山大（Alexander）是当时一位临床经验丰富的医生，有许多忠实的学生。他研究过神经系统疾病，对呼吸道疾病、胸膜炎、痨病都有丰富的治疗经验。

中世纪最出色的外科医生是爱琴海的保罗（Paul），他在 7 世纪时就已相当出名。《论医学》是其众多著作中保留下来的唯一一部，其中最有价值的是外科学内容。保罗所进行的外科手术包括截石术、骨折整复、睾丸摘除术等。通过保罗对外科手术处理的描写，可以明显地看出，尽管当时解剖知识不足，但外科学技术还是有相当成就的。这对研究早期外科学的发展无疑是一个启示——在没有解剖知识，或解剖知识并不充分的前提下，建立在动物解剖和经验基础上的古代外科技术与现代外科技术的差别究竟有多大？

拜占庭医学的另一贡献是药物学和药房，迪奥斯科里德斯（Dioscorides）的《药典》记录了近 900 种有药用价值的动物、植物和矿物。当然，其在药物学和开设药房方面的成就主要受东方阿拉伯医学的影响，这将是中世纪医学文化所要描绘的另一场景：在保存和继承希腊罗马医学的同时，开始了东西方医学文化的传播与交融。

第七节　阿拉伯医学的兴起

阿拉伯帝国时期，学术文化非常发达，尤其是在天文、数学、化学、农业、建筑和医药等方面，其科学技术的成果代表了当时的世界最高水平。各民族学者从古代东西方文明中吸取丰富的营养，通过他们的辛勤劳动，发展帝国的科学文化事业，创造了辉煌的阿拉伯－伊斯兰文化。阿拉伯帝国是一个政教合一的政权，哈里发既是全国政治上的最高统治者，又是伊斯兰国教的最高领袖。阿拉伯语通行全国，所有著作都使用阿拉伯语，绝大多数学者是伊斯兰教徒。因此，这一时期的文化，带有显著的阿拉伯－伊斯兰的特色。

一、伊斯兰文化和希腊化时代

阿拉伯－伊斯兰文化最初以巴格达为中心，以后学术西渐，又形成开罗和科尔多瓦两个中心。巴格达、开罗、科尔多瓦被认为是阿拉伯－伊斯兰文化的三大源泉。阿拉伯－伊斯兰学者的创造性成果对欧洲文化产生过深远的影响，阿拉伯－伊斯兰文化在世界思想史、文化史和科学史上占有极为重要的地位。

阿拉伯在医学文化方面是否具有原创性在术界一直颇有争议，但对阿拉伯－伊斯兰文化在传承希腊文化方面的贡献则有着一致的评价。这一文化传播是十分缓慢而相当持久的。意大利著名医史学家卡斯蒂廖尼在其 1927 年出版的《医学史》一书中将阿拉伯医学分为三个时期：预备期（750~900 年），受阿拉伯本民族文化和《古兰经》内基本法规的古代传统及希腊医学两方面的影响；第二时期（8~11世纪），阿拉伯医学的黄金时代，也是阿拉伯医学最光荣的时代；第三时期（12~17世纪），阿拉伯医学衰退期，它完成了历史使命，将融入东方文化和精神的希腊古典医学文化西传回欧洲，从此欧洲在找回希腊罗马文化的基础上开始了文艺复兴，再次成为文化的中心。

保存与传播希腊文化也是阿拉伯世界希腊化的过程，将希腊文和古叙利亚文著作译为阿拉伯文的活动在"智慧宫"（the House of Wisdom）建立后达到顶峰。820年在巴格达创办了集图书馆、科学院和翻译局为一体的学术机构——智慧宫。哈里发亲自修书给拜占庭皇帝，要求对方同意阿拉伯人去拜占庭帝国搜集科学书籍，遂将大量哲学、医学和数学的珍宝收集在智慧宫里。智慧宫中最出色的翻译家为奈胡恩那·伊本·伊萨克（Hunayn ibn Ishaq，808—873），他是阿拉伯人，又是景教徒，跟随著名医生伊本·马萨沃（Ibn Masawaih）学医，曾任哈里发的宫廷医师。他精通希腊语，翻译了大量的医学著作，主要是希波克拉底和盖伦的著作。其中约90部盖伦著作从希腊语译为古叙利亚语，40本从希腊语译为阿拉伯文；译出了15部希波克拉底著作；另外还有三篇包括《蒂迈欧篇》在内的柏拉图著作；翻译了亚里士多德的《形而上学》《论灵魂》《论生与朽》及《物理学》的一部分。到公元1000年，几乎全部的希腊医学、自然哲学及数学、科学著作都被译成阿拉伯文。

希腊化后的阿拉伯世界出现一批崇拜希腊文化的学者，使穆斯林有机会和可能进入西方科学的传统，并成为自然哲学家，这意味着阿拉伯人将希腊科学的研究内容和方法兼收并蓄，并对西方科学的传统框架进行修正、拓展、阐释和应用。另一方面，阿拉伯科学文化中的实用性趋向使他们在选择吸取西方文化精髓时偏重实用科学，医学是一门实用价值极强的学科，因而成为阿拉伯世界最受重视的学科。而在希腊化思想的影响下，医学需要哲学的指导，至少盖伦是这样认为的，因此，亚里士多德、盖伦和希波克拉底的思想和著作就较多地保存了下来，并由阿拉伯学者重新修订和编辑。

二、阿拉伯医学的黄金时代

7世纪伴随伊斯兰教的产生和征服运动的完成而建立起的横跨西亚、北非的阿拉伯大帝国，迅速实现了思想统一、政治统一和语言统一，成为世界文化交流的中心和最强盛的国家之一。阿拉伯科学文化的黄金时代同时也是东西方文化融会贯通的时代。

阿拉伯医学的黄金时代大约在850—1050年。此时在阿拉伯学者中盛行游学之风，他们不仅赴各地办学校从事教育，传播知识，而且博取各地所长，进行学术文化的交流工作，凭着敏锐的观察力和强烈的求知欲学习新知识、接受新事物，充分利用被征服地区的固有文化传统。阿拉伯人所征服的印度北部、波斯和曾长期受希腊、罗马统治的叙利亚、埃及和北非都曾是世界文化的先驱，有着丰富的科学文化遗产。阿拉伯人从印度文化中吸收文学、哲学、数学和天文学方面的营养；从古波斯文化中吸收文学和艺术方面的营养；从具有悠久历史的古希腊文化中吸收自然科学、艺术、建筑学，特别是哲学方面的营养。在与中国的文化交流中，中国的医药学、绘画艺术也对阿拉伯文化产生过影响，尤其是造纸术的传入，对阿拉伯文化的发展产生了不可估量的促进作用。当时的文化中心有巴格达、开罗、科尔多瓦，在这些阿拉伯城市中，大型医院、医学院纷纷建立。科尔多瓦城中有成千的浴池，街道上铺着石砖，路旁有路灯，而且有亚历山大以来最大的图书馆。

同时，这也是个名医辈出的时代。

1. 雷泽斯 波斯人雷泽斯（Abu Bakr Muhammad ibn Zakariyaal‐Razi，865—925，也译为拉齐）是这一时期最知名的学者。他是希波克拉底学派的忠实信徒，在巴格达学校学医，之后在巴格达成为一位名医和名教师。他一生在医学、哲学、宗教、数学及天文学方面共计有200余部著作，其中有3部最为重要，即以实用医学和治疗为主的百科全书式的《医学集成》、论述医学重要问题的《献与阿尔曼苏的医书》及《说疫》。

《医学集成》是一部庞大的编纂品，包括10世纪初伊斯兰文化中的所有医学知识，不仅总结了希腊、波斯和印度的医学知识，并增添了许多新的医学成就，内容十分丰富，可谓一部医学百科全书。13世纪，西西里岛的犹太教医生法赖吉·本·萨林把这部著作译成了拉丁语，以后曾多次出版。《献与阿尔曼苏的医书》是一部关于医学重要问题的论文集，共10篇内容，涉及解剖学、生理学、皮肤病、热病、毒物、诊断、治疗、摄生等各个方面，其中第7篇论一般外科学和第9篇论各种疾病的治疗最有价值。此书在中世纪的大学中经常被引用和评论。《说疫》又译为《天花与麻疹》，这是一本根据医生个人经验和临床观察写成的传染病专著，从中我们可以获得最早关于传染病的研究情况，雷泽斯在书中对两种重要的传染病天花与麻疹做出了鉴别。

雷泽斯是巴格达大医院院长，他的著作在几个世纪中一直被认为是权威性的医学著作。他因辨别出天花与麻疹而留名青史。他最出名的一句话是："盖伦与亚里士多德意见相同的问题，医生们容易做决定；但他们意见不同的问题，那就很难使医生一致。"

2. 阿维森纳 阿拉伯医学文化黄金时代的代表是阿维森纳（Avicenna，980—1037）（图3-7）。他集毕生的经验和知识完成的著作《医典》，成为当时东方及后来西方的权威性医学著作。

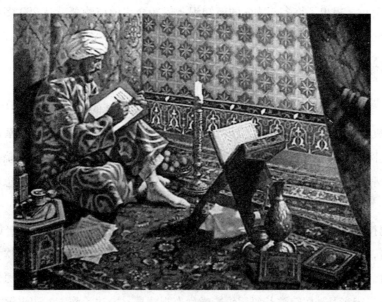

图3-7 阿维森纳

《医典》的基本思想建立在希波克拉底的体液学说上，全书分为五卷，生理、病理、卫生（一、二卷），诊断方法（三、四卷），药物学（五卷）。该书详尽论述了疾病的起因、症状、诊断及环境对于疾病的影响等问题。《医典》在很大程度上继承了希腊、罗马的医学成就，并吸收了中国、印度的医学知识，结合作者本人的临床经验而写出。

书中记述了外伤的治疗、气管切开术、膀胱截石术等，提出用酒精处理伤口；说明了结核病的传染性；提出了鼠疫、麻疹和天花之类疾病的不可见病原的问题，对血吸虫、肋膜炎等病有不同程度的认识；叙述了检查排泄物的意义和一些实验过程；还有关于脉的记载，把诊脉区分出 48 种之多，其中 35 种与中国脉学相同。英国学者李约瑟在《中国科学技术史》一书中谈到，中国脉学的"一部分可能由阿维森纳传入西方"。

书中有许多有关营养学的观点很有价值。谈到机体的整体性及机体与外界的密切统一；谈到人们要预防疾病就应锻炼身体、有足够的睡眠和合理的营养；还提出了空气和水往往可使人致病的假说，认为被污染的水必须经过滤、煮沸或蒸馏才能饮用，而新鲜的空气对于人是绝对必要的；特别强调含有大量铁的水有益于健康，并能预防胃病。

在治疗学方面，阿维森纳重视药物的作用。他阐述了 760 种不同的药物，增加了许多动物、植物和矿物药，使用金属化合物外用和内服；提出用汞蒸气治疗患者。阿维森纳提倡各种物理疗法，如水、阳光、吸气。《医典》还记载了炼丹家的蒸馏法、酒精制造法，这对药物化学的进步起到了一定作用。

《医典》多次被译为拉丁文，作为大学医学教育的教科书，多次再版。直至 17 世纪末，在各国医生的心目中，这部书依然是不容争辩的权威。

对阿拉伯医学做出贡献的其他医学家还有：①艾布·卡西姆·宰赫拉维（936—1013），被誉为"阿拉伯外科之星"，其著作《医学宝鉴》总结了当时的外科知识，附有 200 多种外科器械的插图，在欧洲影响极大，成为欧洲外科的基础之一；②阿里·麦久西（？—994），以《医学全书》而著名，该书有许多新的贡献，如关于毛细血管系统的基本概念，以及论证分娩时婴儿不是自动出来，而是子宫肌肉收缩推出等；③伊本·贝塔尔，以《药物学集成》和《医方汇编》著称，提出了许多药物学的新知识，仅新介绍的植物药就达 200 多种；④伊本·纳非斯（1216—？），早于欧洲人 300 年发现血液循环。

三、阿拉伯医学成就

阿拉伯医学从古希腊、波斯、印度的医学著作里汲取丰富的营养。至阿拔斯王朝（750—1258），医学成为一门最普及的学问，上自王公大臣，下至平民百姓无不重视医学。阿拔斯王朝在各地广建医院。据史书记载，至 10 世纪中叶帝国境内建有 34 所医院。医院分科很细，除外科、内科、骨伤科、眼科外，还有专门的神经科和妇科，有些大医院还设有急救中心，各医院均附设药房。

中世纪阿拉伯医院重视综合保健和心理治疗。医院一般建在环境优美、空气新鲜的地方，院内整齐清洁，除医疗设施外，还设有娱乐室、浴室、图书室、讲演厅等，在饮食方面十分注意营养。当时的临床医学和医学教育是结合在一起的。学生们一边在课堂学习医学理论，一边在病房里进行临床实习。医院院长每天领着学生巡视病房，一边治病，一边讲解。

至 10 世纪，阿拉伯的临床医疗技术已经达到很高水平。诊断方法有问、验、切。"问"是问病史、病状、病因，以及遗传或传染的因素，然后记录在病历上；"验"主要是验尿，观察其颜色、浓淡、污浊及是否有异味；"切"是切脉。然后根据情况，对患者做全部或局部的身体检查。

在外科治疗方面，阿拉伯医师首创消毒技术。古希腊人长期认为伤口化脓是正常现象，阿维森纳反对此说，并采用酒精消毒伤口，使以往经年累月不愈的伤口几天即可愈合。阿拉伯医师首先施行麻醉手术，他们将海绵放入鸦片、颠茄液中浸泡，然后放在阳光下晒干，用时再浸湿，给患者闻，待患者沉睡后进行手术。此法后来传入欧洲，一直使用到 18 世纪。阿拉伯医师的外科手术在 10 世纪已达到较高水平。能够开刀、割痔、拔牙、切开气管、用猫肠线缝合伤口。绑扎大动脉止血更是一大突破，比欧洲人早 600 年。阿拉伯医师做大手术时，由几位医师合作，一人负责麻醉，一人观察脉搏，一人消毒并用器械夹住伤口，一人主刀。外科治疗上的烧灼法也是阿拉伯人的一大贡献。艾布·卡西姆·宰赫拉维教给学生 50 余种治疗疾病的烧灼法，用烙铁灼烧伤口、去除癌细胞、打开脓肿，并发明了 10 种外科器械。在产科接生方面，阿拉伯人发明了许多新器械和新方法。

对于伤寒、霍乱等传染病，阿拉伯医师已有较好的方法进行治疗并阻止其蔓延。当欧洲人还在相信瘟疫是由天体相遇或上帝的愤怒而造成的时候，阿拉伯人已经认识到瘟疫可以通过人体接触或血液来传染。1372 年，在阿拉伯医师的参与下，威尼斯城曾采取措施控制瘟疫的蔓延。早于欧洲医师 700 年，阿拉伯人就能对关节炎和脊椎结核做出正确诊断。阿拉伯人已经了解心理因素在医疗中的作用。阿拉伯人对光学颇有研究，因而在眼科疾病治疗上的成就很大，《眼科十论》是 18 世纪以前欧洲眼科医生的必读书。

如果说阿拉伯医学的成果是建立在西方和被其征服的东方文明国家的基础上，并且是继承和交融的产物的话，那么药房则是地地道道的阿拉伯产品。阿拉伯人在药学方面成就突出，他们是最早开设药厂、创办药剂学校和药房的人，至今在欧美仍有留存的兼营苏打水和饮料的小药店就源自于阿拉伯。雷泽斯和阿维森纳都坚信，地球上的各种植物可以治疗不同的疾病。阿拉伯药房提供各种奇妙的药给患者，如酒精、桂皮、砷、龙涎香脂、香膏与硼砂等。

随着医药学的发展，对医师和药剂师的要求愈加严格。阿拔斯王朝自第七位哈里发起，便实行医师、药剂师考核办法，考试不合格者一律不许从事医药行业。

炼金术是阿拉伯医学文化的重大成就之一。西方学者认为炼金术的源头可能来自两个地方——埃及与中国。炼金术的主要目的之一是将贱金属炼成贵金属；另一目的是炼制长生不老之药。其关键在于寻找"炼金万能丹"或"哲人石"（点石成金）的配方。在实践过程中，炼金术士们发现了许多化学反应，如溶解、煅烧、熔化、蒸馏、腐化、发酵和升华；他们还制作出所需的仪器，包括用于加热和熔化的各式坩埚，用于蒸馏的净化瓶、各式长颈瓶，以及用于溶化、融合、研磨和收集炼金物料的容器。

高度发达的阿拉伯炼金术为近代化学的起源积累了实践经验，并创制了宝贵的实验仪器。出生于 8 世纪的阿拉伯医生该伯（Geber）是这一时期的炼金术权威，被誉为化学的始祖。他将升汞、硝酸和硝酸银用于医疗。

中世纪是阿拉伯文明建立和昌盛的时期，聪明的阿拉伯人积极汲取东西方文化的优秀成分。伊斯兰科学文化的发展从一开始就行走在古典西方的框架内，继承西方传统，因而阿拉伯文化自身的发展过程也是保存和传播西方传统科学文化的过程。

【复习思考题】

1. 晋唐时期本草学取得了哪些成就？

NOTE

2. 简述孙思邈《千金方》的主要内容、成就及其影响。

3. 晋唐时期临床各科现存最早的专著分别是什么？

4. 如何理解经院哲学与医学经典形成的关系？

5. 阿维森纳的医学思想和医学贡献是什么？

第四章 中医学的兴盛与西医学
建制化的肇始

960 年，赵匡胤发动政变，定都开封，建立宋朝，史称北宋。宋王朝始终未能完全统一中国，北方有契丹建立的"辽"及党项族建立的"西夏"；西部有吐蕃势力；南方又有"大理"等王朝。1115 年松花江流域女真族建立金国，于 1127 年挥军南下，迫使宋廷迁都至临安，史称南宋，此 1279 年灭南宋王朝。后形成了南宋北金对峙百余年的局面。1271 年蒙古族建立元朝，短期内征服了亚欧广大地区。

宋金元时期（960—1368），虽然存在多个民族政权，但仍以汉文化为其主流。各地社会经济文化发展各不相同，北宋的文化科技高度发展，南宋偏安江南促使中国文化重心南移，形成南北文化交融的局面。两宋时期，科技获得了突出的进步。北宋时期已经实际应用了具有世界意义的三大发明，即印刷术、指南针、火药，尤其印刷术的广泛应用推动了文化普及。

北宋政治体制发生重要变化，文官制度得到充分发展，文士的选拔受到重视，士子的社会地位得到提高。科举制度逐步完善，取士人数较唐代大幅度增加。大量培养儒士的结果，不但促进了文化科技的发展，也促使一部分文人在范仲淹"不为良相，当为良医"的思想影响之下，进入医学队伍成为儒医。儒士介入医学，成为推动宋金元医学发展的重要原因。

北宋政府极为重视医学，多位皇帝喜好医学，介入多种医药学术活动。如以政府的力量编纂印行大型方书，校修本草著作，成立校正医书局，编辑整理出版多种重要医学著作，成立官药局，官修成药处方集和推广成药，举行官办医学教育，国家对医学人才进行考试选拔等。由此使前代医药经验和主要的医学著作得以保存和流传，"局方医学"成为南宋医学的主流。

金元学术争鸣与创新是这一时期的学术特色。一些有创见的医家在理学与新学的影响之下不再墨守旧说一味崇古，而是开始对医学理论进行全新的探索与研究。理学的代表人物如邵雍、张载、程颢、程颐、朱熹等皆知医通医，援医入儒。宋金元医家多受儒学影响，如刘完素援"易"入医，张子和所著医书名为《儒门事亲》，朱丹溪将理学"阳常盈，阴常亏"之说化为医学"阳有余，阴不足"之论。著名的"儒之门户分于宋，医之门户分于金元"（《四库全书总目提要》）之说，就十分明确地指出金元不同医学学派的形成与理学哲学学派之间的联系。新学思想的代表人物有王安石、陈亮、叶适等，他们提出的五行之变由于"耦""对"所存，"用"是衡量一切的标准，万物都是一气所役、阴阳所分等具有明确的革新精神的新思想，也逐渐反映到医药界，活跃了学术环境。

宋金元时期，医学临证经验也日渐丰富，专科理论日趋成熟，具有标志性的成就有针灸科的《铜人腧穴针灸图经》、骨伤科的《永类钤方》《世医得效方》、妇科的《妇人大全良方》、儿科的《小儿药证直诀》、诊断学的《敖氏伤寒金镜录》、法医学的《洗冤集录》等。

这一时期，中外医药的交流也日渐频繁。南宋海上交通的发展、指南针的使用等，大大改变了中外医药交流的环境和条件。医书、药物外传的同时，也输入了各国的药物和医疗经验（图4-1）。

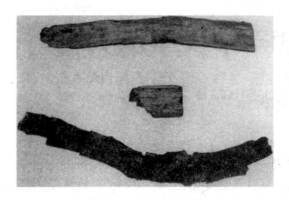

图4-1 宋代沉船香药

这一时期，中世纪的西方医学也逐渐挣脱宗教的束缚，世俗医学再次兴盛起来。9世纪后期，位于意大利南部的萨勒诺医学校成为当时欧洲医学的中心，至11世纪达到顶峰。12世纪以后，欧洲的大学迅速发展，医学院成为大学的主要学院之一。医学院的建立培养了大批医学人才，促进了医学的发展，并为近代生物医学的兴起奠定了基础。

11~13世纪，十字军东征导致欧洲社会发生了重大变化。一方面战争造成人口的大量迁移，使欧洲城市受到流行病的严重威胁；另一方面，十字军东征不仅开阔了欧洲人的眼界，也使他们从阿拉伯人那里重新认识了古希腊文化，刺激了人们对自然和社会知识的新探索。在十字军东征期间，由于有大量的伤病员需要医治，医院有了较大的发展。而面对麻风、黑死病等流行病的肆虐，欧洲人建立了隔离病院和海港检疫制度，颁布了城市卫生法规。近代欧洲医学和卫生保健的体系逐渐形成。

第一节 中国医政制度的加强与医籍的整理研究

政府对医政管理、医籍整理与研究的高度重视与加强，是宋代医学发展中的标志性举措，也是这一时期有别于其他历史时期的重要特点，成为推动宋代医学发展的重要基础和动力，最终形成全社会对医学的重视。国家参与医书的收集、校勘、出版，开设国家药局，发展医学教育，有文化、有社会地位的人士乐于研究医学，医生的社会地位得以提高。

一、医政制度的加强

由于北宋数位皇帝对医学的重视，宋代医政制度在沿袭唐制的基础上有所加强，除卫生行政、医学教育、宫廷医药外，更扩展到医书出版、药材交易、社会抚恤等其他历史时期政府较少干预的领域，对医学发展有较大推动（表4-1）。

表4-1　宋代国家医药机构表

名称	职能	医官	沿革	资料来源
尚药局	掌和剂诊候之事	有医师。崇宁年间编制有88人,其中医师2人,御医4人,医正4人,医佐4人	原属殿中省六尚局之一,后并入医官院。崇宁二年(1103)复建,靖康元年(1126)罢	《宋会要辑稿》职官一九
尚食局	掌膳饈之事	有食医4人,以辨饮食禁忌	属殿中省六尚局之一,后并入御厨,崇宁二年复建,靖康元年罢	《宋会要辑稿》职官一九
御药院	供奉御药、宫廷礼仪、殿试、臣僚夏药等	以人内内侍充勾当官,典8人,药童11人;天圣年间有上御药及上御药供奉9人,另有奉御、医师、御药、医正、医佐、药童、药工等	至道三年(997)置,崇宁二年至靖康元年改名为内药局,将供御汤药职能转与尚药局,靖康后复旧	《宋会要辑稿》职官一九
太医局	掌医学教育	有提举1人,判局2人,选知医事者为之,各科置教授1人;局生初以120人为额,神宗时增至300人	庆历四年(1044)设,原属太常寺,熙宁九年(1076)分出	《宋会要辑稿》职官二二
翰林医官局	掌供奉医药及承诏视疗众疾	医官司初无定员,嘉祐二年定额142人,但最多时近千人	隶礼部,初名翰林医官院,元丰五年(1082)改局	《宋会要辑稿》职官三六
和剂局	掌修合汤药,应付诸局给卖	内设修合官1名,由近上医官内选差	北宋太府寺有修合卖药所,又称熟药所。崇宁二年(1103)将制药与卖药分离,分设"两修合药所"和"五出卖药所",前者于政和四年(1114)改称医药和剂局	《宋会要辑稿》职官二七
惠民局	出卖药物		政和四年由"五出卖药所"改为医药惠民局	《宋会要辑稿》职官二七
收买药材所	采购药材	设辨验药材官1人,由翰林院于医官司中选差	隶属杂买务	《宋会要辑稿》职官二七

（一）改进医事管理

宋代开国之初,承唐制,设有太医署及翰林医官。宋代初年设立的翰林医官院(1082年改称医官局)属于卫生行政管理机构,专司医药行政管理,包括对军旅、官衙、学校派出医官,管理医药等事务,从而把医药行政与医学教育分立开来。初期医官院无定员,1038年规定总额为102人,设有院使、副使、尚药奉御、医官、医学、抵候等职。当时医人授官主要参照武官官阶,到宋徽宗时,出于对医学的重视,以及配合当时医学教育改革的需要,遂于政和年间正式将医阶从武阶中分出,设立十四阶医阶。政和三年(1113)又增添了八阶,共有二十二阶。官名中的"大夫""郎"等名,成为后世医生尊称大夫、郎中的来源。

对翰林医官的选拔,规定年龄必须在40岁以上,经过各科专业考试合格后才能任用。成绩最优秀者留翰林医官院,其他则分配为医学博士或外州医学教授。1188年后,又把医官的考试对象扩大到外州各地的民间医生。为保证医官的质量,政府曾制定按实际水平升迁罢黜的措施。相反,不称职的医官将被撤职。除京师外,地方各州郡也设有医官,并有相应的考试规则。医官职责有供奉皇家医药,诊视大臣及三学诸生,奉诏诊视兵民,从事医学教育和出使外国等。

除翰林医官院外,宋代还设有其他类型的医疗、慈善机构。如安济坊,设于1102年,主要收留"不幸而有病,家贫不能拯疗"者;保寿粹和馆,设于1114年,主要治疗宫廷人员疾病；养济院，创建于约 1182 年，供四方宾旅患者疗养之用；福田院，设于 1057 年前，用以收养老疾孤寡者；慈幼局，设于 1249 年，主要收养被遗弃幼婴；漏泽园，设于 1104 年，是官府安葬无名尸体和家贫无葬地者的公共墓地。尽管这些机构存在的时间长短不一，但从一个侧面反映了宋代医政设置情况。

宋代还曾以法律形式规定医生的职业道德、医疗事故的处理条例，以及有关保护婴童、饮食卫生和婚姻等方面的措施。如诸医诈疗疾病而取财物者，以匪盗论处；庸医误伤致人死命者，绳之以法；若弃秽恶之物在食饮中，予以处罚。凡此，在中国医学史上都具有一定的意义。

（二）开设国家药局

为了加强对药物的统一管理，北宋设立了官药局，这是世界医政史上的一个创举。

药局最早设置于京城开封，初名熟药所，又名卖药所，于熙宁九年（1076）开业。当时国家控制了盐、茶、酒等贸易，并将药物也列入国家专卖。设立熟药所，主要负责制造成药和出售中药。最初熟药所只有 1 处，至崇宁二年（1103）扩展到 5 处。并将制造成药的业务从熟药所分离出来，建立了 2 所"修合药所"。政和四年（1114），北宋朝廷将 2 个修合药所改为医药和剂局，5 处卖药所改为医药惠民局。

医药惠民局以卖药为主。官府采取贱价低息办法，药价比市价低 1/3，以达"惠民"的目的。至南宋时，官办惠民局在淮东、淮西、襄阳、四川、陕西等许多重要地方都有增设。全国已达到 70 余局，形成了由国家控制遍布全国的医药网络。这些官药局的主要职责是按方配制中草药和出售成药。其成药来源主要依靠医药和剂局制造供应。惠民局章法严明，规定遇急病而不能及时卖药的要"杖一百"，以及陈旧不适用的药品要及时毁弃等。除卖药外，遇到贫困之家及大水大旱及疫病，免费施药，救助灾民。遇到疫病流行时，由官府统一调拨，并承担临时性免费医疗。都市发生疫病时，惠民局则派出大夫携带药品赴其家诊治，"给散汤药"。

医药和剂局主要职责是制药。由药局编撰的《和剂局方》是世界上最早的官定药局方，对中外医药学产生了重大的影响。当时药局生产成药有严格的官颁标准方书，供熟药所执行，依此制成各种丸、散、膏、丹及饮片。生产过程中各类工艺流程皆十分严密。药局下设药材所，专门负责药材收购和检验。为保证质量和用药安全，专设了辨验药材及负责制药的官员，"以革药材伪滥之弊"。

宋代"官药局"的设立，对我国中成药的发展起到了很大的推动作用。它所创制的许多著名中成药，诸如苏合香丸、紫雪丹、至宝丹等，沿用了 700 多年，迄今仍广泛应用于临床。

由于历史的局限，药局不可避免地存在许多弊端。尤其自南宋始，药局的官吏营私舞弊，逐渐把官药局变成贪官污吏逐利的场所。但宋代官药局在医学史上的作用和地位，应予以充分肯定。

元代设"广惠司"为药政机构，并在其下设"回回药物院"（图 4 - 2）。

（三）发展医学教育

北宋早期承唐制设太医署，后改名为太医局，专掌医学教育，隶属太常寺。嘉祐五年（1060）太常寺重新调整，准诏详定太医局学生人数，以 120 人为额。入学考试由原来的《难经》《素问》《诸病源候论》《太平圣惠方》问义十道考题中加入《神农本草经》大义三两道。还对原有入试标准做了调整。如原眼科、疮肿、口齿、针灸和书禁五科，课程比大、小方脉科少，因而规定以后这五科学生在所习十道题中必须做对七道以上才算合格。对学生评定注重理论与实践结合，令医学生轮流诊治三学（太学、律学、武学）学生和各营将士的疾病。每人发给印纸，令本学官及本营将校填写其所诊症状，病愈或死亡经本局官押，遇有诊为不可治的，即差他人前往治疗，候愈或死，各书其状，以为功过。年终考核分为三等，上报中书取旨，按等第收补，并有适当奖励。医疗过失太多的，依照情况严重与否，加以责罚，甚至黜退。宋神宗熙宁年间，王安石主政，再次进行教育改革，史称"熙宁兴学"。熙宁九年（1076）三月，神宗下诏正式将太医局独立，脱离太常寺。是年五月，礼部修定太医局式，太医局设提举1人、判局2人，判局一职要由知医事者担任。

除中央医学教育机构太医局外，宋代还曾于崇宁二年（1103）设立"医学"。"医学"与"太学"等同级并列，共同从属于国家最高学政机构国子监，从而大大提升了医学教育的地位。又在全国州县设

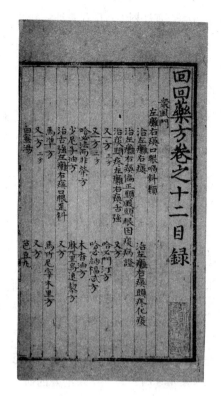

图4-2　《回回药方》明抄本

立地方"医学"，择优者升入中央"医学"。"医学"学生应试得中后，其资格与其他三学学生一样，可以出任各级官职。在一段时间内，"医学"取代太医局成为宋代主要的医学教育机构，但是"医学"的设置时间不长，宣和二年（1120）"诏罢在京医算学"而终。此后医学教育仍由太医局职掌。在兴办"医学"的过程中，太医局一直存在，并未撤销，因为培养医学生的职能虽然划归"医学"，但医学教授的管理并未归入国子监，在专业教育方面仍由太医局负责。

金代医学教育机构为太医院，设有10科，但学生较少，仅50人，三年考试一次，成绩优秀者可充当医官。元代对医学教育也相当重视，从1262年起在各地设立专门管理医学教育的医学提举司。凡各地医生的考核、选拔，医书的编审，药材的辨验，都属其职责范围。

二、医籍的整理研究

宋元时期，由于印刷技术的革新和政府对医学的重视，以及民间医家著述的日益增多，医学著作大量增加。这些医学著作，既有对古籍的整理，也有方书的编著，还有专科著作。国家成立政府机构进行古医籍整理工作，使古籍的传播达到空前规模，医学得到了极大的推广与提高。

（一）古医籍的整理与刊行

宋初，政府就曾颁布"访求医书诏"，于各地求购医书，986年命贾黄中等人编纂成《雍熙神医普救方》。1026年又下令在全国征集医书、医方，并命医官晁宗悫、王举正等人整理修正医书中的错误和脱简，次年由国子监摹印颁行。1057年，宋政府据枢密使韩琦奏言于编修院设"校正医书局"，集中了一批当时著名的学者和医家，如掌禹锡、林亿、高保衡、孙兆、

秦宗古等，有计划地对历代重要医籍进行搜集、考证、校勘和整理，历时 10 余年，约在 1061 ~
1077 年陆续刊行了《嘉祐补注神农本草》《本草图经》《素问》《伤寒论》《金匮要略》《金匮玉
函经》《脉经》《针灸甲乙经》《备急千金要方》《千金翼方》《外台秘要》共计 11 种。校勘整理
工作十分严谨，如对《素问》的整理补注，就"正谬误者六千余字，增注义者两千余条"。林亿
等校勘整理《素问》原文在当时起到了规范定型的作用。

此外，北宋政府除多次纂修颁布医方之外，于开宝、天圣、景祐、嘉祐至熙宁、政和百余
年间大规模校修医书五次。宋政府编校、刊行的本草书籍和方书还有《开宝本草》《难经》
《诸病源候论》《太平圣惠方》《太平惠民和剂局方》《圣济总录》《政和新修经史证类备用本
草》等。

宋代，由于政府高度重视，加之皇帝的喜爱与关注，《内经》研究走向新阶段。国家校勘
出版《重广补注黄帝内经素问》，并将《素问》作为太医局教材。此后学习研究者日众，其中
或校勘注释，或取其部分内容做专题研究，或依据《内经》某一基本观点，结合实际进行发
挥。如滑寿的《读素问钞》和《难经本义》两书，综合了历代医家对《内经》《难经》的注
释，辨析比较精确，考证也较详细，有相当的影响。

(二)《伤寒论》的研究与补充

宋金元时期，对《伤寒论》的研究盛极一时，形成该书研究的第一次高潮。这与北宋政
府对《伤寒论》的校订刊行引起医家对《伤寒论》的重视有关。当时研究《伤寒论》的著述
多达数十种，取得多方面开拓性的成就。其中较重要的医家及著作大致如下：

1. 韩祗和《伤寒微旨论》2 卷（1086）　全书论述辨脉，汗、下、温中等治疗大法，用药
和某些病证的证治，并附方论、治案。所用方剂不限于《伤寒论》方，多为自拟方。临证时
重"从脉证分辨，以脉为先"。其书颇为后世所重。

2. 庞安时《伤寒总病论》6 卷（1100）　全书着重于病因、发病方面的阐发，倡寒毒、异
气说。对异气引起的具有传染性的温病从五脏论治，创"春有青筋牵，夏有赤脉拂，秋有白气
狸，冬有黑骨温，四季有黄肉随"温毒五大症，治疗善用石膏。

3. 朱肱《伤寒类证活人书》22 卷（1108）　全书以问答体例，论述经络、切脉、表里、
阴阳，剖析伤寒的各种相类证候。认为"伤寒证多而药少"，"至于阴毒伤寒、时行瘟疫、温
毒发斑之类，全无方书"，所以从《千金方》《外台秘要》等唐代方书中选录了有关方剂百余
首。书中秉承仲景学术之旨，广纳后世各家方论，辨病倡导从经络循行部位释解六经证候，论
治侧重表里阴阳辨证，并在病因、病机、诊断和治疗上有独到见地。

4. 许叔微《伤寒百证歌》5 卷、《伤寒发微论》2 卷、《伤寒九十论》1 卷（1132）　《伤
寒百证歌》把伤寒重要证候的病机病变及治疗方法编成七言歌诀，概括为"百证"，便于学者
掌握《伤寒论》的辨证论治原则和记忆其要点。《伤寒发微论》历述伤寒七十二证证治，阐解
某些伤寒证候的用药法，并扼要地辨析了伤寒、中风、风温、温疟等病的脉证。《伤寒九十
论》记载了许氏经治的病案 90 例，以《内经》《难经》《伤寒论》等医籍为基础，结合作者个
人的见解加以剖析，论述精要。

5. 成无己《注解伤寒论》10 卷（1144）、《伤寒明理论》4 卷（1156）　《注解伤寒论》
首次对《伤寒论》全书进行注解。书中对《伤寒论》条文中各种证候的病机变化及处方用药，
根据《内经》《难经》的原文和相关著作中的重要内容，逐条全文注释，加以理论性的阐述，

并注意引用《伤寒论》前后条文互证。该书的重要特点是《伤寒论》原文与注解互为呼应。书中对《伤寒论》的处方用药，也从理论上加以阐释，并和所治疾病联系起来。这种"以经释论""以论释经"的注释方法，大大提高了《伤寒论》的理论水平，对后世研究《伤寒论》原旨具有重要意义。《伤寒明理论》则对伤寒病的重要证候、证型和常见的并发症如发热、恶寒、表证、里证、结胸、痞证、蓄水、蓄血等做了系统、具体的理论阐述。

其他如钱闻礼的《伤寒百问歌》4卷，根据《伤寒论》原文，以七言歌诀形式提出93个问题，内容包括六经证候、类证鉴别、症状、治法等问题的分析和讨论，并引前人有关《伤寒论》注文以阐析部分歌诀，便于对《伤寒论》主要论点的理解。郭雍的《伤寒补亡论》20卷（1181），取《千金方》《类证活人书》及庞安时等诸家学说对《伤寒论》进行辑佚补充，并阐发个人见解，其独到之处往往超于各家之上。杨士瀛的《伤寒类书活人总括》7卷，总括张仲景《伤寒论》及朱肱《类证活人书》，并参附自己的学术观点而成，每条都冠以歌诀，便于后学记诵。王好古的《阴证略例》1卷（1236）则是研究伤寒阴证的专著，引述伊尹、扁鹊、张仲景、朱肱、许叔微、韩祗和等伤寒大家关于伤寒三阴证的论述，突出温补思想并附有方药医案。

以上这些研究，使"伤寒学"进一步系统化、理论化，《伤寒论》辨证论治的精神得到了推广和普及，无疑也促进了整个中医理论的发展。由此，《伤寒论》愈来愈为医家熟悉和重视，人们对《伤寒论》日渐尊崇，进而将张仲景尊为"医圣"。

第二节　本草学与方剂学成就

一、本草的编修与药学理论的创新

宋金元时期，整理了前代的本草文献，总结了当时全国药物调查成果和临证方药的新经验，在药物辨识、采集、栽培、炮制、应用及药政管理等方面都取得了卓越的成就，对后世本草学、方剂学的发展产生了深远影响。

（一）本草的编修

北宋是官修本草最发达、最兴盛的时期，药典性本草达到鼎盛阶段。《开宝本草》是宋代最早由政府主持校订的本草著作。开宝六年（973），北宋政府诏令翰林医官刘翰和马志等9人，以《新修本草》和《蜀本草》为基础，同时参考唐代陈藏器的《本草拾遗》，编成《开宝新详定本草》20卷。书内新增药物134种，并做注解。次年又经翰林学士李昉等人重新校勘，定名为《开宝重定本草》，简称《开宝本草》，共20卷。书中载药983种，较《新修本草》新增139种。这是第一次对国家药典进行修订，为适应雕版印刷，书中首次采用白、黑字体分别表示旧抄朱、墨分书的内容。《嘉祐本草》是宋朝政府主持编著的又一部本草著作。嘉祐二年（1057），由校正医书局组织对本草学著作重新编修。掌禹锡、林亿、苏颂等人，在《开宝本草》的基础上，于嘉祐六年（1061）校定并刊行了《嘉祐补注神农本草经》，简称《嘉祐本草》。全书21卷，载药1082种，新增药物99种。其编写体例、文献出典标记都仿照《开宝本草》。由于该书采集较广，对保存医药资料有一定贡献。《本草图经》是我国医药学史上第一部由政府组织编绘而成的刻版药物图谱。嘉祐三年（1058），北宋朝廷诏令进行了一次全国性的药物大普查，征集了150多个州郡所产药材标本及实物图谱，并令注明开花结实、采收季节和功用；凡进口药材，则查询收税机关和商人，辨清来源，选出样品，送交京都。这是继唐代第一次全国药物大普查之后又一次世界药学史上的壮举。这些资料后经苏颂于嘉祐六年主编成《本草图经》。全书共20卷，载药780种，其中增加民间草药103种。在635种药名下绘图933幅，成为中国乃至世界上第一部版刻药物图谱，对后世本草图谱的绘制很有影响。以上诸书今已亡佚，其内容散见于《证类本草》和以后的本草书中。

北宋个人编著的本草较多，其中唐慎微所撰的《经史证类备急本草》（简称《证类本草》），最能够代表宋代药物学的发展水平。唐慎微（约1056—1093），字审元，蜀州晋原（今四川崇州）人，出生于世医之家，在成都行医。其治病不分贵贱贫富，不避风雨寒暑，有请必往，医不重酬，但重得方，所以求得广泛知识。他将《嘉祐本草》与《本草图经》合而为一，又广集民间和宋以前本草文献、经史书籍所载之药物，约于元丰五年（1082）编撰成《证类本草》32卷，约60万字，载药1558种，比《嘉祐本草》增药476种。其中灵砂、桑牛等药物皆为首次载入。每药均有附图，查阅方便。在药物主治等方面，详加阐述与考证。每药还附以制法，为后世提供了药物炮制资料。全书附载古今单方验方3000余首，方论1000余条，为后世保存了丰富的民间方药经验。另外，唐氏编著此书，引用的古文献达247种之多，对资料的摘录翔实而完整，保留了许多古籍的原貌，使得后人在古代文献大量散佚的情况下，仍可借以了解有关原文。

《证类本草》刊行后，受到各方面的重视，曾多次被政府修订后颁行全国。如大观二年（1108），医官艾晟修订后称为《大观经史证类备急本草》（简称《大观本草》），政和六年（1116）再次修订称为《政和经史证类备急本草》（简称《政和本草》），绍兴二十九年（1159）南宋又修订称《绍兴校定经史证类备急本草》（简称《绍兴本草》）。淳祐九年（1249）又由张存惠整理刊行，名为《重修政和经史证类备用本草》，共30卷，载药1748种。此书流传近500年，一直为本草学的范本。至李时珍撰《本草纲目》时，仍以其为蓝本。李时珍评价该书说："使诸家本草及各药单方，垂之千古，不致沦没者，皆其功也。"

（二）药学理论的创新

宋金元时期不仅是中药学理论的总结整理时期，也是创新时期。重调查、重实验、精炼药效、归纳药理，根据临床经验创新药物归经、引经学说，成为该时期药物学发展的又一重大成就。

《本草衍义》为北宋寇宗奭撰于政和六年（1116）。全书共20卷，载药460种，对药物的性味、效验、真伪、鉴别等，都有相当多的论述和发明。作者认为，医家临证处方全凭了解药理，故对一般常用药物做了进一步阐述。对于辨认药物的优劣真伪，常用调查和实验的方法来证实旧说之是非。如亲自检视鹳巢、观察鸬鹚、饲养斑鸠等；又如指出"常山，鸡骨者佳"，经现代研究证明，小枝黄常山即鸡骨常山的药效确为最佳；再如"葶苈用子，子之味有甜、苦两种，其形则一也，《经》既言味辛苦，即甜者不复更入药也"，这是作者凭自己的丰富经验和比较各家之说后得出的结论。在药理研究方面，提出了气味新说。他认为，"寒热温凉"是药性，"酸苦甘辛咸"是药味，"香臭腥臊"是药气。如说某药性寒，不能说气寒。清人杨守敬说："寇氏……翻性味之说，而立气味之论……本草之学，自此一变。"其后金元医家张元素、张从正、李杲、王好古、朱震亨等均多有阐发。

金元医家对于药物的性味功用等亦多有发明。如张元素的本草名著《珍珠囊》，虽只讨论了113种药物，但内容丰富，辨药性之气味、阴阳、厚薄、升降、浮沉、补泻、六气、十二经及随证用药之法，特别是对药物归经、引经学说和脏腑标本用药式的讨论，为后世所遵循。再如李杲撰《用药法象》，是在《珍珠囊》基础上，增以用药凡例、诸经纲要治法，对张元素学说做了进一步阐发。王好古撰《汤液本草》2卷，又是在《珍珠囊》与《用药法象》两书基础上，充实了张仲景、成无己等各家学说，对法象药理、各病主治药、用法、修制及238味常用药做了系统的论述。而张从正则对用药的"七方十剂"进行了独特的阐释发挥。朱震亨撰《本草衍义补遗》，循寇氏《本草衍义》之义而推广之，对近百种药物多有阐发。

（三）其他

宋金元时期药物炮制加工、食养食疗等方面也有不少成就。

在药物炮制加工方面，《证类本草》收录了《雷公炮炙论》中300种药物的炮制方法，又收载了《本草经集注》中的"合药分剂料理法则"，在保存药物炮制文献方面有重要贡献。《太平惠民和剂局方》载录了许多成药的制备方法，记叙了185种中药饮片的炮制标准，还详细地描述了多种炮制方法，发展了用酒、醋炮制药物以助活血、收敛之功效的炮制技术。宋代在丸药加工上也有新发展，增加了糊丸、水泛丸和化学丸剂等，发明了朱砂衣、青黛衣、矾红衣、麝香衣等多种丸衣。另外寇氏《本草衍义》尚有升华法精制砒霜、结晶法精制芒硝的记载。

在食养食疗方面，元代忽思慧的《饮膳正要》（1330）是中国现存第一部完整的饮食卫生与食治疗法的专书，也是一部有价值的食谱。他总结了任饮膳太医十余年的宫廷御膳经验，并参考了诸家本草和方书中的营养卫生知识，以正常人的膳食标准立论，制定一般饮食卫生法则，还论述了各种点心菜肴的配制成分及烹调方法、食物中毒的防治法、妊娠妇女与乳母的饮食宜忌等。宋代《太平圣惠方》《圣济总录》等方书中也载有食疗食养内容，如用鲤鱼粥或黑豆粥治疗水肿、用杏仁粥治疗咳嗽等。元代尚有《日用本草》等食养著作。

二、方书的编著与方论的兴起

宋金元时期方剂学的突出成就主要反映在两个方面，一是大量方书的编著，二是方论的产生。前者成为医家总结记录临证经验的重要手段，而后者则大大丰富、完善了方剂学理论。

（一）方书的编著

宋代方书编著大致有三种形式：一是沿袭《备急千金要方》《外台秘要》之体例，收集古今名方，形成综合性方书，如《太平圣惠方》《圣济总录》等；另一种是实用性方书，如《太平惠民和剂局方》等；三是在著者医疗经验的基础上，选录古方和创制新方，编成具有个人特色的方书，如《普济本事方》《三因极一病证方论》《济生方》及金元诸家和临证各科的方书。

《太平圣惠方》（992）是宋政府诏令翰林医官王怀隐等编著的大型方书（图4-3）。共100卷，分脉法、处方用药、五脏病证、内、外、骨伤等共1670门，载方16834首。它强调医生治病必须首先诊断出疾病的轻重程度、病位深浅，辨明虚实表里，再进行选方用药。每门均先引巢元方《诸病源候论》的理论为总论，然后汇集方药，是一部具有理、法、方、药完整体系的临证实用医书。庆历六年（1046），何希彭选其精要辑为《圣惠选方》，作为教本应用

NOTE

了数百年，使其影响更大。

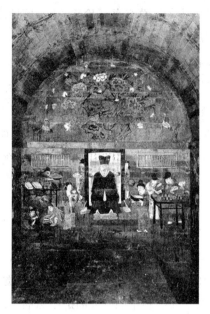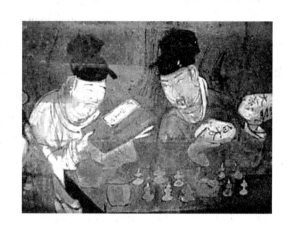

图4-3　陕西韩城宋代墓壁画

注：右图为壁画局部，画中的医书为《太平圣惠方》。

《太平惠民和剂局方》是我国第一部由国家颁行的成药专书和配方手册。最初它是宋代"卖药所"的配方蓝本，名《太医局方》。至北宋大观年间（1107—1110），政府诏令医官陈承、裴宗元、陈师文等整理《太医局方》，编成《和剂局方》5卷，分21门，收297方，为该局制剂规范。宋室南渡后，药局改名为"太平惠民局"（1148），《和剂局方》经多次增补，于1151年经许洪校订后定名为《太平惠民和剂局方》，颁行全国，成为世界上最早的国家药局法典。此时全书已达10卷，载方788首，每方之后除详列主治证和药物外，对药物炮制法和药剂修制法也有详细说明。该书既有法定配方手册之用，又有推广成药之效，以至"官府守之以为法，医门传之以为业，病者恃之以立命，世人习之以成俗"，可见影响之大。该书所载至宝丹、紫雪丹、牛黄清心丸、苏合香丸、三拗汤、华盖散、凉膈散、藿香正气散，以及妇科常用的四物汤、逍遥散，儿科常用的五福化毒丹、肥儿丸等，至今仍为临床常用，药房常售。

《圣济总录》是北宋末年政府编著的又一部规模较大的方书，由曹宗孝等8位医官广泛搜集历代方书及民间方药，历时7年（1111—1117）编著而成。全书共200卷，200余万字，分60余门，录医方近2万首，几乎囊括前代方书。每门又分若干病证，每证先论病因、病理，次列方药等治法，并有炮制、服法、禁忌等。全书所载病证，包括内、外、妇、儿、五官、针灸、正骨等13科，内容丰富。该书前数卷还论述了当时盛行的"五运六气"学说。书中所载之二参丸、十香丸、茵陈汤、草豆蔻汤等都长期应用于临床。

在当时"不为良相，当为良医"思想的影响下，士大夫阶层亦多留心方药。私人特别是名士编撰方书成为宋代方书的重要特色。这些方书不尚繁冗，精简质朴，促进了良方的流布、验证与规范。如许叔微的《普济本事方》（1132），全书10卷，分23门，载300余方，既有古代经验方，又有个人临床验证；陈言的《三因极一病证方论》（1174），全书15卷，分180门，载方1500余首，洞晓病因，论因求治，论后附方；严用和的《济生方》（1253），全书10卷，分80门，载方400首，为严氏50余年临证经验的总结，原书已佚，现从《永乐大典》中辑出共8卷，著名的归脾汤、济生肾气丸、济生橘核丸、清脾散等方剂源自此书；其他如苏轼、沈括的《苏沈良方》（1075），张锐的《鸡峰普济方》（1133），董汲的《旅舍备要方》，王衮的《博济方》，还有史堪的《史载之方》，杨士瀛的《仁斋直指方论》及各科方书等。

（二）方论的兴起

方论的产生大致分为两个阶段：一是北宋庞安时《伤寒总病论》、朱肱《伤寒类证活人书》、寇宗奭《本草衍义》等书中方论的肇始，主要引《内经》的组方理论阐发方剂中各药功效主治及其相互关系；二是宋金许叔微《普济本事方》、成无己《伤寒明理论》等书中方论的丰富与完善，包括应用君臣佐使原则剖析方剂，更细致地阐明各药功效主治及其相互关系，并论考本草诸书，探讨方义、方制、药理、炮制，较为深入地探索方剂理论，从而使方书的发展进入一个新阶段。

庞安时《伤寒总病论》（1100）在半夏泻心汤方论中分析了半夏、甘草的功效主治和干姜、黄连的关系；在生姜泻心汤方论中说明了应用生姜、干姜的原理。朱肱《伤寒类证活人书》（1111）阐发了方剂组成之间的关系和作用，如在桂枝加桂汤和桂枝去芍药汤方论中分析了桂枝的功效和芍药的性味主治。寇宗奭《本草衍义》（1116）则将《内经》的理论融入本草，并结合临证实践对方剂中药物的功效主治进行理论分析，如比较补心汤和泻心汤中应用大黄的不同、论述桂枝在桂枝汤中的功效主治、论述枳实在承气汤中的功效主治等。

许叔微《普济本事方》（1132）方论更趋深入，如论述"真珠圆"时详细剖析了"真珠圆"中的君臣佐使及药物的功效主治。而成无己在《伤寒明理论》中分析了20首仲景医方，用《内经》四气五味理论分析君臣佐使结构，阐明各味药的功效主治及其相互关系。如分析桂枝汤方：桂枝味辛热，专主发散风邪以为君；芍药味苦酸微寒，甘草味甘平以为臣佐；生姜味辛温，大枣味甘温以为使。

第三节　中医各科的全面发展

宋金元时期医学各科的成就，既有病因学、诊断学的重要发展，也有临证各科的突出成就，出现了一批著名的专科医家和专门著作。

一、病因病机学

宋金元时期，医家们在各抒己见、百家争鸣的气氛中，对于病因、病机多有独到见解，成为中医理论体系突破性进展的重要代表，并对后世产生了深远影响。

南宋陈言于淳熙元年（1174）撰《三因极一病证方论》15卷，阐述了"三因致病说"，标志着中医病因学理论的成熟。该书以"分别三因，归于一治"命名，认为"医事之要，无出三因"。他将病因划分为三类：一为外因，"六淫，天之常气，冒之则自经络流入，内合于脏腑，为外所因"；二为内因，"七情，人之常性，动之则先自脏腑郁发，外形于肢体，为内所因"；三为不内外因，诸如生活不节、虫兽所伤、金疮折跌、畏压缢溺等皆属此。病证也以此分列，分180门，录方1500首，每病之下用脉、证分析病因，再由病因确定治法，形成了脉证因治的诊疗体系。打破了数百年来病因学停滞不前的局面，使病因理论较之以往更加系统，成为后世医家进行病因分类的依据。

病机学说，自《内经》以降，代有发展。唐代王冰补入《内经》的七篇大论之一《至真要大论》中有专论病机的十九条，论述了证候与六气、五脏病变的关系，丰富了病机理论，为后世所尊崇。宋金元时期医家各抒己见，成就斐然。如钱乙的《小儿药证直诀》阐发小儿"脏腑柔弱，易虚易实，易寒易热"的病机特点；刘完素《素问玄机原病式》创造性地提出"六气皆从火化""五志过极皆为热甚"，阐发和充实了火热病机、情志病机，还总结了燥证病机等；张从正《儒门事亲》强调病由邪生，阐发邪犯人体上、中、下三部的病机；李杲《脾胃论》强调内伤脾胃、百病由生，提出"阴火"概念，认为"火与元气不两立"，论述内伤与阴火病机，阐发气火失调、升降失常；朱震亨《格致余论》强调"阳常有余、阴常不足"，阐发阴虚、相火病机，对"六郁"病机也有创见性阐释。

二、诊断学

宋金元时期，诊断学方面的成就主要是以四脉为纲的脉诊学术体系系统化，以及脉图、舌图的创新和指纹诊法的不断丰富。

南宋崔嘉彦著《崔氏脉诀》（1189）。其脉学思想是"四脉为纲"，以浮、沉、迟、数统芤洪实、微伏弱、缓涩濡、紧弦滑等十二脉，对《脉经》的二十四脉加以论述，精炼了脉学，体现了"由博返约"的发展特点。他还认为"大抵持脉之道……其枢要但以浮沉迟数为宗，风气冷热主病"，将脉象与病气做了有机的联系。如论浮脉，"浮而有力者为风，浮而无力者为虚"；论沉脉，"沉而有力者为积，沉而无力者为气（郁）"等。在脉位与内脏关系上，则以寸、关、尺与上焦、中焦、下焦相对应。因该书为四言歌诀，易于习诵，流传较广，为历代医家所重视。

崔氏弟子刘开撰《刘三点脉诀》（1241），叙述了四脉互见（浮数、浮迟、沉数、沉迟）时所主的疾病。他将浮、沉、迟、数四类，分别隶于寸、关、尺三部主病，予以概述，亦别具一格。其再传弟子张道中撰《西原脉诀》，明初被改名为《崔真人脉诀》，收入《东垣十书》后广为流传。

元代滑寿撰《诊家枢要》1卷（1359），首论脉象大旨及辨脉法，颇多创见。继则简析30种脉象，比《脉经》所列脉象有所增加，亦遵《难经》之旨，以浮、沉、迟、数、滑、涩六脉为纲，并辨析了浮沉、迟数、虚实、洪微、弦紧、滑涩、长短、大小八对阴阳对立的脉象，便于学者掌握。

《察病指南》（1241）为南宋施发撰，以脉诊为主，兼及听声、察色、考味等法，为现存较早的诊断学专著。特别是书中根据自己手指觉察出来的脉搏跳动情况，绘制了33种脉象图，以图示脉，是人体脉搏描述上的一个创举。

在舌诊方面，元代敖氏著《金镜录》，内容主要讨论伤寒的舌诊，列舌象图12幅。后来杜本认为12幅图不能概括伤寒的所有舌象，又增补了24图，合为36种彩色图谱，取名《敖氏伤寒金镜录》（1341），其中24图专论舌苔，4图论舌质，8图兼论舌苔和舌质。图中所载舌色有淡、红、青三种；论舌面变化有红刺、红星、裂纹等；苔色有白、黄、灰、黑四种；苔质有干、滑、涩、刺、偏、全、隔瓣等描述。主要病理舌象基本都已涉及。每图配有文字说明，结合脉象阐述所主证候的病因病机、治法和预后等。为我国现存最早的图文并茂的舌诊专书。

宋代许多儿科著作都记载了指纹观察法。主要是观察 3 岁以下小儿食指掌面靠拇指一侧的浅表静脉，分为风、气、命三关，以判断疾病的性质与轻重。如刘昉于 1150 年撰写的《幼幼新书》中载有虎口三关指纹检查法，《小儿卫生总微论方》中记载有 10 种不同指纹的形状及其所主证候等，至今仍被儿科临床所沿用。

三、解剖学

中国古代医家很早就进行过人体解剖，《内经》和《难经》已明确提出"解剖"二字，并有关于人体解剖的记录。据《汉书·王莽传》记载，汉代王莽曾组织太医尚方解剖人体进行研究。唐代《千金方》也有大略相同的记载。至宋代，有关人体解剖的著述有很大发展，不但积累了更多的尸体解剖经验，而且开始据实物描绘成图。

宋代官府曾组织了两次较大规模的尸体解剖活动。一是宋仁宗庆历年间（1041—1048），由官府推官吴简主持编绘了《欧希范五脏图》，简称为《五脏图》，是已知世界最早的人体解剖学图谱专书。它是根据欧诠（希范）、蒙干等 56 人被处决时现场解剖所见绘制，主要记述了人体内脏心、肺、肝、脾、胃、小肠、大肠、膀胱等的形状和位置。作者注意到右肾比左肾的位置略低，并指出脾在心之左。至于欧诠少得目疾、肝有白点，蒙干生前患咳嗽、肺胆俱黑等记述，均是试图证明疾病与内脏病理解剖关系的萌芽。其二是宋徽宗崇宁年间（1102—1106），泗州处死犯人时，郡守李成"遣医并画工往，亲抉膜、摘膏肓，曲折图之，尽得纤悉"，绘成图画，但不知此册名何。后来世医出身的太医杨介，对李成主持所绘之图加以校对，把《欧希范五脏图》及李成两图合并起来，并配上中医的十二经，以《存真环中图》名之，简称为《存真图》。图中记载了人体内脏和十二经脉图，原图著虽佚，但从宋代朱肱的《内外二景图》，明代高武的《针灸聚英》和杨继洲的《针灸大成》中，能见到其部分图谱，有《肺侧图》（胸部内脏右侧图）、《心气图》（右侧胸腹腔主要血管关系图）、《气海横膜图》（横膈膜及其上的血管、食道图）、《脾胃包系图》（消化系统图）、《分水阑门图》（泌尿系统图）、《命门、大小肠膀胱之系图》（生殖系统图）等。这些图谱和文字说明大体正确，并有探索人体生理系统之倾向，如在《心气图》中还绘出了心脏与肺、脾、肝、肾等脏器的血管联系。宋以后医籍中所描述的人体脏腑图形及文字说明基本上都取之于《存真图》，说明它对后世的影响较大。

四、内科学

宋金元时期的大量医学专集，其中很多是内科或以内科为主的著作。对内科杂病方面的理论和医疗实践较之前代均有新的发展。尤其金元四大家的著作，理论性强，个人学术特色鲜明，从病因病机治则到选方用药多有系统论述，对推动这一时期内科的发展举足轻重。

如风证，自《内经》以来，历代都有发展，但这一时期的显著成就在于医家在临证实践基础上，比较明确地区分了"真风"（外风）和"类风"（内风）。认识到"类风"非外风侵袭，乃脏气自病。如刘完素认为是"将息失宜，心火暴甚"；李杲认为是"年逾四旬，忧忿伤气，或体肥者，形盛气衰"；朱震亨则认为是"湿生痰，痰生热，热生风"。这些认识对临床治疗均有重要指导作用。

NOTE

《鸡峰普济方》30 卷，撰者张锐。是书选录了多种病证的治则方药，反映了宋代医学的临床成就。特别是把水肿病区分为多种不同类型，施以不同治法，丰富并推进了水肿病的理论和临床治疗。

《黄帝素问宣明论方》（1172），简称《宣明论方》，金代刘完素著。全书 15 卷，对《素问》中煎厥、薄厥、飧泄、膜胀、风消、心掣、风厥、结阳、厥疝、诸痹、心疝等 61 种病证的病因、病机、诊断、治则、方药等进行了详细的补充论述。每门病证，均先引《素问》中的有关理论，再述证、明治、制方、设药。提高了内科杂病的诊治水平，促进了《内经》理论和实践的紧密结合。此外，书中所载寒凉剂较之当时盛行的《和剂局方》大为增加，这是临证医学发展史中，治疗热病由辛温剂为主逐渐演变为以辛凉剂为主的转折点，是后世温病学派形成的先导。

《脾胃论》3 卷（1249），金代李杲著。李氏根据《内经》"人以水谷为本"的观点，强调了补益脾胃的重要性，成为易水学派的中坚力量。书中创立的补中益气汤、升阳益胃汤、沉香温胃丸等方剂，不仅对饮食劳倦引起的脾胃病有较好的疗效，而且对其他内伤杂病也有较高的应用价值。

《阴证略例》（1236），撰者王好古。是书 1 卷，专论三阴虚寒证。王氏认为，阳证易辨而易治，阴证难辨而难治，难辨是因为阴证的变证复杂，如阴证似阳、阴盛格阳、内阴外阳等。关于阴证的鉴别，他强调应以口渴、咳逆、发热、大便秘结、小便不通、脉沉细或虽浮弦但按之无力等为主要标志。治疗上，王氏着重于保护肾气，增强体质，强调温养脾肾的原则，特别指出了温肾法的重要性。

《十药神书》1 卷（1348），撰者葛乾孙以治虚损证著名。该书是治疗肺痨的专书，共立 10 首方剂，分为止血剂、止嗽剂、祛痰剂、补养剂四类。对于肺痨的具体治疗，葛氏主张呕血、咳血者先服十灰散止血，如不止须加花蕊石散止之，血止后用独参汤补之；咳嗽用保和汤止咳宁肺，肺燥阴虚者用太平丸、润肺膏润肺扶痿，痰涎壅盛者用消化丸祛痰；体虚骨蒸之证用保真汤、补髓丹滋补除蒸。这为治疗肺痨病提供了可以遵循的法则。

五、外科学与伤科学

中医外科在历史上，实际是以研究与治疗各种化脓性感染、皮肤病、瘿瘤、痔漏、损伤为主要内容。唐以前称战伤为金创折疡，并无明确的外科、伤科之称。宋金元时期才有专门的疡肿科（唐代称"疮肿"，附在"医科"中），以外科为专业的医家逐渐增多，宋代伍起予《外科新书》问世，"外科"一词的使用日趋广泛；陈自明著《外科精要》，标志着外科学的重要发展。

这一时期外科学发展的特点有三：一是在对痈疽疮疡的治疗方面重视局部与整体的联系，将辨证论治进一步运用于外科治疗；二是外科医家多崇尚和习惯于外科病治以内科方法，而外科手术除小手术外已接近停止；三是对肿瘤的病因、症状和防治有了较为明确的认识。

《太平圣惠方》最早载述了"内消"与"托里"的治法，并总结出外科痈疽辨别"五善七恶"之说。《圣济总录》指出"痈疽内热，甚于焚溺之患，治之不可缓"，并主张内外兼治；又提出痈疽初起时，要区分疽、痈、疖的差别，按病变过程采用不同治法；所用的手术器械已有刀、针、钩、镊等。

《卫济宝书》撰于约 12 世纪初，撰者佚名，东轩居士增注。原书 1 卷，22 篇。现传本为清代《四库全书》辑佚本，析为 2 卷。书中最早记载了"癌"（指深部脓肿，非恶性肿物）字。其后杨士瀛于 1264 年撰写《仁斋直指方论》一书，描述癌的症状为："上高下深，岩穴之状，颗颗累垂……毒根深藏，穿孔透里……"实际上已认识到了某些癌肿的特征。

《集验背疽方》1 卷（1196），撰者李迅，字嗣立，福建泉州人。该书特别指出发疽有内外之别：外发者体热、肿大、多痛，易治；内发者不热、不肿、不痛，为脏腑深部疾患，较难治。这项重要的发现，已经触及不同性质肿物的证治规律。

《外科精要》（1263），撰者陈自明（约 1190—1270），南宋医家，字良夫（或作良父），临川（今江西抚州）人。陈氏三世业医，精通内、外、妇、儿各科，曾担任健康府明道书院医谕（医学教授）。书 3 卷，共 54 篇。主要以宋代李迅、伍起予等的《集验背疽方》《外科新书》等为基础整理而成。本书重点叙述痈疽发背的诊断、鉴别及灸法用药等，强调外科用药应根据脏腑经络虚实因证施治，不可泥于热毒内攻之说，遍用寒凉克伐之剂。这种重视整体和内外结合治疗的思想，是陈氏治疗外科疾病的显著特点。

《外科精义》2 卷（1335），撰者齐德之，元代医家。是书在外科疾病的病因、病机和诊断方面都有新的观点，强调从整体出发认识疮疡的病因，认为疮疡乃阴阳不和、气血凝滞所致；诊断强调四诊合参，尤其要留意其外观形色与脉候之虚实；治疗上，按证遣方，内外兼治，灵活应用了温罨、排脓、提脓拔毒和止痛等多种方法。本书比较全面地总结了宋元时期外科学领域的新成就，是一部较为实用的外科专著。

宋代骨伤科仍属外科（疡肿），金元以来，由于女真与蒙古族多骑兵，在战争和狩猎时，经常发生骨折与创伤，促进了骨伤科的发展。元代（1271）把医学分为 13 科，增设"正骨兼金镞"，骨伤科成为独立学科。

这一时期虽无伤科专著产生，但宋代的《太平圣惠方》和《圣济总录》记载了不少治伤方剂，对骨折的治疗提出"补筋骨，益精髓，通血脉"的原则，还强调了骨折脱位复位及复位后外固定的重要性。特别是元代《永类钤方》和《世医得效方》两部综合性著作中的有关内容，标志着骨伤科无论从理论上还是在医疗实践上都取得了很高的成就。

《永类钤方》22 卷（1331），李仲南撰著，孙允贤补订。是书最后一卷"风损伤折"，在载录唐代《仙授理伤续断秘方》的基础上，在骨折和骨关节脱位的整复和固定技术方面，有新的发展。对前臂骨折采用四夹板固定；对因髌骨骨折后膝关节内形成的血肿，治疗时"用针刀去血"，以防止破碎的骨块在密闭的充满血肿液体的关节囊内浮动，贴药后再用"竹箍箍住"（后世"抱膝器"的前身）等，均为创造性的发明。特别是创制了缝合针——曲针，用丝线或桑白皮线，由内向外逐层缝合，堪称伤科史上的重大发明，是我国伤科文献中的首次记载。

《世医得效方》19 卷（1337），著者危亦林（1277—1347），字达斋，元代南丰（今江西南丰县）人。该书对骨伤科列专篇论述。其主要贡献有二：一是详细记述了四肢骨折、脱位、跌打损伤的整复手法和功能活动锻炼。其整复手法原则多数与现代骨科手法原则一致，如长骨骨折用 4 块小夹板固定；对较为棘手的颈椎与脊柱骨折，创造性地使用"悬吊复位法"。颈椎骨折者"用手巾一条，绳一茎"，系在房上，垂下来，以毛巾"兜缚患者颏下，系于后脑，杀缚，接绳头"，令患者端坐于酒坛上，然后踢去坛子，进行牵引复位。脊柱骨折者"用软绢从

NOTE

脚吊起，坠下身直，其骨便自归窠……"比英国达维斯（Davis）1927 年使用该法早 600 年。二是关于麻醉法的记载。危氏主张在使用骨折或脱位整复手法前，必须先行麻醉，待患者不知痛处，方可下手。麻醉药的主要成分是曼陀罗花、草乌、没药、乳香、川椒等。麻醉的剂量应根据患者年龄、体质、出血情况而定。反映了当时麻醉术的进步，已能严格掌握剂量，安全用药，既达到麻醉效果，又不危及生命。这是世界麻醉史上已知的最早全身麻醉文献。日本外科医生华冈青州曾于 1805 年使用曼陀罗花作为手术麻醉药，较危氏晚了 450 年。

六、妇产科学

宋金元时期，妇产科有突出的进步。宋太医局设 9 科，产科是其中之一。元代医学分 13 科，其中产科兼妇人杂病成为独立专科。著名的妇产科医家和妇产科著作相继出现，使妇产科学在基础理论、诊疗方法等方面日趋系统、完备。

宋代以论胎产为主的著作主要有：李师圣、郭稽中《产育宝庆集》1 卷，成书于约 12 世纪初，专载产育之论，并有验方附于诸论之末。朱端章《卫生家宝产科备要》8 卷（1184），论述了妊娠、胎产、新生儿护理和妇产科疾病的治疗，保存了不少宋以前宝贵的妇产科资料。虞流《备急济用方》（1140），集妊娠及产后诸证方药，书中载有"催生丹"，主要以全兔脑制成，现代研究已证明脑下垂体后叶含有催产素，具有促进子宫节律性收缩的作用。薛仲轩《坤元是保》2 卷（1164），详列妇人胎产诸证，附列百方。杨子建《十产论》（1098），是这一时期贡献较大的产科著作。该书详述了因胎位异常引起的各种难产，如横产（肩先露）、倒产（足先露）、偏产（额先露）、坐产（臀先露）、碍产（脐带攀肩）、盘肠产（产时子宫脱垂）；书中关于异常胎位的转胎手法是医学史上最早的记载。

这一时期最著名的妇产科学家陈自明著有《妇人大全良方》，是我国早期比较系统完善的综合性妇产科专著。他认为当时传世的妇产科著作"纲领散漫而无统，节目详略而未备"，于是采撷诸家之善，提纲挈领，附以家传验方及个人临证心得，于嘉熙元年（1237）撰成《妇人大全良方》。该书 24 卷，分 8 门，260 余论，1400 余方。其中，妇科有调经、众疾、求嗣 3 门，分别论述了月经生理和月经病的证治、痨瘵引起闭经等常见妇科杂病的证治及不育；产科有胎教、候胎、妊娠疾病、难产、产后 5 门，分别论述了妊娠诊断及妊娠期禁用的药物、妊娠期卫生及特有疾病、妊娠各阶段胎儿发育状况、各种难产及助产方法、产褥期护理与产后病证治。其编排体例先分门类，次列病证；每一病证，先立论，后列方。陈氏不仅使原来散漫的妇产科知识系统化，而且联系脏腑经络等基本理论对妇产科疾病的证治进行论述而非偏于就证列方；还揭示了妇产科用药的特有规律，如"妊娠用药宜清凉，不可轻用桂枝、半夏、桃仁、朴硝等类。凡用药，病稍退则止，不可尽剂，此为大法"。此书深受历代妇产科学者的重视，风行 400 余年。明代薛己《校注妇人大全良方》、王肯堂《女科证治准绳》、清代武之望《济阴纲目》等，都以此书为蓝本而成。

七、儿科学

宋金元时期，儿科学已经发展成为独立的专科。宋政府设立的太医局中有"小方脉"即儿科。此期出现了一批著名的儿科学家和儿科学专著，在理论和临床方面取得了重要成就。

儿科专著中最具代表性的是钱乙的《小儿药证直诀》。钱乙（约 1037—1119），字仲阳，山东郓州东平（今山东东平县）人，专业儿科 40 余年，积有丰富的临证经验。但因生前医务繁忙，随著随传，比较散乱，后经其弟子阎孝忠收集整理，削其重复，正其谬误，名为《小儿药证直诀》，约于宣和元年（1119）刊行。全书共 3 卷：卷上为脉证治法，载小儿诊候及方论；卷中收载钱氏小儿医案 23 例；卷下载诸方，论述儿科方剂的配伍与用法。钱乙对小儿生理、病理特点和疾病诊治等有独到的论述。他认为小儿在生理上"五脏六腑，成而未全，全而未壮"；病理上"易虚易实""易寒易热"；辨证方法上强调五脏辨证；治疗上主张以"柔润"为原则，反对"痛击""大下"和蛮补，创制了一些至今仍广泛应用的有效方剂，如治痘疹初起的升麻葛根汤，治脾胃虚弱、消化不良的异功散，治肾阴不足的六味地黄丸，治小儿伤食腹泻发热的豆蔻香连丸等。书中对于痘疹（天花）、水痘、麻疹等发疹性儿科传染病，已能进一步鉴别，并详载其证候及治法。《四库全书总目提要》云："小儿经方，千古罕见，自乙始别为专门，而其书亦为幼科之鼻祖。"曾世荣评价说："其意径且直，其说劲且锐，其方截而良，其用功而速。"

《小儿斑疹备急方论》（1093）1 卷，董汲撰，是较早的痘疹专著，已认识到斑疹"最比他病为尤重"，论述了痘疹病源治法并附有方药。陈文中著有《小儿痘疹方论》（1254）1 卷和《小儿病源方论》（约 1254）4 卷。前者先论痘疹病源，次论治法、方剂，治痘多采温药托里、疏通和营卫之法；后者论述小儿病证诊治及护理，皆先论后方，并附望诊图。《小儿卫生总微论方》20 卷，为无名氏撰。论述了自出生以至成童，内外五官诸病的证治，特别是最早提出新生儿脐风撮口为断脐不慎所致，与破伤风是同一种疾病，并发明用"烙脐饼子"烧烙断脐，以防脐风；还记载了 10 种不同指纹的形状及所主证候，有一定价值。刘昉《幼幼新书》（1150）40 卷，汇集了宋以前的儿科学成就，是一部颇具规模而内容丰富的儿科专书，特别是书中记载的虎口三关指纹观察法至今仍被临床沿用。

元代儿科专著《活幼心书》（1294），曾世荣撰，共 3 卷。卷上将儿科疾病编成歌赋 75 首；卷中将儿科疾病分别立论 43 篇，附补遗 8 篇；卷下信效方选录切于实用的儿科验方。滑寿则发现小儿麻疹发病前"舌生白珠，累累如粟，甚则上颚牙龈满口遍生"，成为我国描述麻疹颊黏膜斑的第一人。

八、针灸学

宋金元时期，针灸学有很大发展。仅北宋就有近 30 部针灸学著作问世，综合性医书论针灸者更多。

宋以前经络、腧穴部位的标示较为紊乱，宋仁宗命尚药奉御王惟一等人，整理前人有关针灸的文献，考订经络和腧穴。王惟一，又名王惟德，宋代著名针灸学家，曾任太医局翰林医官、朝散大夫、殿中省尚药奉御。他"竭心奉诏，精意参神；定偃侧于人形，正分寸于腧募；增古今之救验，刊日相之破漏"，参考诸家之说，于天圣四年（1026）撰成《铜人腧穴针灸图经》（又名《新铸铜人腧穴针灸图经》，简称《图经》），并由政府颁行各州，且刻于石碑之上，立于相国寺仁济殿内（图 4 - 4）。

该书由正文、注文（包括按语）、附文、附图四部分组成。其中正文集前朝内容，注文交代出处、注释说明，附文是王氏总结的腧穴主治及针灸法，附图是三幅经络图。全书共 3 卷，载腧穴 657 个，除去双穴则有腧穴 354 个，与皇甫谧的《针灸甲乙经》相比，增加了青灵、厥

图 4-4   铜人腧穴针灸图经

阴俞、膏肓俞三个双穴和督脉的灵台、阳关两个单穴。腧穴的排列兼采《针灸甲乙经》与《外台秘要》之长，卷一、卷二按十二经和督、任脉的经络循行排列，卷三讨论腧穴主治，则分为偃、伏、侧、正四面和头部、面部、肩部、侧颈项、膺腧、侧腋、腹部、侧胁等各种部位排列，四肢仍依十二经次序排列。

　　这种腧穴排列方式，使人既能了解古代的经络系统，又能便于临证应用，成为宋代针灸学教育和临床取穴的规范。虽然《图经》有图有经，但"传心岂如会目，著辞不若案形"。王惟一又奉诏设计铸造针灸铜人，于天圣五年（1027）制成针灸铜人两具。据文献记载，铜人体同成年男性，全身刻有经络腧穴，并标有穴位名称，躯壳可拆卸，内有五脏六腑，使"观者烂然而有第，疑者涣然而冰释"，既可作为教具，又可用于对针灸学生学习成绩的考核。考试时铜人体表蜡封，体内灌水（一说汞），针刺时如中穴则水出，未中则否，可见它既是古代精密的医学模型，也是教育史上形象实物教学法的重要发明。王惟一的《图经》、石碑、铜人，三者形式虽不同，内容则完全一致，对腧穴归经、统一取穴法、修订骨度法、增补新穴、增加腧穴主治等做出了杰出的学术贡献。

　　王执中（约1140—1207），字叔权，浙江瑞安县人，乾道五年（1169）中进士，官至从政郎、澧州教授。他精于针灸，于1165年撰成《针灸资生经》7卷，是一部内容丰富的临证针灸专著。该书既搜集了南宋以前重要针灸著述的精华，又记载了许多民间针灸医家和自己的临证经验。在穴位上，他补入了督俞、气海俞、风市等穴，又增加了民间验证有效的别穴21个。在临证定穴上，他提倡"同身寸"法，指出"今取男左女右手中指第二节内庭两横纹相去为一寸"，这种取穴标准一直沿用至今，是公认的针灸取穴标准。书中所载的灸法非常丰富，如灸劳、灸痔、灸肠风法、四花穴灸、膏肓俞灸、孙真人脚气八穴灸、《良方》咳逆灸、痈疽隔蒜灸、附子饼灸、小儿雀目灸、神阙防老灸、黄帝疗鬼邪辱里穴灸等历代的灸治方法，可谓集宋以前灸法之大成。

窦默（1196—1280），字汉卿，初名杰，字子声，针灸学家，河北广平（今肥乡县）人。由金入元，官至翰林侍讲学士、昭文馆大学士、太师，追封魏国公，谥文正。所著《标幽赋》为歌赋体裁，阐述了针灸与经络、脏腑、气血等的关系，以及取穴宜忌、补泻手法等等。窦氏认为，人体十二经循行顺序流注从太阴肺经开始，依次是大肠、胃、脾、心、小肠、膀胱、肾、心包络、三焦、胆、肝，然后又回归手太阴肺经，周而复始，循环不息。因此，配穴上十分注意时间性。在疾病的针灸治疗上，常选取膝以下的井、荥、俞、经、合穴及有特殊疗效的腧穴，并以《素问》病机十九条为依据，阐述疾病关键所在，以为临证施治之法则。此书通俗易懂，便于习诵。

《十四经发挥》系滑寿在太医院针灸科教授忽泰《金兰循经取穴图解》一书的基础上补注重编而成。滑寿，字伯仁，晚号撄宁生。原住河南襄城，后迁居仪真、余姚。滑氏鉴于当时"方药之说肆行，针道遂寝不讲"，故采《内经》之经穴专论，将督、任二经与十二经并论，考证阴阳之往复，气穴之会合，训其学义，释其名物，疏其本旨，正其句读，厘为 3 卷，于元至正元年（1341）撰成此书。书中提出奇经八脉中的督、任二脉，包括了腹背，皆有专穴，和其他奇经不同，应与十二经脉相提并论而成为十四经；通考腧穴 657 个，辨其阴阳之往来，推其骨孔之所驻会，图章训释。滑氏发展了经络学说，十四经说至今倡行。

《备急灸法》著者闻人耆年，南宋医家，积 40 余年临证经验于宝庆二年（1226）撰成。全书 1 卷，记述了内、外、妇科 22 种急性病的灸治方法，如霍乱、卒忤死、附骨疽、溺水、卒暴心痛等，附插图 49 幅。书中还收载了《竹阁经验备急药方》等书中经验方剂 40 余首，涉及丸、散、汤、膏、熏洗、酒剂等剂型。本书是一部图文并茂，易于临证掌握应用的灸法专著。

宋金元时期还出现了子午流注针法，主张根据时间选择穴位。金代何若愚著有《流注指微论》和《流注指微针赋》，后经阎广明注为《子午流注针经》，该书创立了一种按时选穴的方法——子午流注纳甲法，对后世影响很大。窦默的《针经指南》提出"流注八穴"法，扩大了子午流注法的临床应用范围。元代王国瑞又创"飞腾八法"，进一步补充了子午流注法，子午流注法为金元针灸学中的重要内容，时至今日仍有不少医家在探索与应用。

九、法医学

法医学是特殊的应用医学。我国很早就有关于法医检验的记载，如《礼记·月令》载："孟秋之月……命理瞻伤、察创、视折、审断"，为法医学的萌芽。1975 年在湖北云梦县睡虎地秦墓挖掘出秦律问答、治狱文书程式。五代时和凝父子撰成《疑狱集》（951）4 卷，是我国现存较早的法医著作。

两宋时期，法医学成就尤为显著，司法检验制度得到发展并日渐完善。宋真宗三年（1000）政府颁布了与检验有关的法令，对检验官吏、初检、复检等做了明文规定，其后又不断增补，使其更趋完备，并出现了我国最早的尸图《检验正背人形图》和验尸官吏报告赴验情况的《检验格目》。法医学家和法医学著作也相继出现，如佚名的《内恕录》、郑克的《折狱龟鉴》（1131—1162）20 卷、桂万荣的《棠阴比事》（1213）。特别是宋慈的《洗冤集录》（图 4 - 5），是我国宋代以前刑官检验知识和理刑经验的一次总结，标志着我国法医学日益规范化，对我国乃至世界的法医学发展均有重要影响。

NOTE

宋慈（1186—1249）字惠父，福建建阳人。嘉定十年（1217）进士，曾四任提点刑狱公事，办案详审，雪冤禁暴，平其曲直。他博采诸书，自《内恕录》以下凡数家，荟萃厘正，增以个人审案检验经验，撰成《洗冤集录》（1247）。全书 5 卷，包括人体解剖、尸体检查、现场勘察、死伤原因鉴定及急救解毒等内容。书中部分内容具有较高的科学价值和实用意义，如对于各种尸伤的鉴别达到了相当精细的程度，最先提出以出血和组织收缩作为标志鉴别刃伤发生于生前或死后，正确指出了勒死与缢死的区别等；记载了一些验尸方法，如验骨伤处痕迹未见，用糟醋泼腌尸体，以防止细菌感染而减缓伤口腐败并固定创口等；所载的当事者有可能用于自杀或谋杀的动物、植物、矿物等各种毒品，各种急救与解毒方法，在当时都是先进的。该书是我国现存第一部系统的司法检验专书，以其资料翔实，内容丰富，论说简明，分析透彻，语言形象生动，便于实践而风行全国，

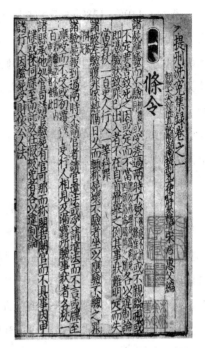

图 4-5　《宋提刑洗冤集录》书影

"听讼决狱"者奉为圭臬，从 13～19 世纪末，在国内一直沿用了 600 多年，后世的法医学著作，大多以其为蓝本写成。《洗冤集录》比国外最早的系统法医学著作，即 1602 年意大利出版的菲德里（Fortunto Fedeli）所著《新编法医学》一书，早 350 年。该书先后被译为朝、日、英、德、俄等多种文字，流传于世界。

元代法医学又有所进步，至元五年（1268）检验法令的颁布与实施，科学地简化了繁琐的检验文件，成为后世检验文件的样板。1279 年又颁布"儒吏考试程式"（又称"结案式"），在世界上首先提出了法医学的三大组成部分——尸体、活体、物证，这是对世界法医学的重要贡献。至大元年（1308）王与编著《无冤录》，其中多引用《洗冤集录》内容，加之作者检尸经验而成。该书考证了滴骨验亲史，纠正了《洗冤集录》对食气颡位置关系的错误描述，记载了《元典章》未载的一些检尸规定等，具有重要价值。

第四节　金元医家学术创新与争鸣

一、河间学派与易水学派

魏晋至唐宋，医家偏重于经验方的收集，理论研究较为薄弱，当临床经验积累到相当长的时期后，理论概括和升华已成为客观需要，势在必行。淳祐十一年（1151）南宋政府颁行《太平惠民和剂局方》（简称《局方》），因其载录大量实用效方，剂型简便，更因为其为官方编辑，所以很快盛行。久之，许多医生和病家因循墨守，按症索方，形成了泥守《局方》的流弊，且愈演愈烈。《局方》多温燥之药，因而温燥药盛行。时至金元，多数时期社会扰攘多变，饥馑相逼，劳役繁重，精神恐慌，疫病丛生，热病纷起，饥饱失常。固守《局方》，造成

了大量变证、坏证，亟待医家纠正世风，因时求变，创立新的理论与学说，应用新的治疗方法解决临床难题。

《四库全书总目提要》言："儒之门户分于宋，医之门户分于金元。"金元医家大都生长在金朝，生活在北方，由金入元。他们从实际出发，认识到原有的医疗方法已不能满足社会需要，纷纷探索新的治疗方法，并传承推广，续有创新，其中影响最巨者，即河间学派与易水学派。

河间学派创始人刘完素，为金代河间人。他在研究《内经》病机十九条的基础上，提出"六气皆能化火""五志过极皆为热甚"，创立"火热论"，主张药用寒凉，降心火益肾水。刘氏亲传弟子有穆大黄、马宗素、荆山浮屠。荆山浮屠又传给钱塘罗知悌，使北方之学传到南方。罗知悌再传给朱震亨。私淑刘氏者，有葛雍、镏洪、张从正及其弟子麻知几、常仲明等。其相互授受形成了影响深远的寒凉派，后世谓之河间学派。其中张从正力主攻邪祛病，朱震亨强调滋阴降火，均使完素之学为之一变，分化出攻邪派和滋阴派。

易水学派创始人张元素，为金代易州人，稍晚于刘完素。著有《医学启源》等。有鉴于时医执古方以疗今病的习俗，他呼吁"运气不齐，古今异轨，古方今病，不相能也"。他总结《内经》《难经》《中藏经》脏腑辨证的理论，吸取《千金方》《小儿药证直诀》脏腑辨证用药经验，结合临床实践，建立了以寒热虚实为纲的脏腑辨证体系，并创立药物升降沉浮学说与引经报使学说。李杲从学于张氏，尽得其传。并在脏腑辨证学说的启示下，探讨脾胃内伤病机，辨内伤、外感之异同，制补中益气汤等名方，创立补土派。王好古先师事张元素，后从李杲学习。其重视脏腑内伤阳气虚损的一面，发挥为阴证论。罗天益也从学于李杲，发挥脾胃论并详辨食伤和饮伤，还补充完善了三焦辨证。诸家一脉相承，形成了易水学派，并对明代医学产生了很大影响，成为明代温补学派的先导。

二、金元四大家及其学说

元末明初著名文学家宋濂（1310—1381）在为朱震亨《格致余论》题辞时说："金之以善医名凡三人，曰刘守真氏，曰张子和氏，曰李明之氏，虽其人年之有先后，术之有攻补，至于推阴阳五行升降生成之理，则皆以《内经》为宗，而莫之有异也。"又说：元朱震亨《格致余论》"有功于生民者甚大，宜与三家所著并传于世"。此后"金元四大家"之称流行于世。

（一）刘完素与火热论

刘完素（约1120—1200），字守真，号通玄处士，宋金时代河间（今河北省河间市）人，后人尊称为刘河间。金章宗三次诏其为官，刘完素皆拒而不受，故赐号"高尚先生"。刘完素一生行医于民间，以精湛医术救生民于病苦，深受民众欢迎，至今河间一带尚有纪念他的遗址。刘完素从二十余岁开始研究《内经》，直到花甲从未中断，一生治学严谨，其尊古而不泥古，不流于习俗，敢于创新，被后世称为金元四大家之一。

刘完素的著作以《素问玄机原病式》《宣明论方》为代表，另有《三消论》《伤寒标本心法类萃》《伤寒直格》《素问病机气宜保命集》等。

刘完素主要的学术思想是"火热论"，强调"火热"为多种疾病的主要病机，在治疗上善用寒凉之剂，故被后世称为"寒凉派"。

宋金时期，《局方》盛行，医界多以方对证而用药，忽视对病机理论的研究，弊端日益明显。而《局方》用药偏于温燥，刘完素所生活的北方又逢热病流行，弊端尤甚。他在《素问玄机原病式》中说："但依近世方论，用辛热之药，病之微者，虽或误中，能令郁结开通，气液宣行，流湿润燥，热散气和而愈，其或势甚，而郁结不能开通者，旧病转加，热证渐起，以至于死，终无所悟。"为了矫正时弊，刘完素以《内经》运气学说为理论基础，以病机十九条等病机理论为主要研究内容，认识到外感病虽由五运、六气所生，但最终在人体皆表现为火热之证，即风、寒、暑、湿、燥、火之气，皆能于人体化生火热。同时火热之邪在一定条件下也往往可以产生风、寒、湿、燥之病证，即火热与其他四气也可以相互转化。从而提出著名的"六气皆从火化"说，认为火热病机是六气病机的中心。而对于内伤病，刘完素认为五志过极可以引起内伤火热病变，火热亦往往是导致情志病变的主要原因，因此提出"五志过极，皆为热甚"说。对于火热病的治疗，刘完素根据北方人体质和热病流行的特点，结合其临证治疗经验，提倡寒凉药物，提出解表、表里双解、攻里的治法。其解表时首倡"寓寒凉之品于麻桂之中"的辛凉解表法，突破了仲景辛温发散解表之法；又创制防风通圣散、双解散行表里双解之效，一改仲景先表后里之成规；而在里证则创制三一承气汤清泄解毒，扩大了下法范围，对后世攻下逐邪多有启迪。

刘完素阐发"火热论"，善治火热病，但在临证施治中并非唯寒凉是用，仍然强调辨证论治。如《素问要旨论》中说："其治病之法，以寒治热，以热治寒，以清治温，以湿治燥，乃正治之法也……其病轻微，则当如此，治其病重，当从反治之法……以热治热，以寒治寒。"由此可见，刘完素之学，虽多有创见，但其旨皆本自《内经》《伤寒论》，所以他在《素问病机气宜保命集》中说："余自制双解、通圣辛凉之剂，不遵仲景法桂枝、麻黄发表之药，非余自炫，理在其中矣。"

刘完素是一位具有独立创新思想的医家，为医学的发展提供了新的思维方式，尤其是他对火热病证的论述，提高了临床疗效，丰富和发展了病机学、治疗学的内容，不仅使金元时期的学术争鸣有了良好的开端，而且为明清温热学说的独立发展奠定了基础，故后世习医多有"热病宗河间"之说。

（二）张从正与攻邪论

张从正（1156—1228），字子和，号戴人，金代睢州考城（今属河南省民权县）人。自幼修文学医，聪慧多闻。曾"从军于江淮之上"，作为军医参加了金宋战争，又于金朝兴定年间被召为太医院太医，后辞职回乡，行医讲学，著书立说。

张从正的著作现存《儒门事亲》15卷，前3卷为其亲撰，其余各卷多系张氏讲述，麻知几、常仲明等多位门人共同整理编撰而成。

张从正尊崇《内经》，私淑刘完素，主张用药寒凉，是河间学派的中坚。但其最突出的学术思想是"攻邪论"，临床治疗善用汗、吐、下三法攻邪治病，故后世称为"攻邪派"。宋代以来，医药温补之风颇为盛行。迨至宋金，兵祸连年，热病较多，然医界嗜补之习未曾改易，凡遇疾病，常常不问寒热虚实，滥用热药补剂，庸医以此为尚，病者昧而不觉，致邪气稽留，变证纷杂，为害甚大。在精究经旨和长期实践之中，张从正深切感到治病必以除邪为首务，祛邪必用汗、吐、下三法为主，提出"病由邪生，攻邪已病"的观点。

他论病首重邪气，认为人体疾病的发生主要是邪气侵犯的结果，邪气有在天之邪（风、寒、暑、湿、燥、火）、在地之邪（雾、露、雨、冰、雹、泥）、在人之邪（酸、甘、苦、辛、咸、淡）之分；病变部位有表里、上下之别，即病邪有三，"处之者三，出之者亦三也"，主张因势利导，就近祛邪。故病在表者，宜用汗法散之；病在上者，宜用吐法驱之；病在下者，宜用下法攻之。在治法上，扩大了汗、吐、下三法的应用范围："凡解表者，皆汗法"，包括灸、蒸、熏、渫、洗、熨、烙、针刺、砭射、导引、按摩等；"凡上行者，皆吐法"，包括引涎、漉涎、嚏气、追泪等；"凡下行者，皆下法"，包括催生、下乳、磨积、逐水、破经、泄气等。

在临证治疗中，不仅使用药物内服法，还提倡采用各种物理疗法、外治疗法综合治疗。张从正倡导攻邪，但并非无补，而是先攻后补，寓补于攻。他根据《内经》关于五味入五脏的理论，认为善用药者要使患者进五谷，保养胃气，才是真正懂得了补法的道理，那种唯人参、黄芪是补的观点是错误的。张从正的攻邪学说充实和发展了辨证论治体系，具有很高的临床实用价值，对后世产生了深远影响。

张从正还十分注重结合社会环境、精神情志等因素来诊治疾病，提出要"达时变"，强调要因时（气候变化）、因地（地理环境）、因人（贫富贵贱、禀性体质）、因势（社会政治、经济状况，"天下少事"或"多事"）制宜，并创造性地发展了心理疗法、饮食疗法，这些理论和方法丰富了源于《内经》的整体观，丰富了有关身心医学、社会医学的内容。

（三）李杲与脾胃论

李杲（约1180—1251），字明之，晚号东垣老人。金代真定（今河北省正定县）人，出身于富豪之家。早年母患病，为庸医所误，临终不知何证。李杲痛悔自己不知医术，乃捐千金拜易州名医张元素为师，尽得其传，而更有创新，成为一代名医。他发挥了张元素脏腑辨证之长，区分了外感与内伤，尤其是强调脾胃对人体生命活动的重要作用，创脾胃内伤学说，治疗上善用温补脾胃之法，故被称为"补土派"。

李杲的代表作是《脾胃论》，其他著作有《内外伤辨惑论》《兰室秘藏》等。

李杲学术思想的中心是"内伤脾胃，百病由生"。在兵祸连年，疾病流行，人民生活极不安定的时代，他观察到劳苦大众所患的疾病，多为饮食失节、劳役过度、精神刺激等因素导致的内伤杂病，但时医却因循守旧，常用治伤寒的方法治疗内伤各证，因而重损元气、误治致死的情况屡屡发生。李杲本人亦患脾胃久衰之证，深受其害，于是对内伤脾胃病进行了深入的研究和阐发。

首先，他将内科疾病概括为外感与内伤两大类，并且通过病性、脉象及各种证候表现的对比，详细论述了二者的鉴别要领，对临床诊断与治疗都有指导意义。

其次，他认为内伤杂病主要由元气不足所致，而元气之所以不足，实由脾胃损伤所引起。他说："真气又名元气，乃先身生之精气也，非胃气不能滋。"又说："脾胃之气既伤，而元气亦不能充，而诸病之所由生也。"说明脾胃是元气之根本，元气是健康之根本，脾胃伤则元气衰，元气衰则诸病生。他又非常强调脾胃在人体气机升降中的枢纽作用，说："盖胃为水谷之海，饮食入胃，而精气先输脾归肺，上行春夏之令，以滋养周身，乃清气为天者也；升已而下输膀胱，行秋冬之令，为传化糟粕，转味而出，乃浊阴为地者也。"（《脾胃论》）只有升清降浊，气机正常，身体才会健康。

在临证治疗上，他发挥了《内经》"有胃气则生，无胃气则死"的观点，重视补脾益胃，强调升发脾阳，善用甘温除热法，创立了一套以补中益气汤为代表的升发脾阳的方剂，以适应各种不同的病证，故后人誉之"内伤用东垣"。在制方遣药时，他精究配伍，君臣佐使，相制相用，条理井然，既能药多量轻以轻取胜，又善药少量重以精专获愈。他一生创制的很多方剂至今仍广泛应用于临床各科。

李杲的脾胃内伤理论阐述了中土清阳之气在人体生理、病理中的重要地位，强调了调治脾胃的积极意义，为治疗脏腑虚损病证开创了新的路径，丰富并发展了脏腑辨证学说，对后世脏腑病机理论的不断深化有很大启发。

（四）朱震亨与相火论

朱震亨（约1281—1358），字彦修，元代婺州义乌（今浙江义乌）人。世居丹溪，学者称之为丹溪翁。早年习举子业，30岁时，因母病脾，诸医不效，始攻《素问》而粗通医学。36岁时，又奉朱熹的四传弟子、理学家许谦为师，学习理学，这对他后来医学思想的形成有十分重要的影响。40岁时，因许谦久病，勉其学医，遂复致力于医。为寻良师，他曾遍历吴中（今属江苏苏州）、宛陵（今安徽宣城）、南徐（今属江苏镇江）、建业（今江苏南京）等地，最终在武陵（今浙江杭州）受业于刘完素再传弟子罗知悌。他尽得罗氏之学，并旁通张从正、李杲诸家之说，深为世人所尊崇。他倡导"阳常有余，阴常不足"，创立了相火病机理论，擅长运用滋阴降火方药，故被称为"滋阴派"。

朱震亨的代表著作是《格致余论》《局方发挥》，还著有《金匮钩玄》《伤寒辨疑》《本草衍义补遗》《外科精要发挥》等。流传的《丹溪心法》《丹溪心法附余》等书，系门人将其临床经验整理而成。

朱震亨学术思想的基本点是，力倡在"相火论"基础上的"阳常有余，阴常不足"学说。他长期生活、行医于南方地区，当时《局方》依然盛行，医者滥用辛热燥烈药物而造成伤阴劫液之弊十分普遍。他目睹其状，结合时代、社会因素，仔细分析了导致疾病的主要病因是饮食上恣食厚味，生活上放纵情欲，精神上五志过极，以及江南地域湿热之邪为病甚多，创立"相火论"和"阳有余阴不足论"。

理论上，他发挥了《内经》以来各家学说关于"相火"的见解，阐述了"相火"之"常"与"变"的规律。即相火常动，人体生机不息；相火妄动，则伤残元气，煎熬真阴，阴虚则病，阴绝则死。他还指出，人之动静阴阳，动多静少；人之生长衰老，阴精难成易亏；人之情欲无涯，相火易夺阴精。所以在临证治疗上，他提倡滋阴降火之法，滋养人体不足之阴精，清降人体亢动之相火。如他的"大补阴丸"疗效明显，被后世广泛运用。后来明清医家治疗温病的养阴、救津、填精等法也均是受其思想影响发展而来。

其次，在摄生方面，他倡导养阴抑阳，主张饮食宜清淡，反对过分滋腻厚味而耗损阴精；生活不要恣情纵欲、房劳过度，主张怡养少欲以聚存阴精；尤其强调"收心养心""主之以静"，主张通过调节心神使全身功能活动正常，通过高尚的道德修养来克服各种私欲妄念，使阴精内奉而健康长寿。这对疾病防治及养生抗衰都具有理论价值和临床意义。

另外，他对气、血、痰、郁等杂病证治也有丰富的理论和独到的经验。清代医家程钟龄《医学心悟》曾归纳其经验为"杂病主治四字者，气、血、痰、郁也，丹溪治法，气用四君子汤，血用四物汤，痰用二陈汤，郁用越鞠丸，参差互用，各尽其妙"。故后世有"杂病法丹溪"之誉。

朱震亨学说丰富了中国医学理论，在国内外都产生了很大影响。在国内，曾被誉为"集医之大成者"；在国外，日本于 15 世纪成立"丹溪学社"，以提倡朱氏学说。

金元医家的学术创新和争鸣，在理论上标新树帜，治疗上百花齐放，提高了临床疗效，大幅度地发展了中医学术，并成为金元时期医学的一大特点。谢观《中国医学源流论》赞其盛况，"北宋以后，新说渐兴，至金元而大盛，张、刘、朱、李之各创一派，竞排古方，犹儒家之有程、朱、陆、王"。

更重要的是，金元医家的创新与争鸣，是医学史上的一座里程碑，改变了之前"泥古不化"的状况，打破了因循守旧、一味崇古的局面，开创了学术讨论、交流与争鸣的局面，对后世医学经验的积累、理论研究的深入、学术体系的完善起了极大的推动作用，至今仍有重要的现实意义。

第五节　西医学建制化的开端

西方"中世纪"的历史长期以来被冠以"黑暗"的头衔。这个词出现在 14～16 世纪意大利文艺复兴时期人文学者的笔下。然而，目前有学者认为这一看法并不准确。古典文化并没有因为战争和异族的入侵而完全丧失，教会修道院和阿拉伯学者各自以不同的形式保存了一部分古代璀璨的文化，这些都构成中世纪欧洲文化迈向科学文明和启蒙时代的基础。实际上，医学知识的积累和医学世俗化就是发生在禁锢着医学思想的修道院内。10 世纪以后，随着医院在欧洲社会的发展和世俗大学医学教育的兴起，医学逐渐脱离了宗教。

一、从修道院医院到世俗医院的建立

最早的医院是建在寺院周围的，如希腊的阿斯克雷庇亚神庙。中世纪始，唯有宗教团体会伸出援助之手接待和救助患者，修士修女们在修道院和大教堂的医院中对患者进行护理工作。这使得修士获得社会和世俗的尊重，修道院成为避难所。另外，对于被社会抛弃的传染病患者，如麻风和鼠疫患者，也是教会主动热诚相助的对象。

拉丁文 Hosptialia，原意是指旅馆、客栈，最初收留老人、孤儿、残疾人，以及被社会和家庭抛弃的患者，后来演化为专供患者居住的地方，即为英文 Hospital 的由来。基督教的医院最早能确证的是 6 世纪位于君士坦丁堡的桑普松医院（Sampson Hospital）。

12～13 世纪，医院作为一种医疗建制在欧洲迅速成长起来，小镇都会有医院，医院配有专职医生。这些医院中有几百个床位的大医院，也有只能收容几个患者的小诊所；有教会办的，也有普通人办的。在伦敦，教会资助创建了 St. Bartholomew 医院（1123）和 St. Thomas 医院（1215）。中世纪的医院极其华丽，法国国王路易九世的姐姐马格利特（Marguerite）建造的医院，有圆形的天花板，四周有明亮的大窗户，砖石铺地，长廊围绕。病房有 165m^2 左右，每个病床之间有活动的隔板，这种布局与现代医院已经相差无几。

二、萨勒诺医学中心与医学教育

11 世纪以前的医生是在修道院培养的，从修道院图书馆收藏的医学著作来看，医学知识的传授均采用问答方式，在理论上完全遵循经院哲学，对经典进行诠释和论证。在医学培训

NOTE

中，受训者必须熟记希波克拉底、盖伦和阿维森纳的教条，医疗知识仅从书本上获得。学习中强调记忆，学生记住教师的话，不提倡广泛阅读。教科书的课文简短，插图复杂，以此显示出教师的至高无上权威。

当时值得注意的是位于意大利西海岸、那不勒斯南部的萨勒诺（Salerno）医学校（图4-6）。

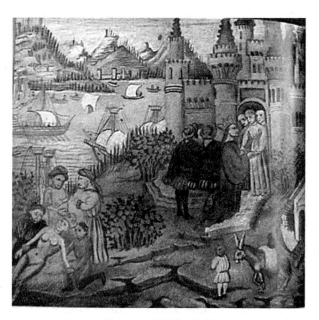

图4-6 萨勒诺医学校

萨勒诺医学校最早在9世纪就有人提及，据说它由四位医生——一位希腊人、一位拉丁人、一位犹太人和一位萨拉逊人创办，从一开始就表明立场，是一所与教会少有关系的学校。尽管它靠近Monte Cassino的Benedicitne修道院，但是它没有受到教会的任何恩惠和影响，完全是一个世俗机构。

研究者将萨勒诺医学校称为"希波克拉底之国（Civitas Hippocratica）"，萨勒诺不只是一所学校，而是由医学校、医院和医学学者构成的医学中心，在萨勒诺吸引来自各地的医学家和教师，为学生创造了良好的学习环境，形成医生、学者和学生间自由讨论、学术争鸣的氛围，是为文艺复兴的摇篮之一。

萨勒诺医学校的鼎盛期在1100~1300年间。学制9年，专习外科者为10年，包括3年预科、5年医学理论。萨勒诺医学校的一大特点是，担负起阿拉伯医学文化西传的责任，代表人物为康斯坦丁·纳斯。他曾远行于印度、叙利亚、埃塞俄比亚和埃及，热爱学术，精通东方语言，翻译了希波克拉底的阿拉伯文版的《格言》和盖伦的《小技》。著名的眼科学家维纽塔斯·格拉萨斯和诊断学专家以撒·犹大，在萨勒诺享有盛名。维纽塔斯用拉丁文撰写了《实用眼科》，这是一部关于眼科疾病和眼科构造的解剖学著作。以撒·犹大是萨勒诺的验尿专家，他对尿的颜色、密度和成分都进行了仔细研究，对各种云状物和沉淀物做了观察，并做出推测，他的著作成为该领域的标准。

萨勒诺还接纳女性入学校学习，甚至聘请女性担任教职。据说，萨勒诺人特罗特拉在那里开设产科学，约在1050年撰写了一部产科学的书。10世纪前欧洲医学界不允许人体解剖，萨勒诺医学校开创动物的解剖学研究，在猪身上进行系统解剖实验，科弗里（Kopho）撰写了第一部解剖学教科书。当时一般大学不开设外科学，外科学教科书最早见于萨勒诺，是由该校外科学专家罗格尔（Roger）编写的教学讲义，之后 3 个世纪里一直被视为经典之作，多次再版。

该校最出名的著作是《萨勒诺摄生法》，前后再版 300 余次，一直沿用到 19 世纪中叶。这本由百余句小诗构成的书，建议通过食物、休息、睡觉和锻炼维护身体健康，介绍草药疗法的应用，规劝人们要适度行事。

1221 年，腓特烈二世将颁发医师行业执照的特权授予该校，并明确指出尸体解剖应列为重要课程，任何人如未获得萨勒诺的学位，不得从事医学治疗。

三、大学的兴起

第一批大学的建立是僧侣和教会教育的进一步延伸，真正的大学建立则与城市的发展密切相关。差不多是 12 世纪初的某一时期，大量的学生开始从不同地方成群地涌进城市，进入学校，城市学校在医学、法学或神学等科目的教学上开始享有声望。

"大学"一词的原意，是为了互助和保护的目的，仿照手艺人行会的方式组成的教师或学生的团体或协会。第一批类似的团体出现在巴黎和博洛尼亚，都是教师的团体，博洛尼亚大学（1088）、巴黎大学（1110）、牛津大学（1167）、蒙特利尔大学（1181）、剑桥大学（1209）、帕多瓦大学（1222）和那不勒斯大学（1124），还有一些出现在意大利、瑞士、法国和西班牙。大学分为三类：第一类是由社会支持的，自治和民主式的组织管理，校长由学生选任；第二类由国王建立，属国立大学；第三类就是教会大学，以巴黎和伦敦为代表，由教会直接控制，早期由牧师担任教师。

中世纪多数大学起初只设神学、法律、医学三个系，这样的建制延续了许多世纪。通常学校以纯理论的方式教授医学。大学由七艺构成，包括三学科（文法、修辞及辩证法）和四学科（算术、几何、天文学和音乐），哲学和法律单独教授，医学通常作为哲学的一部分来教授。

13 世纪比较出色的是法国的蒙特利尔医学教育。这所学校在欧洲医学界占有举足轻重的地位，该校的医学教育是独立进行的，世界各地许多有名望的医生或访问该校，或前往求学。中世纪另一所有代表意义的医学校是南意大利的博洛尼亚大学，是学校解剖学研究的发源地，该校教授蒙迪诺（Mundinus，1275—1326）是欧洲的解剖权威，是文艺复兴前最早进行公开解剖的学者。他曾于 1315 年公开解剖过一具女尸，1316 年撰写教科书《解剖学》，其中的内容大多基于人体解剖。此时的欧洲，人体解剖已逐步被允许。该书流行甚广，再版发行达 23 版。

中世纪大学的教学方法，除要求学生记忆外，教师和学生之间还采取讨论的方法进行教学。12 世纪，辩论法成为时髦的教学方法。医学教学模式是一种称为阿的西拉（Articella）的课程设置体系，由四门课组成，约翰尼狄斯（Johannitius）的《医学概论》、菲拉兰特斯（Philaretus）的《医学全书》、齐奥菲拉斯（Theophilus）的《医论》、希波克拉底的三部著作（急性病的格言、预后和治疗）及盖伦的著作《阿的西拉》成为大学的标准课程。至 14 世纪，阿拉伯医学著作被引入，使医学教育的课程内容得以丰富。以博洛尼亚大学为例，通常一天有四次课，上午是医学理论，下午是医学实践，主要以阿维森纳、盖伦和希波克拉底的著作为授课内容，周而复始，反反复复地讲。

还有一项与医学相关的占星术，也是大学的课程之一。中世纪有名的医学家，他们成功的

NOTE

治疗大都与占星术有关。当时的观点认为，瘟疫和疾病是由于天象和行星的变化导致的。占星术在医学界的影响，一直盛行至 17 世纪。

中世纪的大学毕业生，可授予学士（Barchelor）、硕士（Licentiate）、博士（Doctor）三种称号。博洛尼亚大学和巴黎大学最多时学生达 5000 人，牛津大学和剑桥大学学生总数达 3000 人左右。正是这一群受过大学教育的人，为中世纪欧洲向文艺复兴的过渡做好了知识的准备，引领欧洲社会进入启蒙时代。

四、瘟疫与卫生检疫

中世纪肆虐欧洲大陆的流行病及随之而来的灾难引发了宗教信仰、政治、经济、社会结构和医药卫生的危机。

（一）传染病的流行

6 ~ 7 世纪流行于西欧诸国的麻风病，随着十字军东征，其势愈加凶猛，13 世纪达到顶峰。当时人们对付麻风病的方法就是建立隔离院，收容患者，禁止随意外出。欧洲许多地区都建有麻风病院，单法国就有 2000 余所。1225 年，欧洲约有 1.9 万所这样的机构。

1493 年梅毒席卷欧洲，引起恐慌。鉴于梅毒传播方式的特殊性，各国便以假想名来称呼它，以保全自己国家的名誉，意大利人说这是法国病，法国人认为是那不勒斯病，荷兰说是西班牙疮，西班牙抱怨是波兰疮。梅毒在欧洲迅速蔓延，连亨利八世和查利五世都曾感染。

除了传染病，还有"圣安托尼之火"、坏血病和舞蹈病、英格兰出汗病的大流行。有些疾病有明显的区域特征，如 1486 ~ 1551 年在英格兰流行的出汗病，如今早已绝迹，患者浑身发抖，大汗淋漓，同时伴有心脏病、肺病和风湿病等症状，往往在几个小时内死去。1486、1507、1518、1529 和 1551 年共发生 5 次疫情，死亡者不计其数。奇怪的是，此病只在伦敦发生，并不波及英伦其他岛屿；唯一的一次是 1529 年，那场凶猛疾病竟登上欧洲大陆。

就传染病种类而言，在法国流行的有白喉、腹泻、伤寒、痘症、天花、斑疹伤寒、小儿麻痹、登革热、疥癣、百日咳、猩红热、流行型感冒等；英国有间歇热、萎黄病、黄疸病、肺痨、癫痫、头晕病等。

14 世纪初，欧洲进入各种灾难骚扰时期。频繁发生的饥荒使居民疲弱不堪，更易受到各种流行病的侵袭；接连不断的战争一方面造成政治的混乱，另一方面加速疾病的流行。这些现象不只限于某个地区，而是还以不同的形式出现在欧洲大陆其他国家。

1348 年，一场致命的瘟疫几乎消灭人类 1/3 的人口，使 11 世纪起开始繁荣的欧洲城市化为荒凉之地，这就是人称动摇中世纪的黑死病。

1346 ~ 1347 年，中亚、埃及和欧洲南部几乎都被黑死病的恐惧所笼罩，随后势不可挡地冲击到西西里、意大利南部和法国南部，然后传播到英国、德国和波兰，又传到俄罗斯。1359 年佛罗伦萨再度受创。1439 ~ 1640 年，中世纪欧洲贸易的重要集市——法国的贝桑松曾发生过 40 次鼠疫。就这样，鼠疫一直延续到 18 世纪才逐渐消失。

据史书记载，佛罗伦萨在 1348 年的灾难中死亡 10 万人以上，威尼斯和伦敦也分别达到 10 万人，巴黎死亡 5 万人，科隆在 1451 年有 2.1 万人死于鼠疫。1350 ~ 1400 年欧洲人均寿命从 30 岁缩短到 20 岁。牛津大学校长理查费次腊尔弗称，当时的学生人数由 3 万人降到不足 6000 人。

被人们喻为"死神"的鼠疫，不仅使社会、经济、生活陷入动荡不安的局面，而且在人们的生理和心理上留下了严重的后遗症，随之出现精神性流行病，此起彼伏的瘟疫在欧洲还引发了鞭刑者运动、灭巫运动和迫害犹太人运动。"黑死病"让欧洲人坚信，《旧约》中预言的末日审判即将到来，赎罪情结推动了鞭刑运动，成百万的欧洲人卷入自我鞭挞和自我戕害的浩大行列，成群结队的半裸男女互相鞭笞着，在乡镇附近走来走去。

1312 年有 3 万多儿童远途参谒圣墓，开始了集体精神错乱的所谓"儿童十字军"事件，没有一个最终到达目的地。当时，人们认为，瘟疫产生的原因，是女巫们勾结魔鬼对牲畜施法，这种谣言引发了漫长的虐杀"女巫"运动，大批"问题女人"在经历酷刑之后被烧死。当时还有一种说法，即疾病是由于水源中毒，并认为是麻风患者和犹太人所为。于是愤怒的群众常常会失去控制，审判、烧死犹太人。此外还有自虐和他虐、自杀和他杀等集体歇斯底里的病态行为。

当鼠疫无法遏制地在欧洲大陆横行时，中世纪的帷幕就此落下。在医学领域，人们开始放弃信仰疗法，尝试用世俗的方法解决威胁人类生命的问题，研究抵制瘟疫的措施；政府颁布卫生法令和法规，严格规定城市生活的卫生准则，有效遏止疾病的传播。人类在被疾病和灾难肆虐后的废墟上开始重建文明。

（二）卫生检疫制度的建立

19 世纪以前，关于传染的概念，实际与疾病毫无直接关系。"疫病"被认为是上帝迁怒于人间的罪人，或从星象学上予以解释，认为黑死病是 1345 年 3 月 24 日土星、木星和火星会合的产物。

以四体液为基础的医学理论和医疗技术找不到有效的措施来对付传染病。医生为了使弥漫鼠疫的空气得到清洁，劝民众使用强烈的臭味"以毒攻毒"，让患者空着肚子在厕所中吸几个小时的臭气。当时主要的治疗术是以芦荟丸畅通大便，用放血来减少血液，以焚火来消毒空气，以番泻叶和一些馥郁之物舒通心胸，以杏仁丸剂安神和气，以酸物来抵御腐败。对付脓肿则用吸血器吸、刺割或烧灼，或者将脓肿破开，以治溃疡方式治疗，用无花果与洋葱混入酵母菌涂抹伤口。但最后证明这一切都无济于事。

1546 年一位内科医生在观察了 16 世纪侵袭意大利的梅毒、鼠疫和斑疹伤寒后，为"传染病"下了个科学的定义："由感觉不到的颗粒的感染所引起的某种极其精确的相似的腐坏。"但是，尽管 17 世纪显微镜的发明已经能让人观察到肉眼看不见的物质，但用微生物理论解释传染病的传播和流行是通过微小疾病"种子"进行的思想，直到 19 世纪才为医学界所重视。1374 年，威尼斯首先宣布，所有来往客商，凡已受传染或有感染嫌疑的一律不准进城。1377 年，在亚得里亚海东岸的拉古萨共和国颁布对海员的管理规则，在距离城市和海港相当远的地方指定登陆之所，所有被疑为鼠疫传染者的船员须在空气新鲜、阳光充足的环境里停留 30 天后才准入境。这种办法被称为 Trentina。后来担心 30 天不够，根据《圣经》和炼金术家的记载，40 天为一个哲学月，会出现奇迹，于是又延长至 40 天，称为四旬斋（Quaran - tenaria），后演变为现代名词"海港检疫"（quarantine）。1383 年，马赛特设海港检疫站。1863 年中国成立海关医务所，由传教医生担任海关医务官，负责对港口进出的船只进行传染病检查。19 世纪 90 年代，广州、香港爆发鼠疫，《海关医报》刊载了各地鼠疫流行、传播的疫情报告。

从 11 世纪始，欧洲教会专设隔离院收容麻风患者和黑死患者，患者被安顿在城外指定的

NOTE

地方，实行隔离。这一收容隔离机构逐步演化为疗养和治疗场所，是为"医院"的雏形。

　　疾病可能是由不健康的生活方式和社会行为方式所导致的这种思想，要到 18 世纪末 19 世纪初，才通过人们的共同觉悟和实践经验普遍传播开来。由政府立法和管理的公共卫生开始大规模有组织地实施，如向民众普及预防医学和公共卫生知识、改善城市规划、倡导良好的生活方式等，预防流行病的思想开始深入人心。由国家管理医学知识和技术，医生的地位和待遇得到提高，医生成为受尊敬的职业，担负起国家的公共卫生责任。

【复习思考题】

1. 宋金元时期《伤寒论》研究情况如何？
2. 谈谈宋代医学教育的改进。
3. 简述河间学派和易水学派。
4. 医院的英文 Hospital 的由来是什么？
5. 萨勒诺医学中心的特点有哪些？
6. 近代卫生检疫制度是如何建立的？

第五章　中医学的全面发展与 西医学的革命

明清（鸦片战争前）时期是中国古代封建社会的最后时期。

明代初期农业水利得到了一定的发展，手工业和商业上也有了相对宽松的环境，明代中期出现了资本主义的萌芽。清朝政权稳定后，社会经济得到了发展，出现了"康乾盛世"，人口也迅速增长，商业有了进一步的发展，人口流动增加，促进了城镇化的形成。在科技文化方面的发展，主要表现在：永乐初期郑和七下西洋，创造了世界航海史上的奇迹，反映了明代造船工业的进步。明永乐元年至永乐六年编纂的《永乐大典》，是我国古代最大的一部类书，也是世界上最大的百科全书。清康、雍年间编纂的《古今图书集成》，是现存规模较大、用途最广的类书。乾隆年间还编修了大型丛书《四库全书》。这些图书保存了我国古代包括中医药在内的大量文献资料。宋应星所著的《天工开物》，是在我国乃至世界科技史上均有重要价值的技术工艺著作。徐弘祖（号霞客）的《徐霞客游记》，记载了作者 27 年中游历之地的所见所闻所思，给后人留下了很多关于地理、水文、地质、植物等方面有价值的资料，尤其是关于石灰岩地貌的记录，是世界科技史上最早的。方以智的《物理小识》强调"质测"（研究探讨）对认识事物的意义。而清政府屡兴"文字狱"，对文人言论进行控制，有时达到了残酷的地步，致使文人皓首穷经以避祸，形成了历史上的"乾嘉学派"。

明清时期中医药学方面的发展特点与成就主要表现如下：

一是对中医药经典著作的整理、校勘、注释与研究达到了一个高峰，涌现出了大量的文献研究著作，形成了前所未有的医药文献总结现象，出版了大量的综合性医书。本草学的主要成就当首推李时珍撰著的《本草纲目》，这是一部具有划时代意义的本草学著作。

二是临证各科也有了长足的发展。在内科学方面，出现了以薛己、汪机、张景岳、赵献可为代表的明代温补学派，重视命门和脾胃先后天阳气，纠正了自元末至明初丹溪滋阴学说的流弊。清代又出现以徐大椿、陈修园为代表的反温补之偏的倾向，对正确理解、应用温补学说和滋阴学说启发较大。在外科学方面，除了陈实功所著的《外科正宗》全面论述外科学成就之外，对麻风病和梅毒病（杨梅疮）的诊疗水平也是世界医学史上的一个亮点。骨伤科有了进一步的发展，丰富和完善了中医骨伤科学的内容。妇产科更加全面与实用。儿科在小儿常见传染病方面的认识与诊疗水平有了新的发展。五官科最有特色的是清代郑梅涧以"养阴清肺"法治疗"白喉"的创见。针灸科方面，高武针对男、女、儿童骨度分寸的不同，分别铸造了 3 具针灸铜人，为学习和研究针灸提供了新的视角。

三是人痘接种术的发明与普及，是中国古代医家在预防天花病方面对人类的伟大贡献，对英国人发明牛痘术起到了直接的启发作用。

四是温病学从传统的伤寒学中分离，形成了以吴有性、叶桂、薛雪、吴瑭、王孟英为代表的温病学派，丰富和发展了中医外感病学理论。

NOTE

与中国社会的缓慢发展相比，15 世纪以后，西方世界进入一个巨大变化的历史阶段，在封建社会内部孕育了资本主义的萌芽。当时中国的火药、指南针和造纸术已传至欧洲，对欧洲文艺复兴起到推动作用。1453 年土耳其人占领君士坦丁堡，东罗马帝国覆灭，大批学者携带希腊文化遗产向西方迁移。这些希腊文化被广泛地用作反抗教会的思想武器。15 世纪末 16 世纪初，哥伦布发现美洲、麦哲伦实现环球航行，在扩充地理知识的同时为资产阶级开拓了市场，促进了资本主义的发展。

文艺复兴的时代特征主要有两点：一是古代文化的复兴，人们希望从希腊、罗马留存下来的宝藏中吸取养料；另一是个性的复活，尤其表现在对人体和艺术的重新重视，并渴望思想自由和言论自由。

近代资产阶级文化首先是从意大利发展起来的，其后荷兰、英国、法国、德国也相继发生文艺复兴运动。文艺复兴时代的代表人物与中世纪的封建教会统治进行了积极斗争，他们肯定人生快乐，推崇个性，主张以个人为中心，反对封建的文化和宗教的统治。历史上把这种文化上的新派别称为"人文主义"。文艺复兴时代人文主义的思想对各种文化都起到重要作用，对医学的影响更大。

在随后的两百多年里，由于实验观察与数量分析方法的引入，促进了基础医学的发展。哈维发现的血液循环说是 17 世纪生命科学最突出的成就。显微镜的发明和应用、医学理论上三个学派的争鸣，以及其他方面的进步都为近代医学发展奠定了重要基础。17 ~ 18 世纪，在机械唯物主义思想的影响下，西医学抛弃了四体液病理学说，建立了器官病理学的新理论体系。此外，随着工业化和都市化进程，公共卫生和社会医学问题也开始引起人们的重视，牛痘接种法的发明成为现代预防医学兴起的重要标志之一。

第一节　中医经典研究、本草集成和方书编著

一、中医经典研究

（一）《内经》研究

1. 全文注释　对《内经》进行全文注释的代表作主要有：①明·马莳的《素问注证发微》《灵枢注证发微》（1586），将《内经》的两部分重新分卷并加以全面注释，其中《灵枢》注本为现存最早的全注本，也是马氏注释创见最为显著的部分。②清·张志聪的《黄帝内经素问集注》《黄帝内经灵枢集注》（1670），注释特点为以经解经，且遵循医理抒发己见，对于前贤旧论亦能合理扬弃。③明·吴崑的《素问吴注》（1594），以王冰本为蓝本，参照王冰、林亿等注解，结合自己对《内经》的理解和临床经验，重新对《素问》81 篇进行了全文注释，包括注音、释词、释句，并校勘 200 多处。该书虽然只是对《内经》中《素问》部分进行了全文注释，没有如前两位还对《灵枢》部分进行全文注释，但是该书对于《素问》部分的全文注释，却是明代《素问》注释影响较大者之一。

2. 分类节要注释　对《内经》分类节要注释的代表作有：①元·滑寿原注、明·汪机续注的《读素问钞》（1526），分为 12 类，是对原书进行重要分类补充发挥的《内经》入门书。

②明·张介宾的《类经》（1624），是分类注释《内经》的完整本。该书"以类相从"，将《内经》分为12类，对全文逐一进行阐发，文字明白易晓，说理透彻，是一部影响较大的《内经》注释本。此外，张氏还编撰了《类经图翼》《类经附翼》，以图解和阐述补充《类经》内容。③明·李中梓的《内经知要》（1642），是从《内经》中节选出具有实用价值的内容，分为8类加以注释阐发与校勘，内容简要，对初学者有所裨益。④清·汪昂的《素问灵枢类纂约注》（1686），选录《素问》《灵枢》除针灸之外的主要内容，分为9篇，参以王冰、马莳、吴崐、张志聪四家之言，结合己见，予以节注。此为《内经》节注本中较有影响者。

（二）《难经》的研究

《难经》的研究著作中具有代表性的有：①明·张世贤的《图注八十一难经》（1501），采用图解的方式，对《难经》进行诠释，对理解原文有所帮助。②清·徐大椿的《难经经释》（1727），是将《内经》《难经》中的内容进行比照，并试图以《内经》的原文之意来诠释《难经》的经意。

（三）《伤寒杂病论》的研究

明清时期继宋代之后，对《伤寒论》和《金匮要略》的研究又达到了一个高峰，仅《伤寒论》的研究著作即达百余种之多。

1.《伤寒论》的研究 明清时期研究《伤寒论》的著作，具有代表性的主要有：

（1）明·方有执《伤寒论条辨》（1593） 方氏认为原书因王叔和编次错简，导致原文不便理解，便历时20余年，将《伤寒论》原文重新编排，去除"伤寒例"篇，将"太阳病"篇以风伤卫、寒伤营、风寒两伤营卫进行分类，从而发展了孙思邈之"三纲鼎立"说。后世喻昌《尚论篇》（1648）继方氏之说而最终确立"三纲鼎立"说；清代的张璐、程应旄、郑重光等均遵此说，形成了伤寒学上"错简重订"派。但以张遂辰（号卿子，图5-1）为主的医家却主张应遵循《伤寒论》原书编次，不宜轻改。其以成无己《注解伤寒论》为原本，结合诸家注释及己见编成《张卿子伤寒论》（1644）一书。遵此说者有其弟子张志聪、张锡驹，后世陈修园亦从此说。

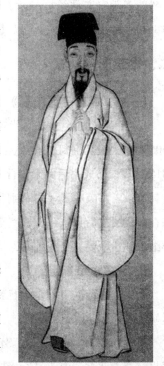

图5-1 张遂辰画像

（2）清·柯琴《伤寒来苏集》（1674） 此书由柯氏所撰《伤寒论注》《伤寒论翼》《伤寒附翼》三种书合编而成。《伤寒论注》为作者用六经分篇、以证分类、以类分方的方法研究《伤寒论》；《伤寒论翼》是作者将其研究《伤寒论》之医论汇编而成；《伤寒附翼》是将方论编辑而成的书。

（3）清·尤怡《伤寒贯珠集》（1729） 该书将治法分为正治法、权变法、斡旋法、救逆法、类病法、明辨法、杂治法等，颇为切合临床实际应用。

（4）清·徐大椿《伤寒类方》（1759） 该书将《伤寒论》113方分为桂枝汤、麻黄汤、葛根汤、柴胡汤等12类方，每类在主方下列同类方，再在类方下附入相应条文，更加明晰易懂。

2.《金匮要略》的研究 与医家对《伤寒论》的关注度相比，《金匮要略》的研究略微逊色，但还是有一些颇有特色的研究著作出现。

清·徐彬的《金匮要略论注》（1671），注重脉证辨析，通过引经释义，阐发己见，试图揭示病证的发病规律。清代尤怡的《金匮要略心典》（1726），在编集前贤观点的基础上，结合己见，阐发原文经义，改正原文之误，删略后人增加内容，对经文注释审慎，不妄加批注，体现了作者严谨的治学态度。该书成为后世注释研究《金匮要略》的重要范本。日本人丹波元简的《金匮玉函要略辑义》（1806），广辑赵以德、徐彬、沈明宗、魏荔彤、尤怡、吴谦等医家注释，结合己见，利用乾嘉时期朴学的研究成果，校勘训释原文，对后世研究和考证《金匮要略》颇有影响。

（四）《神农本草经》的研究

《神农本草经》自成书流传早期有过多种传本，但南北朝之后，随着诸多综合性本草书籍的出现，原书逐渐失传。明清时期，随着考据学的发展，中医文献研究中尊经复古风气日盛，医药学界形成了辑复和研究《神农本草经》的高潮。国内外陆续有了不同的辑复本流传。最有代表性的辑复本有清代孙星衍的《神农本草经》（1799）4卷、顾观光的《神农本草经》（1844）4卷，日本森立之的《神农本草经》（1854）3卷（附序录1卷，考异1卷）。还有一批研究、注释《神农本草经》的著作，如明末缪希雍的《神农本草经疏》（1625），清代张志聪的《本草崇原》（1767）、张璐的《本经逢原》（1695）、姚球的《本草经解要》（1724）、徐大椿的《神农本草经百种录》（1736）、黄元御的《长沙药解》（1832）和《玉楸药解》（1861）等等，形成了一个以《神农本草经》为药学研究基础的本草研究流派。

二、本草学的集成

（一）《本草品汇精要》

《本草品汇精要》是明代唯一一部由政府组织编纂的本草学著作。明弘治年间（1488—1505）由太医院院判刘文泰主持编纂，成书于1505年，总计42卷，分为10部，收载药物1815种。该书成书后并未刊行，至清康熙三十九年（1700），清政府又命太医院吏目王道纯等重新绘录，并吸收了《本草纲目》中的部分内容，增补了约480条，从而续增了10卷。但此书在清代编成后也未刊行，直至1937年方始出版，故而对明清本草学的影响不大。该书列目详细，叙述精要，绘图考究，是继宋代《证类本草》之后的一部有价值的本草学专书。

（二）《本草纲目》

明代李时珍的《本草纲目》是整个中医药物学发展的巅峰之作。

李时珍（1518—1593），字东璧，晚年号濒湖山人，蕲州（今湖北蕲春县）人（图5-2）。出身于世医之家，祖父为铃医，父亲李言闻（号月池）为当地名医。李时珍自幼习儒，14岁曾中秀才，后3次乡试不第，在23岁时弃举子业而致力于医药。从嘉靖三十一年（1552）开始，历时27年，参阅800余种医药学文献，实地走访多地考察核实，三易书稿，于万历六年（1578）编纂成《本草纲目》52卷。此外，他还著有《濒湖脉学》（1564）、《奇经

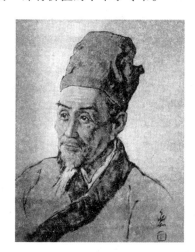

图5-2 李时珍

八脉考》（1572）等著作。

《本草纲目》的主要成就如下：

1. 集明以前本草学之大成　该书以《证类本草》为蓝本，搜罗药物"不厌详悉"，"书考八百余家"，结合实地考察与临证实践编纂而成。全书记载了1892种药物，除去《证类本草》的1518种药物外，新增374种药物，纠正了以往本草学中的错误，以药类方，载方达1万余首，另附药图1000余幅。该书集古代本草学之大成，对后世本草学产生了巨大影响。

2. 创立先进的药物分类方法　众多药物如无科学的分类方法统领将漫无头绪，李时珍本着"物以类聚，目随纲举"的宗旨，创立了"从微至巨""从贱至贵"的分类方法，将药物按照自然属性分为"水、火、土、金石、草、谷、菜、果、木、服器、虫、鳞、介、禽、兽、人"16部，以此为纲，各部下再分若干类目，纲目体系贯穿全书。这一分类方法与后来达尔文的生物进化分类方法暗契，在当时具有一定的先进性，实属可贵。

3. 科学地论述药物知识　李时珍在论述药物时，采用总名为纲，以释名、集解、正误、修治、气味、主治、发明、附方8项分析为目，对每味药物进行了详细的科学论述。特别是气味、主治、发明诸项，凝结着李时珍对医学、药学长期研究的心得，是对药物相关文献深入研究、考证和实际考察、临床应用经验的全面总结。

4. 丰富了古代自然科学知识　《本草纲目》不仅是一部药物学巨著，还是一部中国古代自然科学知识的百科全书。其中包含了人体生理、病理、疾病症状、卫生预防及植物学、动物学、矿物学、物理学、天文、气象等，如其第一次提出"脑为元神之府"的著名观点。

5. 保留了大量的古代医药文献　《本草纲目》还是一部中医药文献的资料库，李时珍在撰著过程中参阅了800余种相关文献，为后世保留了大量难得的古代医药文献，有些书籍早已亡佚，得益于该书的收载，使我们今天尚能见其一斑。

《本草纲目》自1596年刊刻行世后，屡经再版，影响深远，不仅在国内流传，还流传到朝鲜、日本等国，先后被翻译成日文、朝文、拉丁文、英文、法文和德文，其成就为世界所公认。

（三）《本草纲目拾遗》

清代赵学敏《本草纲目拾遗》（1765）是继《本草纲目》之后一部重要的本草著作。赵学敏（约1719—1805），字恕轩，号依吉，钱塘（今杭州）人。该书计10卷，载药921种，其中《本草纲目》未收载或叙述不清的药物达716种，编写体例仿《本草纲目》，除去"人部"，将"金石部"分开为"金部"和"石部"，又增加了"藤部"和"花部"。收载的新药中有冬虫夏草、鸦胆子等，还有一些外来药，如金鸡纳（金鸡纳皮）、日精草、香草等。该书对《本草纲目》的一些错误认识进行了补正。

（四）其他本草书籍

明清时期尚有其他一些有影响的本草著作，现将其作者及内容特点列表如下（表5-1）。

表5-1　明清时期其他本草著作一览表

书　名	成书年代	作　者	主要内容及特点
本草发挥	1384	徐用诚	载药270种，对金元时期医家有关本草的记述进行摘录整理，并结合己见予以发挥。明初医家多以该书为用药根据

NOTE

续表

书　名	成书年代	作　者	主要内容及特点
救荒本草	1406	朱　橚	收载供灾荒时食用的 414 种植物，包括植物的名称、产地、形态、加工烹饪的方法等，并绘有图谱。其中有 276 种为以往本草未载的
滇南本草	1476	兰　茂	收载具有滇南地区特色的药物 400 余种，其中土茯苓、川贝母等为首次记载，是一部很有特色和价值的地方性本草学专著
本草集要	1492	王　纶	上部总论，中部考证，下部按药物功效分为 12 门。这种按药物功效分类的方法，发展了陶弘景的通用药分类法
本草蒙筌	1565	陈嘉谟	载药 742 种，对药物的气味、产地、采集、加工、贮藏与治疗等进行了较为详细的叙述。其中关于药物的贮藏宜忌内容颇具参考价值。该书采用韵语对仗方式，便于诵记，切合"蒙筌"之意
炮炙大法	1622	缪希雍	以简明扼要的文字叙述了 400 余种药物的炮制方法、炮制所用材料及炮制后药物性质的变化等
本草述	1666	刘若金	载药约 490 种，在药物药性方面的讨论详于《本草纲目》
本草备要	1683（初刊），1694（增订再刊）	汪　昂	初刊时载药 402 种，后再刊增订为 479 种。选辑《本草纲目》内容，结合其他本草著作，深入浅出，便于诵读，为重要的本草普及读物
本草从新	1757	吴仪洛	载药 720 余种，是根据《本草备要》考订增补而成，增加了《本草备要》未收录药物，如太子参、西洋参等
植物名实图考	1848	吴其濬	收载药物 1700 余种，将药物分为 12 大类，对所载植物的名称、产地、品种、形态、性味、功用（侧重于药用价值）均做了详细的叙述并绘制植物原图

三、方书的编著

　　明清时期是中医方剂学理论成熟和规范的重要时期，也是简明实用方书和汤头歌括产生和普及的时期，其影响及于近现代。

　　（一）《普济方》

　　《普济方》由明藩王朱橚与教授滕硕、长史刘醇等编撰，成书于约永乐四年（1406）。原书 168 卷，因流传中部分散佚的原因，至清乾隆年间编纂《四库全书》时将其收录，改编为 426 卷，共 1960 论、2175 类、778 法，收方 61739 首，原本尚有插图 239 幅。书中不但收录了当时所能见到的各家方书，还收录了传记杂说及道藏佛典中的有关内容，保存了大量的古代医学文献，内容宏富，是我国古代最大的一部方书。明代李时珍在编著《本草纲目》时，引述该书颇多。

　　（二）《医方考》

　　与官修方书相比，民间方书走的是由博返约的实用型道路，从体例到内容更加注重方剂学本身的理论与实践的研究。《医方考》是注解方剂的代表性专著。

　　《医方考》（1584），作者吴崑（1552—1620?），号鹤皋，明代安徽歙县人。该书计 6 卷，收载方剂 540 首，按病证分为 72 门。每证之后，先述病因及选方范围，后叙方名、组成、剂量、适应证，最后着重进行方剂诠解，使医者既知方药组成之然，又晓方药配伍之所以然，实现了方书从以病证为核心向以方论为核心的转化。

　　（三）《古今名医方论》

　　《古今名医方论》的作者罗美，清代安徽歙县人，成书于康熙十四年（1675）。该书凡 4

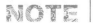

卷，收载历代常用重要方剂与自订方 150 余首，方论 200 余则。每方先载方名，次叙主治、组成、煎法和服法，最后附录名医有关论述，兼述己见。其后吴谦在编纂《医宗金鉴》时加以删补而成《删补名医方论》，进一步扩大了其对后世的影响。

（四）《医方集解》

《医方集解》为《本草备要》的作者汪昂的另一部著作，成书于康熙二十一年（1682），该书初刊时为 3 卷，收载正方 380 余首，附方 488 首。作者摒弃传统按照病证进行分类的模式，改按方剂功效进行门类划分，总计分为 21 门。每方多注明来源，书中也保留了一些古方书已佚而疗效显著的名方，如龙胆泻肝汤、金锁固精丸等。该书切合实际，方论精当，自刊行之后 300 余年间，多次复刊，版本多达几十种，深受医者欢迎，是中医方剂学定型规范的重要著作。

此外，还有明代施沛于 1640 年编撰的《祖剂》，共 4 卷，收载著名方剂 800 余首，其中论主方 70 首，附方 700 余首，详考方剂源流，并以一方源流为类进行注释和介绍。

清代赵学敏于 1759 年编撰《串雅》（又名《串雅内外编》，后世又将之分为《串雅内编》和《串雅外编》），是民间有效单方验方及走方医经验的汇集，所收方剂具有简、便、廉、验的特点，实用性较强。

第二节　中医临证各科的发展

一、内科

明清时期内科学得到空前的发展，有成就的医家和重要医学著作的数量大大超过前代。在对前代医家成就兼收并蓄的同时，医家们往往参以己见，形成了一大批总结性的内科医著。

（一）综合性内科著述

1. 王纶《明医杂著》（1502）　该书为集医学杂论及各科证治心得而成的内科著作。王氏学宗丹溪，但主张"宜专主《内经》而博观乎四子（仲景、河间、东垣、丹溪）"，提出了"外感法仲景，内伤法东垣，热病用河间，杂病用丹溪"的著名论断。对丹溪气、血、痰、郁说尤为推崇，总结提出气病四君、血病四物、痰病二陈、郁证越鞠为治病用药之大要。

2. 薛己《内科摘要》（1529）　该书是我国第一部以"内科"命名的医书。薛己（1487—1559），字新甫（亦作辛甫），号立斋，吴县（今属江苏苏州）人，为名医薛铠之子。幼承庭训习医，初为疡医，后以内科驰名，兼通妇、儿科。正德初年补为太医院院士，九年擢升为太医院御医，十四年又授予南京太医院院判。嘉靖九年以奉政大夫南京太医院院使致仕归里。一生著述甚多，除《内科摘要》一书外，尚著有《外科心法》《外科发挥》《外科枢要》《疬疡机要》《女科撮要》《正体类要》《口齿类要》《保婴撮要》等。《内科摘要》系以医话体例写成的诊治内科杂病的病案经验实录。薛氏推崇东垣之说，临证喜用补中益气汤加减化裁，温补脾胃，同时又承王冰、钱乙之学，重视肾与命门，脾肾合治，力主温补脾肾为养生及治疗所必须，从而确立了温补学派的学术思想基础。后世张介宾等均尊崇其说。

（二）虚劳血证专述

在明清内科著作中，还有一些论述专病的专著，集中于虚劳、痨瘵等病证。这些病证往往病程迁延，多年不愈，属于内科难治之证，故引起医家的重视。此类专著有：

1. 明·汪绮石《理虚元鉴》　该书成书于约1644年，是虚劳诸书中影响较大者，对虚劳病因治疗有独到认识。主张"六因""三本（肺、脾、肾）""二统（阳虚统于脾、阴虚统于肺）"之说，治疗以清润为主。前人治疗虚劳，多从补脾肾着手，而对于肺之病机论述未详；该书独于肺之病机详加讨论，并提出"清金保肺"的治疗大法。

2. 明·龚居中《痰火点雪》　又名《红炉点雪》，成书于1630年，是作者考校并汇辑《内经》以降诸家虚损论治精要，结合其临证心得撰写的诊治痨瘵的专著。

3. 明·胡慎柔《慎柔五书》　该书成书于约1636年。胡氏将虚损和痨瘵加以区别，各立专篇论述，治则以益水、清金、降火为主，培补脾胃以甘淡为法。

4. 清·吴澄《不居集》　该书成书于1739年。书中提出虚劳病因的外损学说，创立"解托""补托"治疗大法。书中总结了治疗虚损证十法，对虚劳中常见的嗽、热、痰、血四大证论述尤详。书中还详论了脾阴虚的诊治大法，并创立了多种治疗脾阴虚的方剂。该书成为现存内容最为丰富的有关虚损治疗的专书。

5. 清·王清任《医林改错》　该书成书于1830年，是一部论述脏腑结构和血证治疗的著作。作者王清任（1768—1831），又名全任，字勋臣，直隶省玉田（今河北省玉田县）人。其认为"业医诊病，当先明脏腑"，对"古人脏腑论及所绘之图中，立言处处自相矛盾"的现象深有感触。为此，其决意破除陋习，历尽艰辛，亲自到义冢、刑场中观察剖视尸体，了解人体脏腑结构，取得了大量的实体解剖经验，弄清了包括肺、胃、肝、胆、胰管、大网膜、视神经等的位置和功能，纠正了古书中一些解剖图谱的错误。这一举动在当时社会中，实属难得。

王清任重视人体气血的作用，尤其是对气虚气滞血瘀所致的病证论述详细，认为发热、腹痛及失眠等病证均与血瘀有关，并总结出了60余种气虚证和50种血瘀证。治则上主张理气活血化瘀，并提出分部治疗血瘀证的方法，创立了通窍活血汤、血府逐瘀汤、少腹逐瘀汤等名方。此外，又将这些活血化瘀方与清热解毒、助阳、祛风、通经、散寒、养阴等药物配伍，创立解毒活血、助阳活血、祛风活血诸方，为后世运用活血化瘀法治疗疑难病证开拓了新思路。

二、外伤科

明清时期是我国外伤科的重要发展时期，出现了多种外伤科专著和不同学术流派，在疾病的认识水平、辨证治疗方法等方面成就显著。

（一）外科

1. 内外兼治　陈实功是这一时期力主内外兼治的代表医家，代表作为《外科正宗》（1617）。陈实功（1555—1636），字毓仁，号若虚，崇川（今江苏南通）人。他认为"痈疽虽属外科，用药即同内伤""内之证或不及于其外，外之证必根于其内""治疮全赖脾土"。外治主张"使毒出为第一"，强调内服药与外治法兼施，外治常用腐蚀药，设计了一些去腐、排脓、扩创引流等简单有效的器械，使毒外出。书中还记载了多种外科手术方法，如痈疽的切开引流、鼻息肉摘除术、脓胸的穿刺排脓、死骨剔除术、咽部异物剔除术、气管及食管吻合术、截趾术，以及下颌关节脱臼手术复位等。对痔漏采用枯痔、洗痔、熏痔、脱管、挂线等一整套行之有效的外治方法。本书最早对颈部恶性肿瘤（失荣）的原发和转移进行了详细记载，对良性和恶性肿瘤的鉴别及是否手术有较正确的认识。该书对后世外科学的发展影响较大，清代《外科大成》《医宗金鉴》等多宗此书。

其他提倡内外兼治的还有祁坤的《外科大成》（1665）、顾世澄的《疡医大全》（1760）等。

2. 强调内治 王惟德是主张外科内治最有代表性的医家，代表作为《外科证治全生集》（1740）。王惟德，字洪绪，号林屋山人、定定子，吴县（今属江苏苏州）人。其把外科病证分为阴阳两类，认为"痈发六腑""疽发五脏"，两者发病机理不同，"红痈乃阳实之症，气血热而毒滞，白疽乃阴虚之症，气血寒而毒凝"，均以开腠理为要。主张以温通为治疗大法，于阴疽治疗首倡阳和汤解凝散寒，以及犀黄丸、醒消丸等，认为痈疽"以消为贵，以托为畏"，反对轻用刀针。

持外科内治观点的还有汪机的《外科理例》（1531）、高秉钧的《疡科心得集》（1805）等。

3. 外科专病 沈之问的《解围元薮》（1550）是最早的麻风病诊治专书。沈氏的祖父沈怡梅曾在福建、河北等地收集治疗麻风病的秘方，父亲沈艾轩有所补充，后经沈之问总结撰著成这部集麻风病病因、流行病学、证候、预防与治法方药于一体的麻风病专书。书中介绍了运用大枫子治疗麻风病的经验，纠正了以往认为多服大枫子将造成失明的错误观点。

梅毒病大约于15世纪或稍前从国外经广东传入内地，故而最早被称为"广疮"，后因其外观似杨梅，又改称"杨梅疮"。关于梅毒病的治疗，早在薛己的《外科发挥》（1528）中即有记载，书中列举了11个治疗梅毒病的案例，介绍了治疗梅毒病的常用方剂。后被汪机收录于其编辑的《外科理例》一书中。

陈司成《霉疮秘录》（1632）是较早的梅毒病专书。陈氏继承祖辈医业，认识到此病除由性传染外，还可间接传染遗传。书中记述了不同阶段的症状，提出用丹砂、雄黄等含砷药物进行治疗，这是世界医学史上最早应用砷剂治疗梅毒的记载。此外，书中还叙述了预防梅毒的方法。

（二）伤科

1. 薛己《正体类要》（1529） 该书介绍了正骨主治大法、仆伤治验、坠伤金伤治验及诸伤方药等，用药以补气血肝肾、行气和血为主。

2. 吴谦《医宗金鉴·正骨心法要旨》（1742） 该书较为系统地总结了清代以前的伤科经验，据《内经》等书有关骨度、经络理论，结合骨伤科临床，先论正骨手法及经义，总结归纳出骨折整复的摸、接、端、提、按、摩、推、拿八字手法，介绍内治杂证法，并附竹帘、夹板等器械图解，改进多种固定器具。全书图文并茂。

3. 江考卿《江氏伤科方书》（约1840） 江考卿以家藏《少林寺伤科秘方》为底本，结合自己的治疗经验，撰著成这部伤科专书。书中重视诊断，创立"三十六致命大穴"的诊断预后方法，根据受伤的不同部位将人体分为上、中、下三部进行治疗与施药，以提高疗效。书中还介绍了多种麻醉药物的使用。

明清时期外伤科中较有特色的还有高文晋的《外科图说》，该书绘有外科手术图谱，形象地描绘了多种外科疾病的好发部位及形态特点，并有数十种外科手术器械图，展示了清代手术器具。

三、妇产科

明清时期更多的医家关注妇产科，先后有 100 多种妇产专著，有的是在承袭前人妇产科基础上加以发展，也有的是根据家学及个人临证经验而撰著。

（一）承继 《妇人大全良方》 而有所发挥的著作

《妇人大全良方》是宋代陈自明撰著的一部影响较大的妇产科专著。明代医家在该书的基础上或重订或校注发挥，形成了一批新的妇产科著作。

1. 薛己《校注妇人良方》（1547） 该书对《妇人大全良方》进行重订，对原书的论述有较多的增删，并将陈无择、熊鳌峰二家的评论治法择要补入，在按语中发挥自己的学术主张，阐释病因病机，并增入大量个人临床验案；在治方部分，薛氏删去原书 600 余方，增入 260 余方；又增加了候苔、疮疡两门。薛氏在学术上注重脾肾，擅长温补，这一学术思想在《校注妇人良方》一书中也有体现。薛氏又将其自己的论述重加整理，分成 30 论，收入验案 183 则（多为《校注妇人良方》未录者），编成《女科撮要》2 卷，更加集中反映了薛氏自己的学术观点和临床经验。

2. 王肯堂《女科证治准绳》（1607） 该书由王氏广采前代 50 多位医家有关妇产科的论述，分门别类地综合有关妇产科的理论和治疗，结合自己的临床经验编撰而成。其中辑录薛己的《校注妇人良方》内容为主，收录了薛氏的附方，所引用的资料均注明出处。

3. 武之望《济阴纲目》（1620） 该书以王肯堂《女科证治准绳》为蓝本，删其杂证，增辑各家妇科精华，重加编次而成。《四库全书总目提要》评其"所分门类与《证治准绳》之女科相同，文亦全相因袭，非别有所发明，盖即王肯堂书，加以评释圈点，以便检阅耳"。实际上《济阴纲目》内容较《女科证治准绳》更为丰富，近年有研究者考察，书中武氏自撰医论、附案及按语，以及新增的 1000 余首方剂等，应为武氏增补内容。

（二）其他著述

1. 万全《万氏妇人科》（约 1549） 该书是明代较有特色的妇科专书。万全（1499—1582），字密斋，湖北罗田人。万氏三世业医，本人医术精湛，生平著述颇多。该书分为调经、崩漏、种子、胎前、产后和保产良方等六部分，论述了 90 余种妇产科常见病证，其中不少内容来自家传和个人实践经验，所列方药多为万氏家传秘方和作者多年临证经验方，简明实用，并附有验案。其提出"调经专以理气补心脾为主，胎前专以清热补脾为主，产后专以补气血行滞为主"的主张，对后世影响较大。万氏的妇产科学术思想和经验，深得后世医家推崇。明代王肯堂、张景岳、武之望，清代沈金鳌等，均在著作中多处摘引万氏的学术观点。万氏还著有《广嗣纪要》16 卷，着重讨论了嗣育胎产问题。认为不孕症治除用药调补元气、去疾治疗外，还应重视起居、身心调摄并选择"的候"（排卵期）同房，以利受孕。书中还首次记述了女子先天生理缺陷而致不孕的"五不女"。该书可作为《万氏妇人科》的补充。

2. 傅山《傅青主女科》（1827） 该书是清代别具特色的妇产科专书。傅山（1607—1684），初字青竹，后改青主，号公之它、朱衣道人等，山西阳曲（今太原）人。他博涉经史百家，工于诗文书画，擅医（图 5-3、图 5-4）。该书分女科上、下卷，产后编上、下卷，详细论述了带下、血崩、种子、妊娠、正产、小产、难产等病证。全书 162 首方（除去种子、鬼胎方），处方药味精练，理法严谨，创制妇科临床常用名方完带汤、易黄汤、清经散、两地汤等，用药简易平和，诚如祁尔诚对该书的评价："谈证不落古人窠臼，制方不失古人准绳，用药纯和，无一峻品，辨证详明，一目了然。"书中论述多出傅氏见解，如提出"带下俱是湿证"，对妇科"肝郁"辨证立论别有新意，认为肝郁与肝血的亏损有关，解郁慎用辛燥而重在"养阴血，健脾气"等，为女科郁证的治疗另辟蹊径。傅氏不轻用攻药，主张攻补兼施，合理照顾妇科气血易于亏损的特点，喜用平肝和胃理脾的治疗方法，尤擅以"生化汤"治疗产后诸疾，加减变化多达30余种。

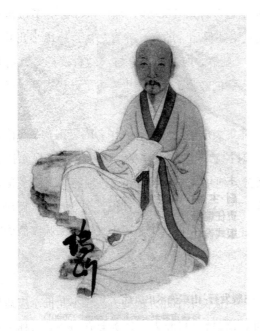
图 5-3　傅山画像

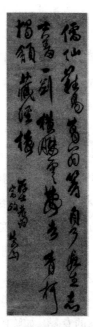
图 5-4　傅山草书

3. 亟斋居士《达生篇》（1715）　该书是专论产科的著作。"达生"即顺产之义。全书内容包括临产、保胎、小产、产后等。强调胎产是天地自然之理，不应过分人为干预，力戒强行催生导产，以免带来不良后果。在西医产科传入实施之前，本书是流传最广的一部简要通俗实用的产科书，先后刊行版本达 130 余种，为历代妇产科著作之最。近代产科临床虽逐渐被西医取代，但书中有关保胎、产后调养及对一些产后病的处理等内容，特别是其主张产妇在临产时应注意"睡、忍痛、慢临盆"的六字诀，很有可取之处。

四、儿科

明清儿科名家，不少具有家传的特点，如薛氏父子，万全数世家传，夏鼎两代济人七十余年。这些数代专长儿科的医家，对于积累专科经验有着重要意义。

明清天花痘疹流行，引起医家重视，已经认识到天花是由"天行疫疬之气"引发，纠正了以往认为是"胎毒"所致的错误观点。并对"痘""疹"从诊断上加以鉴别，一些医家甚至专攻痘疹，使其成为儿科的分支学科，有关痘疹的专书达 120 余种，占儿科专著半数以上，足见医家对痘疹的重视。

对于儿科理论，这一时期也有新的认识与发展。如对小儿为"纯阳"之体说，薛己、张景岳、吴鞠通等提出了不同的看法，如吴氏提出"稚阳未充，稚阴未长"的观点，反对以往认为小儿为纯阳无阴，主张小儿多热，治疗多用寒凉药物的错误观点。又如对于痘、疹、惊、疳等儿科常见病的防治较前人有了较大的进步，如"惊风"，由早期名为"惊痫"逐渐分为惊风、癫痫、惊悸三证，到后来"惊风"又分作"急惊"和"慢惊"，体现了认识的不断深化。

（一）儿科专著

万全总结祖辈及自己的医疗经验，编撰成《万密斋医书十种》，其中儿科著作 5 种。在小儿喂养、调护、疾病的预防，养胎，新生儿断脐、拭口、预防脐风等方面都有精辟论述。《幼科发挥》首论小儿生长发育、诊断证候，重点按五脏论病，载有 75 个儿科常用方剂。万氏受钱乙影响，提倡五脏辨证，按五脏分别论述多种儿科疾病的诊治。《片玉心书》概括了小儿养护、诊治及用药禁忌。《育婴秘诀》重点论述保胎、胎养、养育之法，提出小儿肝常有余、脾常不足、肾常虚、心多热、肺娇易受邪等见解。两书的内容与《幼科发挥》互有侧重，可作参考。诸书记载万氏家传三世治疗儿科疾病的经验，以祖传十三方最具代表性。强调五脏以胃气为本，注重调理脾胃。

陈复正《幼幼集成》（1750）是一部集大成的儿科专著。作者陈复正，字飞霞，清乾隆时广东罗浮山道人。陈氏重视"胎禀"，对护胎叙述较为详尽。治疗主张"保元扶正、慎施攻伐"，以"顾护元气，扶补脾胃"为要务。他从"小儿脏腑未充，则药物不能多受"的观点出发，创立了不少适合小儿的外治法，如按摩、热敷、贴药、针挑、刮痧、磁锋砭法、吹药、蜜导等，尤其是力倡小儿灸法，对儿科急症治疗有积极意义。对于虎口三关脉纹的诊断标准进行了归纳与定性，即"浮沉分表里，红紫辨寒热，淡滞定虚实"。

（二）小儿推拿

医家针对小儿不善内服药物的特点，积极探求小儿外治的方法，小儿推拿应运而生，出现了多种小儿推拿的专著。如陈氏《小儿按摩经》（后收入《针灸大成》）、龚云林《小儿推拿秘旨》、周于蕃《小儿推拿秘诀》等，形成了较为系统的小儿推拿体系。其中《小儿推拿秘诀》影响较大。书中将多种推拿手法归纳为按、摩、掐、揉、推、运、搓、摇八法，深得后世推崇。清代钱汝明、张振鋆等的小儿推拿著作均以此为基础修订、增补而成。清代《小儿推拿广意》为流传较广的一部小儿推拿专著，对前人有关推拿的论述和经验进行了一次较全面的总结。

五、五官科

（一）眼科

明清是中医眼科学理论成熟时期，现存的中医眼科专著主要成书于这一时期。如《眼科龙木论》《银海精微》《原机启微》《杂病证治准绳·七窍门》《审视瑶函》《目经大成》《银海指南》等。其中较有代表性的是《杂病证治准绳·七窍门》和《审视瑶函》。它们使眼科专书的内容结构，特别是有关医论、病名、症状、治疗趋于定型。

1. 王肯堂《杂病证治准绳·七窍门》（1602） 该书是在总结前代理论的基础上，对内眼结构如神膏（玻璃体）、神水（房水）、神光（视功能）的形质和功能均有论述，弥补了前人在内眼认识上的不足。列眼病 178 证，较《眼科龙木论》的 72 证和《银海精微》的 80 证增加了一倍以上，且多为后世所沿用，其中尤以对黑睛、内眼和眼外伤等病证的认识有较高水平。如"凝脂翳""蟹睛（虹膜脱出）""云雾移睛""视瞻昏渺""黄油证（睑裂斑）"等，首载

"视赤如白"证等。其后《张氏医通》中有关眼科方面的内容及《审视瑶函》等主要以此书为基础。

2. 傅仁宇、傅维藩《审视瑶函》（1644） 又名《眼科大全》，是一部总结性的眼科专著，承袭了《证治准绳》眼科的基础，博采精辑，承前启后，成为最有影响的眼科著作之一。后世一些眼科专著多与其有关。书中医论切中时弊，对眼科理论、辨证方法和用药心得等均有阐发。全书296方，部分为傅氏自制，如驱风散热饮子、坠血明目饮、正容汤等，迄今仍为眼科名方。书中对眼科针灸、针拨内障、割胬肉攀睛等手术及眼药的制备等都较前代有更详细的介绍。

3. 黄庭镜《目经大成》（1741） 该书共三卷，卷一列论，卷二考症，卷三类方。该书对金针拨障术的进针部位、操作步骤、金针制作、手术适应证的选择等有重要贡献，对眼科病证"黄液上冲""胬肉攀睛""流金凌木"等证的修正补充较多。

（二）耳鼻咽喉科

明清以前，耳鼻咽喉疾病内容主要记载于方书、外科及综合类著作之中。薛己编撰的《口齿类要》是最早的有关咽喉口齿科的专书，其后有《咽喉脉证通论》，但大量喉科专著还是产生于清代。明清医家对于口腔疾患多以火热立论，外治器具的使用增多。

明代薛己的《口齿类要》涉及口齿咽喉、舌、唇、耳及皮肤病共12类。每证均先叙生理、经络联属，次及病机，后附治验医案，卷末附方。薛氏重视脾胃不足对口齿疾患的影响，治疗多用补中益气汤、归脾汤、六味丸、八味丸等温补方。

乾隆年间，因喉痧、白喉流行，尤以白喉最为猖獗，著名喉科专著《喉科指掌》《重楼玉钥》成书，专论疫喉的著作还有《白喉阐微》《疫痧草》《白喉全生集》《白喉忌表抉微》《痧喉正义》《白喉条辨》等，其中影响和成就最大的是《重楼玉钥》。

《重楼玉钥》著者郑宏纲（1727—1787），字纪元，号梅涧，安徽歙县人。其父郑于丰得福建籍道士黄明生亲传，由此以喉科传世，后世称"南园郑氏喉科"。撰《重楼玉钥》（1838），后经同里方成培及其子郑承瀚增订刊行。书中简要地介绍了咽喉部解剖生理，着重论述了白喉、烂喉痧等急性疫喉的证治预后。如"喉间起元白如腐一症，其害甚速。乾隆四十年前无是症，即有亦少。自二十年来，患此症者甚多，惟小儿尤甚，且多传染，一经误治，遂至不救，虽属疫气为患，究医者之过者也……经治之外，不外肺肾，总要养阴清肺，兼辛凉而散为主"。书中详细分辨了喉症表里虚实的诊断鉴别，附方养阴清肺汤为治疗喉症的著名方剂。此外，本书对针灸在咽喉疾病治疗中的运用做了专门论述，是一部切合实用的喉科医籍。其子承瀚，确立喉科"金从水养"治法。

六、针灸科

明清出现了不少对针灸文献进行总结汇编的著作，也有一些专论经络腧穴的著作，如徐春甫的《经穴发明》、李时珍的《奇经八脉考》等。综合性医书如楼英的《医学纲目》、朱橚的《普济方》、张景岳的《类经图翼》等，其中也包括一些重要的针灸学内容，有些方面的成就甚至超过针灸专书。明代医家重视对针刺手法的研究，形成了多种复式补泻手法，并围绕手法开展学术争鸣，按时取穴的歌赋达数十种。清代灸疗有较大发展，出现多种"太乙神针"（实为灸疗）著作。特别是应用各种药物制成大艾炷，灸法从艾炷的烧灼灸法向用艾的温热灸法发展，其后又在艾卷中加入药物，辨证施灸。对于历代不属于经穴的针刺部位进行整理，形成经外"奇穴"。明清出现大量针灸歌赋和简便易行的灸法，清代针灸文献趋于篇幅短小、简明通俗等，均为针灸学普及倾向的表现。

明代徐凤《针灸大全》内容主要集录他书，如《医经小学》《针灸资生经》等，仅"标幽赋注""同身折量法""子午流注法"三篇由其编撰或注解。

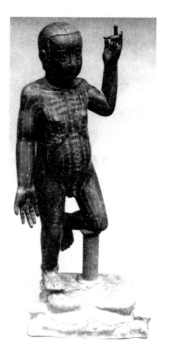

图 5－5　明代针灸铜人

高武（16世纪初），字梅孤，鄞县（今属浙江宁波）人。通天文、乐律、兵法，嘉靖年间考中武举。晚年潜心医学，尤精于针灸。曾设计铸造男、女、儿童铜人各一座，以作为定穴标准（图 5－5）。所著《针灸节要聚英》系《针灸节要》（1529）和《针灸聚英》的合刊本，初刻于明嘉靖十六年（1537）。前者节录《内经》和《难经本义》中有关针灸论述类编而成，高氏先辑此以溯源；后者是汇编性的针灸著作，引录文献丰富，以穷学术之流。此书有关腧穴主治证的内容有较高学术价值，是汉代《明堂经》之后对腧穴主治证的又一次全面总结。

明代杨继洲原著、靳贤重编的《针灸大成》（1601）是明清内容最为丰富、影响最大的针灸著作。杨济时（1522—1620），字继洲，三衢（今浙江衢州）人。祖父曾任职太医院。继洲由儒入医，于嘉靖、隆庆、万历三朝任医官达 46 年，医迹遍及闽、苏、冀、鲁、豫、晋等地。此书是靳贤在杨继洲祖传《玄机秘要》一书的基础上补辑重编而成，全面总结了明以前针灸学经验，选穴简要，重视补泻手法，有关针刺手法的内容十分丰富，且兼及导引、按摩和药物治疗。此书全部或部分内容被译成法、德、英、日等文字在国外流传。

清代中期以后，统治者以"针刺、火灸，究非奉君之所宜"，于 1822 年下令"太医院针灸一科，着永远停止"，使针灸疗法的发展受到较大的冲击，但民间仍广泛应用。

七、人痘术的发明、外传与牛痘术东来

（一）人痘术的发明

"天花"是人类最为猖獗的传染病之一，早在晋代葛洪所撰的《肘后备急方》中即有世界医学史上最早有关天花的证候描述与认识，呼为"虏疮"。中国人民很早就有与天花进行斗争的历史。至明代，我国民间即发明了人痘接种术来预防天花。朱纯嘏在《痘疹定论》一书中记载宋仁（真）宗时峨眉山人曾为丞相王旦之子种痘成功。较为可信的资料是 1727 年俞茂鲲《痘科金镜赋集解》中的记载："又闻种痘法起于明朝隆庆年间（1567—1572）宁国府太平县，姓氏失考，得之异人丹家之传，由此蔓延天下，至今种花者，宁国人居多。"此说在 1741 年张琰所撰的《种痘新书》中有时间相近的旁证支持。因此，可以断定，我国预防天花的人痘接种术，最迟在 16 世纪就已经开始普及了。

种痘法清初在康熙的支持下得到更大范围的推广。据《痘疹定论》记载，康熙年间，朱纯嘏、陈滢祥不但为"皇子孙"种痘皆愈，而且还到蒙古科尔沁、鄂尔多斯等地治痘及为诸

藩子女种痘。康熙在《庭训格言》中对自己推广此术的决心和所获效果之得意溢于言表，"凡所种皆得善愈"，"遂全此千万人之生者，岂偶然耶"，可见此术当时已成为控制天花最有效的办法。乾隆年间，《医宗金鉴》有《幼科种痘心法要旨》1卷，种痘术从此在全国更加普及推广。

根据《张氏医通》及《医宗金鉴》的记载，当时人痘接种法有以下不同形式：

1. 痘衣法　将天花患者的贴身内衣穿在未患病者的身上，以冀传染接种。由于此时内衣上所吸附的疱疹浆液的量无法控制，且此时天花病毒的毒力最强，故而很容易让未患病穿衣者患上重度天花而致种痘成功率不高。

2. 鼻苗法　即是将痘苗放置于鼻腔中的接种方法。依据痘苗的不同将其分为以下3种：

（1）痘浆法　用棉花蘸取天花患者疱疹的浆液，然后放置于未患天花者的鼻腔内，使其感染轻度天花并获得免疫力。但传染后往往症状较重，后被淘汰。

（2）旱苗法　取痊愈期天花患者的痘痂研细，用银管吹入患者鼻腔内，其法难于掌握，故可靠性不高。

（3）水苗法　把上述研细的痘痂用水调匀，再用棉花蘸后塞入未患者的鼻腔内，另以红线系之，以免被吸入或咽下，6个时辰后取出。此法最为安全可靠，"为种痘之最优者"。

痘浆法、旱苗法和水苗法从应用途径来讲均为鼻苗法，而从对痘浆或痘痂的处理方法来讲又都为"生苗法"，亦被称为"时苗法"。这种用"生苗"或"时苗"接种所出之痘，因症状较重，颇多危险。鉴于此，后来医者把患者痘痂研粉为"种苗"，递相传种，精加选炼，以此减低毒性，更加安全，谓之"熟苗"。即通过对菌种的选择、保存、培养，产生最可靠最安全的苗种"丹苗"，以保证人痘接种安全有效，据载，当时成功率可达95%以上。人痘接种术最先在中国发明，为预防"天花"做出了重要贡献，成为世界免疫学的先驱（图5-6、图5-7）。

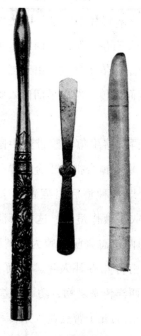

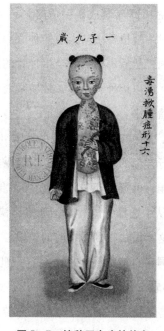

图5-6　人痘接种的工具　　　　　　图5-7　接种了人痘的幼童

NOTE

（二）人痘术外传与牛痘术东来

中国的人痘术至清代初期，引起了外国人的注意与效仿。他们派人前来中国学习这种接种术，在 17 ~ 18 世纪传至欧洲。18 世纪末，英国的琴纳在此技术的启发下发明了牛痘术。至 19 世纪初，牛痘术由欧洲的传教士医生们带到中国并在我国传播，至此，我国形成了人痘术和牛痘术并存的局面。

1. 人痘术的外传　1688 年，俄罗斯派人到中国学习人痘接种术，这是文献记载的最先派学生到中国学习种痘的国家。1721 年，英国驻土耳其公使夫人蒙塔古（M. Montague，1689—1762）在君士坦丁堡学会种人痘，并将这种方法带回英国，以后人痘术又从英国传到欧洲大陆，甚至越过大西洋传到美洲。18 世纪后半期，人痘接种法在上述地区已普遍施行，并且出现了专门以种人痘为职业的医生（当时种人痘者不一定都是医生）。法国哲学家伏尔泰对此曾给予高度的评价，他在《哲学通信》中写道：“我听说一百年来，中国人一直就有这种习惯（指种人痘）。这是被认为全世界最聪明、最讲礼貌的一个民族的伟大先例和榜样。”

1744 年，中国医生李仁山到达日本长崎，将中国的人痘接种术首次带到日本。1763 年，在朝鲜人李慕庵的信札中记载了中国的人痘接种术。1790 年，朝鲜派使者朴斋家、朴凌洋到中国京城，回国时带走大型医学全书《医宗金鉴》，后来，朴斋家指派一乡吏按照其中《幼科种痘心法要旨》的方法试种人痘，获得成功。

2. 牛痘术的东来　18 世纪末，在中国人痘术的基础上，英国人琴纳（E. Jenner，又译贞纳，1749—1823）发明了牛痘术。1796 年 5 月 14 日，琴纳首次从一名患牛痘的挤奶女孩子手上，将痘浆接种到一个 8 岁的正常男孩的手臂上，使这个男孩获得了天花的免疫力。牛痘接种术发明成功后在欧洲开始推广和实施。

1805 年，东印度公司外科医生皮尔逊（Alexander Pearson）来到澳门行医，将牛痘术带到了中国，并著有《英吉利国新出种痘奇书》。他培养了几名中国助手帮他种痘，其中一位叫邱熺，后者曾在 1817 年著成《引痘略》一书，以中医理论来解释牛痘术，以便牛痘术能为更多人接受。当时牛痘接种法与人痘接种法一样，必须首先要有牛痘浆液，西洋医生将牛痘浆液从西方带到中国，然后再将第一个接种者的浆液种给下一个，依次延续。由于当时中国人对牛痘术抱有怀疑，所以接种者不多，致使浆液种苗不能延续而失传。所以早期传入中国的牛痘术没能很好地传播开来。

1810 年，另一个洋商剌佛从小吕宋（今菲律宾）再次将牛痘种浆带到中国，这一次他得到广东十三行洋商的支持。洋行商人伍秉鉴、潘有度、卢观恒合捐数千金于洋行会馆，委托邱熺种痘。在洋行的资助下，邱熺实行“果金”制度，即凡种痘后出痘者回来复诊时均发给“果金”，以从中选择身体健康、疱浆饱满的小孩，抽取浆液作痘种，这样保证了痘苗源源不绝。邱熺的这一做法收到了空前的效果，为此，当年的两广总督阮元曾为邱熺题诗赞曰：“阿芙蓉毒流中国，力禁犹愁禁未全。若把此丹传各省，稍将儿寿补人年。”“阿芙蓉”是鸦片，“丹”指牛痘苗，阮元将两者相提并论，意在感慨同为西洋传来之物，功罪相差却如此之远。

由于牛痘术稳定有效，于是从广东传遍了全国。邱熺的儿子曾受邀入京传种痘术，广东人曾望颜也在北京南海会馆设京师牛痘局，免费为人接种牛痘。自牛痘传入我国至 1949 年，人痘术与牛痘术在我国长期并存，共同起着预防天花的作用。

第三节　温病学说的形成与发展

外感热病，尤其是各种传染性疾病一直是威胁人类健康和生命安全的大敌，也是中国古代医学历来予以高度关注的研究对象。根据感受邪气性质的不同，古代医家将外感四时温热邪气所引起的、以发热为主要临床特征的多种急性热病统称为温病。温病的概念实际上涵盖了现代传染性与非传染性两大类疾病，而以前者居多，其中传染性强、引起大流行者，古代常称之为温疫。有关温病的论述，虽可追溯到战国秦汉时期，但直至晋唐，大体上仍未脱出广义伤寒的范畴。经宋金元医家的研究与实践，温病学呈现出独立发展的趋势。明清医家对温病学的形成发展做出了重大贡献，在中国古代医学史上写下了富有创新色彩的一页。

一、明代以前对温病的认识

先秦两汉时期对于温病的认识，主要反映在《素问》《难经》《伤寒论》等早期医学著作中。《素问·生气通天论》有"冬伤于寒，春必病温"的论断。《难经·五十八难》称"伤寒有五，有中风，有伤寒，有湿温，有热病，有温病，其所苦各不同"，明确提出温病名称，且对后世温病分类的思想有所启发。《伤寒论》称"太阳病，发热而渴，不恶寒者，为温病"，并创用清热诸方，为后世的温病治疗学奠定了基础。需要指出的是，汉代以前的医学经典虽已对温病有所认识，但均将其视为广义"伤寒"的一部分，而非独立于伤寒之外的疾病。

晋唐医学著作中对于温病的讨论更多。葛洪《肘后备急方》列有"治伤寒时气温病方"专篇，记载了不少有关温病、疫病的内容。隋代《诸病源候论》列举"温病诸候凡三十四论""疫疠病诸候凡三论"及"疟病""黄病"等病候，就温病病因提出了"乖戾之气"的概念，明确指出温病具有"转相染易"的发病特点，对于后世温病学说的形成与发展影响深远。唐代的《千金方》《外台秘要》收录了相当数量的温病防治方法，为后世温病治疗学所吸收或借鉴，如《备急千金要方》中记载的"犀角地黄汤"，至今仍是温病治疗中凉血散血的代表方剂。

战国至隋唐，有关温病的记载散见于各代医著中，对温病的认识也在积累中日益丰富，但尚未脱离伤寒的范畴。这一时期通常被称为温病学发展的萌芽阶段。

宋金元时期，医家对温病的认识趋于深入。宋代庞安时在《伤寒总病论·上苏子瞻端明辨伤寒论书》中指出："四种温病，败坏之候，自王叔和后，鲜有明然详辨者，故医家一例作伤寒行汗下……温病若作伤寒行汗下必死"，提示伤寒与温病治法大异，开后世寒、温分治之先声。宋代郭雍《仲景伤寒补亡论》称"冬伤于寒，至春发者，谓之温病；冬不伤寒而春自感风寒温气而病者，亦谓之温；及春有非节之气，中人为疫者，亦谓之温"，已不拘泥于《素问》"冬伤于寒，春必病温"的成说，为后世温病学中新感、伏邪说之导源。金代刘完素主张"六气皆能化火"。马宗素在《刘河间伤寒医鉴》中引用刘氏的话说："六经传受，自浅至深，皆是热证，非有阴寒之证。"刘完素力主以寒凉清热之法治疗外感热病，成为温病学发展史上的一个重大转折，其所创双解散、防风通圣散、六一散等后世均称名方。刘完素因此被誉为温病学说的奠基人之一。元末明初，王履在《医经溯洄集》中明确反对"以温病、热病混称伤寒"，认为温疟、风温、温毒、温疫等病"决不可以伤寒六经病诸方通治也"，"伤寒即发于天令寒冷之时，而寒邪在表闭其腠理，故非辛甘温之剂不足以散之……温病、热病后发于天令喧热之时，佛热自内而达于外，郁其腠理，无寒在表，故非辛凉或苦寒或酸苦之剂不足以解之"。王履的观点是温病学思想开始从伤寒学体系中剥离出来的重要转折点。清代吴瑭称他"始能脱却伤寒，辨证温病"。近代谢诵穆在《温病论衡》中评论道："后世言温病，皆谓刘河间始有温病之治法，然河间但论表热里热之理，其意指伤寒而言。惟安道《溯洄集》，始大张旗鼓，谓伤寒与温病殊类，其施治不得相混，故温病学说之承先启后，安道实为一大枢纽。"

自宋至元，温病学在概念、治疗方法和方药等方面都有新的重大发展，逐渐从伤寒学中分化出来，为日后自成体系打下了基础。此一时期通常称作温病学说的成长阶段。

明清两代是温病学说形成、发展的重要时期。明清之际传染病的肆虐成为医学理论和技术创新的直接推动力。数百年来对温病的理论思考和临床实践，经过明清医家的创造性工作，凝结成新的理论成果。明朝末年，中国第一部疫病学专著——《温疫论》问世，成为温病学说及温病学派创立的标志。此后，温病学派名家辈出，著述日丰，成为17世纪以后中国医学界最具活力和影响力的流派。

二、吴有性与《温疫论》

吴有性，字又可，吴县（今属江苏苏州）人，生活于明末清初，生卒年待考，《清史稿》有传。关于《温疫论》的成书，吴有性在自序中记道："崇祯辛巳疫气流行，山东、浙省、南北两直，感者尤多。至五六月益甚，或至阖门传染。始发之际，时师误以伤寒法治之，未尝见其不殆也……嗟夫！守古法不合今病，以今病简古书，原无明论，是以投剂不效。"可知吴有性是在兵荒马乱的大疫之年、生活在疫区的一位民间医生。他有感于温疫肆虐，既有的医学理论和方法难以奏效，出于医生的责任感发愤研究著书立说。《温疫论》完成于崇祯十五年（1642）秋，此时距明朝灭亡不足两年时间。

《温疫论》文风质朴，不甚诠次，似随笔记录而成，但其见解独到精辟，非同凡响。该书对温病学的主要贡献可归纳为以下三个方面：

1. 病因学　《温疫论》在病因学方面倡戾气之说，对疫病病因提出伟大创见。戾气病因说的要点如下：

首先，作者提出戾气是自然存在的无形病原。在《温疫论》中，戾气有杂气、疫气、异气、疠气等别称。不同名称含义略有差异，然均是指自然界客观存在、无具象可测的一类特殊致病因素。《伤寒例正误》讲道："戾气者，非寒非暑，非暖非凉，亦非四时交错之气，乃天地别有一种戾气，多见于兵荒之岁，间岁亦有之，但不甚耳。"《温疫论》言此气"无所可求，无象可见"，"其来无时，其着无方"，"来而不知，感而不觉"，与前人所谓六气、时气、伏气、瘴气等均有质的区别。

其次，作者指出戾气具有多样性，致病具有特异性。"寒热温凉，四时之气往来可觉。至于山岚瘴气、岭南毒雾，咸得地之浊气，犹或可察。而唯天地之杂气，种种不一。"杂气"为病种种，是知气之不一也"。"六气有限，现在可测。杂气无穷，茫然不可测也。"这些议论均为阐明戾气本身的多样性。与此相关联，不同种类的戾气会选择性地侵犯某些生物种群或人的特定器官，造成特异性的疾病。吴有性观察到不同物种均有疫病。除人间疫病外，尚有牛瘟、羊瘟、鸡瘟、鸭瘟等，"然牛病而羊不病，鸡病而鸭不病，人病而禽兽不病。究其所伤不同，因其气各异也"。这种特异性，即使单就人间传播的疫病而言，也是存在的。"盖当其时，适有某气专入某脏腑经络，专发为某病，故众人之病相同，非关脏腑经络或为之证也，不可以年岁四时为拘。"戾气的多样性与其致病的特异性本是一体之两面，强调前者旨在破除局限于六气的病因学旧说，分析后者则是为阐明纷繁复杂的疫病现象，综合两者，即可发现不同戾气与不同疫病之间的某种对应关系，《温疫论·论气所伤不同》将其精辟地概括为"有是气则有是病"。

再次，作者认为戾气是疫病及多种杂证的真实病因。《温疫论·序》开宗明义地指出："夫温疫之为病，非风、非寒，非暑，非湿，乃天地间别有一种异气所感。其传有九，此治疫紧要关节。奈何自古迄今，从未有发明者。"又说："夫阴晴旱潦之不测，寒暑损益安可以为拘？此天地四时之常事，未必为疫。夫疫者，感天地之戾气也。"书中围绕疫病病因展开多方面的论证，指出既有的六气说、伏气说、时行之气说等均不能在解释临床现象时自圆其说，因而都未能揭示疫病的真实病因。书中还进一步指出，戾气导致的许多疾病往往被人们误认为六气所致，如误认为"风"的大麻风、鹤膝风、历节风、肠风、疠风，误认为"暑"的霍乱吐泻、疟痢暴注、绞肠痧，误认为"火"的疔疮、发背、痈疽、流注、流火、丹毒及发斑、痘疹之类，实际上皆由戾气引起。"杂气为病最多，然举世皆误认为六气……盖因诸气来而不知，感而不觉，惟向风寒暑湿所见之气求之。既已错认病原，未免误投他药。"这些见解，特别是破除千百年来"火"邪旧说，将疔疮、痘疹等外科感染性疾病归因于戾气，堪称振聋发聩。

2. 发病学　《温疫论》在发病学方面，创造性地阐述了疫病的发病特点、感染途径和传播规律。

作者指出了疫病有传染性。在《辨明伤寒时疫》篇中明确使用了传染的概念，指出："伤寒不传染于人，时疫能传染于人。""大约病遍于一方，延门阖户，众人相同，皆时行之气，即杂气为病也"（《杂气论》）。"此气之来，无论老少强弱，触之者即病"（《原病》）。

邪气从口鼻而入，伏于膜原。在《辨明伤寒时疫》篇中指出："伤寒之邪，自毫窍而入；时疫之邪，自口鼻而入。""邪从口鼻而入，则其所客，内不在脏腑，外不在经络，舍于夹脊之内，去表不远，附近于胃，乃表里之分解，是为半表半里，即《针经》所谓横连膜原是也。"与伤寒的六经传变相对，书中提出了温疫的九种传变方式。邪伏膜原的假说后世存有争议，但邪从口鼻而入的观点几乎为后世所有温病学家所采纳。且该书径指《伤寒论》体系中由表入里、循经传变的规律不适用于温疫，并敏锐地洞察到消化道和呼吸道是疫病传染的最常见途径，实属难能可贵。

吴有性注意到，感邪至发病之间可有潜伏期，是否发病与正气盛衰、邪气强弱有关。他认为感受戾气的患者有"感而即发"和"久而后发"两种情况。《原病》分析道："凡人口鼻之气，通乎天气。本气充满，邪不易入。本气适逢亏欠，呼吸之间，外邪因而乘之……若其年气来之厉，不论强弱，正气稍衰者，触之即病，则又不拘于此矣。其感之深者，中而即发；感之浅者，邪不胜正，未能顿发。"

吴有性还指出，疫病传播有散发与大流行之别，且与病邪毒力有关。《原病》篇指出，戾气致病具有时间性和地域性，即"在岁运有多寡，在方隅有厚薄，在四时有盛衰"。《论气盛衰》篇则说："其年疫气盛行，所患者众，最能传染，即童辈皆知其为疫。至于微疫，似觉无有。盖毒气所钟有厚薄也。其年疫气衰少，里阎所患者不过几人，且不能传染。"尽管书中没有明确提出与"潜伏期""散发""大流行"相似的名词，但就内涵而言，这些概念已经隐含其中。

3. 治疗学　《温疫论》在治疗学方面，创立了一些区别于伤寒、适用于温疫的治疗原则。

由于温病学说从《伤寒论》建立的热病学体系中脱胎而来，而且当时的临床医生最为困惑的莫过于伤寒与温病的区分，因此，《温疫论》对于温疫与伤寒在治疗原则上的差异进行了多方面的探讨，针对温病的特点创立了一些《伤寒论》所没有的治疗原则。其中比较重要的有"客邪贵乎早逐"，主张对温疫患者早期应用下法，必要时可反复应用，"数日之法，一日行之"；温疫初起，不用辛温发汗，亦不用双解法，而是"开达膜原"，且自创名方达原饮，为后世医家所重。此外，更有"伤寒解以发汗，时疫解以战汗；伤寒发斑则病笃，时疫发斑则病衰……伤寒初起，以发表为主；时疫初起，以疏利为主"等论，均卓有见地。吴有性甚至设想，倘若能彻底了解戾气的实质，从而发现反制此气的特殊物质，就有可能找到"一病一药"的特效疗法。在《温疫论·论气所伤不同》一篇中，他不无感慨地谈到："气即是物，物即是气。知气可以制物，则知物之可以制气矣。夫物之可以制气者，药物也……至于受无形杂气为病，莫知何物之能制矣……能知以物制气，一病只有一药之到病已，不烦君臣佐使、品味加减之劳矣。"以今人看来，吴有性的这一认识几乎提出了类似后世抗生素类药物治疗的想法，其见解之透彻，令人叹服。

《温疫论》是中国医学史上第一部疫病学和温病学专著。在细菌及其他致病微生物被人类发现之前约200年，戾气学说对传染病的主要特点做了相当全面的描述，其完备程度几乎涵盖了除免疫思想之外微生物病因说的全部要点。此书通过对传统病因学说的批判、对伤寒与温病的对比和鉴别，以及对温病病因、发病规律及诊疗原则的全面阐述，初步建立起温病学说的独立体系，对明代以后温病学说的全面发展产生了深远影响。吴有性以其过人的才智，丰富的实践经验，实事求是、敢于创新的科学精神和卓越的学术成就赢得了后世医家乃至现代研究者的高度评价。清代医家王清任认为，自古以来，医家能不引古经一语，自建所信而著书立说者，只有张仲景和吴又可二人。清代温病学派名家吴瑭读《温疫论》后，深为叹服，"遂专心学步焉"。《四库全书总目提要》称此书著成后，"瘟疫一证，始有绳墨之可守，亦可谓有功于世矣"。《温疫论》的问世，标志着温病学说的形成，在世界传染病学发展史上写下了重要的篇章。

三、清代温病学说的全面发展

清代是温病学说发展、成熟的重要时期。继吴有性撰《温疫论》之后，众多医家从基础理论、诊断和治疗方法等各个方面对温病学展开了广泛而深入的研究，取得了一系列成果，其核心是建立了温病学的辨证体系和治疗方法。其中成就最为突出者当数叶桂、薛雪、吴瑭、王士雄等人。

（一）叶桂与《温热论》

叶桂（1667—1746），字天士，号香岩，生活于清康熙至乾隆年间，吴县（今属江苏苏州）人。《清史稿》有传。其祖父叶时、父亲叶朝采均精通医术。叶桂幼年即随家人学医。14岁丧父后，师从其父的弟子，"闻言即解，见出师上，遂有闻于时"。史称叶桂"神悟绝人，贯彻古今医术"，"当时名满天下"，在民间被当作传奇人物。叶桂门人有顾景文、华岫云等，吴瑭、王士雄、章楠等医学名家亦私淑叶氏，可见其影响之大。

关于叶桂的著作，《四库全书总目提要》说他"以医术鸣于近时，然生平无所著述"。传世者多为其后代或门人弟子汇编整理而成，未必出自叶桂手笔。此类著作中流传较广者为《临证指南医案》，而以《温热论》一书最能体现叶桂的学术思想。该书内容据传是叶桂门人顾景文根据老师口授记录整理而成，共20则。此书有两种传本：①由唐大烈收入《吴医汇讲》，改动某些字句，题为《温症论治》，人称"唐本"。②章楠（字虚谷）引唐本编入《医门棒喝》，并加注释，名为《叶天士温病论》。后叶桂门人华岫云编《续选临证指南医案》，将其列于卷首，更名为《温热论》，此即"华本"。至王士雄据华本将此论编入《温热经纬》时，改题篇名为《外感温热篇》。

《温热论》的主要成就如下：

1. 阐明了温病的发生、发展规律及其与伤寒的区别　《温热论》开宗明义："温邪上受，首先犯肺，逆传心包。肺主气属卫，心主血属营，辨营卫气血虽与伤寒同，若论治法则与伤寒大异也。"对温病的病因、感邪途径、发病部位和传变趋势做出了简明扼要的概括。所谓"温邪上受"，与吴有性"邪从口鼻而入"的观点一脉相承。

2. 创立"卫气营血"辨证纲领　《温热论》曰："大凡看法，卫之后方言气，营之后方言血。在卫汗之可也，到气才可清气，入营犹可透热转气……入血就恐耗血动血，直须凉血散血……"阐明了温病传变的一般规律，根据病变的浅深轻重可以划分为"卫、气、营、血"四个阶段。书中针对不同阶段提出了相应的诊断要点、治疗用药法则，从而构建起一种适用于温热病的新的辨证论治体系，后人称之为"卫气营血辨证"。

3. 发展了温病的诊断方法　在察舌、验齿、辨斑疹白㾦等方面成就突出。根据临床经验，叶桂高度重视察舌、验齿、辨斑疹白㾦对于温病诊断的特殊价值，提出了独到的见解，进行了大量阐发。以察舌为例，无论对舌质还是舌苔，辨别均十分精细，全书提到白苔7种、黄苔8种、黑苔4种及红舌4种、绛舌12种、紫舌3种，共计38种之多。通过察舌，辨别病变的深浅、津液的存亡，推测病情的转归和预后，为治疗立法提供依据。验齿、辨斑疹白㾦与此类似。此类诊法中多有前人从未论及者，大大丰富了中医诊断学的内容。

4. 确立了温病不同阶段、不同类型的治疗大法　对于温病初起、邪在卫分的证候，提出"在表初用辛凉轻剂"；对于血分证，强调凉血与散血并举；对于湿热证，主张清热与祛湿兼顾，使两邪不能相搏，各自孤立开来，分消其势，则病邪易解。其他如"通阳不在温，而在利小便""救阴不在血，而在津与汗"等论，多被后来的临床家奉为圭臬。

叶桂以其丰富的临证经验，对温病学说理论体系的形成做出了重要贡献。

（二）薛雪与《湿热条辨》

薛雪，字生白，号一瓢，吴县（今属江苏苏州）人，生活于清康熙至乾隆年间，生卒年有异说，待考。事迹载于《清史稿》及《苏州府志》。薛雪出身于书香世家，才华横溢，性情孤傲，少年学诗词，工画兰，善拳勇，博学多能，精通医道，《苏州府志》称其"与叶桂齐名"。薛雪有多部诗文笔记传世，医学方面的代表著作是《医经原旨》和《湿热条辨》，后者影响尤大，是中国医学史上第一部专论湿热病的著作。《湿热条辨》版本较多，原载《医师秘籍》《医门棒喝》等书中，条文略有出入。王士雄根据他得到的《湿热条辨》抄本，编入《温热经纬》，改名为《湿热病篇》。

《湿热条辨》的主要内容如下：

1. 阐发湿热病的病因病机　书中将湿热病的病因概括为"太阴内伤，湿饮停聚，客邪再至，内外相引，故病湿热"。清楚地阐明了湿热病的发生是内外因相互作用的结果。感邪途径与伤寒迥异，"风寒必自表入"，而"湿热之邪，从表伤者，十之一二；由口鼻入者，十之八九"。"邪由上受，直趋中道，故病多归于膜原。"湿热病的病变重心在于脾胃，"属阳明太阴经者居多，中气实则病在阳明，中气虚则病在太阴"。书中着力阐述了湿热合邪的特殊性，"热得湿而愈炽，湿得热而愈横"，病情较单纯的湿邪或热邪为患更为复杂、严重，往往病情缠绵，胶着难解。"湿热两分，其病轻而缓；湿热两合，其病重而速。"

2. 提出湿热病的辨证论治要领　篇中第一条云："湿热证，始恶寒，后但热不寒，汗出，胸痞，舌白，口渴不引饮。"作者称此为"湿热证之提纲"，首先抓住了此类疾病的主要特征；进而根据湿热伤表、邪阻膜原、邪滞三焦、邪犯脏腑、邪入营血、邪入少阴厥阴等不同阶段，权衡湿热之轻重、正邪之盛衰，提出了有针对性的治疗法则。薛雪治疗湿热病，善用利气化湿之法，用药以轻灵见长，注重余邪的清理和胃阴的养护。其基本的理论观点与吴有性、叶桂的思想无大出入，然专攻湿热病，其细致周全较二人尤胜。

《湿热条辨》对于湿温病变的诊断和治疗条分缕析，极尽变化，说理透彻，言简意赅，令人有法可循，对湿温病的辨证治疗很有指导意义，故后人评价很高，推为医家必读之书。

（三）吴瑭与《温病条辨》

吴瑭（约1758—1836），江苏淮阴人。关于其字号，《清史稿》等著作均称其字鞠通，有学者据《医医病书》载清代朱士彦《吴鞠通传》认为吴氏字配珩，号鞠通。少习儒学，自述19岁时因父亲病故，哀痛欲绝，自恨不通医道，"因慨然弃举子业，专事方术"（《温病条辨·自序》）。26岁时，游学北京，翻检《四库全书》时读到吴有性《温疫论》，深感"其议论宏阔，实有发前人所未发，遂专心学步焉"。吴瑭对叶桂的学术成就亦十分推崇，且深受其影响。《清史稿》称吴瑭"学本于（叶）桂，以桂立论甚简，但有医案散见于杂证之中，人多忽之，著《温病条辨》以畅其义。其书盛行。"《温病条辨》一书，构思于1792年，历多年增订而后成。

《温病条辨》的突出贡献如下：

1. 创立三焦辨证体系　书中以三焦为核心，对温病传变规律进行了新的概括，指出："温病由口鼻而入，鼻气通于肺，口气通于胃，肺病逆传则为心包。上焦病不治，则传中焦，胃与脾也；中焦病不治，即传下焦，肝与肾也。始上焦，终下焦。"这里，上、中、下三焦的划分，实际上归纳了温病发展过程中三个不同的阶段及对应的证候类型，以此作为临床辨证的大纲。进而提出了三焦证候的治疗大法，即"治上焦如羽，非轻不举"，"治中焦如衡，非平不安"，"治下焦如权，非重不沉"；并在大法之下，对于具体病证的治法、方药及加减变化进行了详尽的阐述。三焦辨证体系的创立，弥补了叶桂卫气营血辨证之不足，丰富了辨证论治的方法，是吴瑭的一大贡献。

2. 使温病理法方药系统化　《温病条辨》共分7卷，仿《伤寒论》体例，以三焦为纲，病名为目，分篇分条历述风温、温热、温疫等9种温病的证治。卷首历引经文，原温病之始；卷一至卷三分别为上焦、中焦、下焦篇；卷四杂说救逆及病后调治；卷五解产难，专论产后调治与产后惊风；卷六解儿难，专论小儿急慢惊风及痘证。其书以宏阔的视野，将三焦辨证体系与《伤寒论》六经辨证、叶桂卫气营血辨证熔于一炉，纵横捭阖，融会贯通。在治疗方药上，吴瑭对前人经验进行了全面系统的整理，并有所创新，提出了在卫所用银翘散、桑菊饮，入气所用白虎汤、承气汤，在营所用清营汤、清宫汤，入血所用犀角地黄汤等一系列常规方剂。为防温热邪气伤阴耗液，他创制清络饮等方以养阴液，补充了一甲、二甲、三甲复脉汤及大、小定风珠等方以滋阴息风。此外，深入分析了温热病五大死症，对传统急救药品中的"三宝"——安宫牛黄丸、紫雪丹、至宝丹的用法进行了更为深刻的阐述，丰富了中医急症学的内容。吴瑭及其《温病条辨》使温病学说得到更加全面的总结，理法方药更趋系统化。

（四）王士雄与《温热经纬》

王士雄（1808—1868），字孟英，晚字梦隐（一作梦影），号半痴山人，又号潜斋，浙江钱塘人。《清史稿》有传。他出身医学世家，14岁丧父，潜心钻研医术，对温疫的研究尤其深入。艺成之后，行走四方，治病救人。著述有《潜斋医话》《随息居饮食谱》《归砚录》《回春录》《霍乱论》《温热经纬》等。其中《霍乱论》一书精心阐发前人有关理论，汇集作者个人的医疗经验，察病原，论治法，附医案，创新方，对霍乱的病因、病机、辨证、防治等问题进行了系统论述，被近代曹炳章誉为"治霍乱最完备之书"。完成于1852年的《温热经纬》更是王士雄倾力之作。

《温热经纬》集温病学说之大成。该书"以轩岐仲景之文为经，叶薛诸家之辩为纬"，博采《内经》《伤寒论》及叶桂、薛雪、余霖、陈平伯等人有关温病的论述，以按语的方式表达作者个人的见解，广征博引，汇编成书。其中将温病分为新感、伏气两大类，强调两者的不同，并就其证候、病机、传变和辨治进行阐述。此书包罗广远，资料丰富，不仅是总结温病学说的学术杰作，而且是临床医生的重要参考书，流传甚广。书中围绕一个个具体的温病学理论和临床问题，将古代经典和各家之说相互对照，详加辨析，对于后学者感到困惑的问题，如"顺传""逆传"等概念给予认真解说，对于与临床实际不符或难以自圆其说的旧论则予批驳，对温病学理论的全面总结和体系建构贡献良多。

叶桂、薛雪、吴瑭及王士雄被称为清代温病学派四大家，是温病学说形成、发展、成熟时期的代表人物。此外，尚有戴天章作《广瘟疫论》，发挥吴有性的学术思想；陈平伯作《外感温病篇》（又名《风温论》），专论风温一病；余霖（字师愚）作《疫疹一得》，专论具有强烈传染性的"热毒斑疹"一类疾病，创立以清瘟败毒饮为主方、大剂量石膏为主药的治法，别开生面，补前人之不足，被王士雄称赞为"仲景之功臣"。众多医家根据自己的研究和临床实践，从不同角度、不同侧面为温病学说的发展和完善做出了贡献。温病学家用药轻灵、善于自拟新方、重视清热养阴的风气，改变了宋代以来偏重经方、用药辛温厚重的格局。

温病学说的建立及其临床实践，与传统的伤寒学说互为补充，使得中医学对于外感热病的理论认识、诊断方法和防治手段向着更为完善的方向发展。以吴有性为代表的温病学家坚持从临床实际出发、不盲从经典、大胆创立新说的治学精神，推动了中医学基础理论的进步，使医学界在尊经崇古风气影响下趋于萎靡的学风为之一振，形成了中国古代医学史上又一个理论高峰。

NOTE

第四节　中医丛书、全书、类书及医案类著作

一、丛书、全书和类书

明清时期，随着文化教育的普及和出版业的发展，大型医书的编撰与刊刻蔚然成风，形成了诸多的丛书、全书和类书。

（一）丛书

1. 明·孙一奎《赤水玄珠全集》（1584）　该丛书中包括《赤水玄珠》《医旨绪余》和《孙文垣医案》3 种书。

2. 明·王肯堂编辑、吴勉学校《古今医统正脉全书》（1601）　该丛书包含自《内经》以来至明代重要的 44 种医书，尤其是一部分宋金元时期的医家著作，赖此书以传。

其他丛书还有汪机的《汪石山医书八种》、徐大椿的《徐灵胎医学全书》、沈金鳌的《沈氏尊生书》及陈修园的《南雅堂医学全集》等。

（二）全书

1. 明·楼英《医学纲目》（1565）　该书共 40 卷，采录《内经》以来历代医籍，结合己见，分为十部，论及阴阳脏腑、诊法治法、寒热虚实、刺灸、调摄、各科证治及运气等。全书资料广泛，纲目清晰。

2. 明·王肯堂《证治准绳》（1602）　又名《六科证治准绳》，是一部具有丛书性质的全书。全书共 44 卷，包括《杂病证治准绳》8 卷、《杂病证治类方》8 卷、《伤寒证治准绳》8 卷、《疡科证治准绳》6 卷、《幼科证治准绳》9 卷、《女科证治准绳》5 卷。该书具有"博而不杂，详而有要"的特点，为后世医家所推崇。

3. 明·张介宾《景岳全书》（1624）　该书共 64 卷，分为 16 种。作者博采前人之长，时有卓识独见，自成一家之言。每门之下，首列《内经》《难经》《伤寒论》等经典论述，次为论证，再次为论治。张氏重视八纲辨证；在学术上反对刘完素、朱丹溪的寒凉攻伐理论，针对丹溪"阳常有余，阴常不足"的观点提出异议，主张"阳非有余""真阴不足""虚多实少"的论点，以温补为宗，创立了温补阳气、滋补肾阴的右归丸、左归丸。张氏善用人参、附子、熟地黄、大黄，其中又以擅用熟地黄闻名，故后人称之为"张熟地"。

4. 清，吴谦受命编纂《医宗金鉴》（1742）　该书共 90 卷，包括伤寒、金匮、临证各科等 15 种医书，也是一部具有丛书性质的全书。该书取材适当，条理清楚，文字通俗，并附有插图，便于阅读和应用。乾隆十四年（1749），清太医院将之定为医学生教科书。

其他还有张璐的《张氏医通》、罗国纲的《罗氏会约医镜》等。

（三）类书

1. 明·徐春甫编撰《古今医统大全》（1556）　共 100 卷，辑录 230 余部医籍，包括《内经要旨》、历代医家传略、各家医论、脉法、运气、经络、针灸、本草、养生、临证各科证治和医案等内容。

2. 清·蒋廷锡等受命编纂《古今图书集成·医部全录》（1723）　共 520 卷，辑录自《内

经》至清初 100 余种医籍，分门别类，包括医籍注释、临证各科证治、医家传略、医学艺文与记事等，是一部较为全面的医学类书。

3. 清·程文囿编辑《医述》（1833）　共 16 卷，精选上自轩岐下至明代 320 余位医家著作，经史子集中 40 余种，汇集成书。分为医学溯源、伤寒提钩、伤寒析疑、杂证汇参、女科原旨、幼科集要、方药备考等内容。

二、医案类著作

我国西汉即有医案，如仓公诊籍。但此后发展缓慢，主要与医家尚未重视医案交流、所记较为简略有关。宋代许叔微的《伤寒九十论》为最早的医家医案著作，载有许氏临床治疗案例 90 则。

明代医案著作渐多，成为医家总结经验教训、启迪辨证思路、提示治疗要点、学习交流治疗心得体会的一种新的著作形式。著名者如汪机的《石山医案》、孙一奎的《孙文垣医案》等。明代江瓘编辑的《名医类案》（1591），开选编古人医案于一书的先河，影响较大。书中广辑明代以前医药著作及其他文选中名医治验案例，按病证分为 205 门，以内科病案为主，兼及各科，主要选辑辨证精详、治法奇验者，每案载患者姓名、年龄、症状、诊断治疗等基本情况，于证、因、治重点详述，案后间加按语，阐发分析，总结经验教训。

清代医案著作更多。医家的原始医案以叶天士的《临证指南医案》最为知名，每寥寥数语画龙点睛，给人启迪。医家自撰医案如尤在泾的《静香楼医案》、徐大椿的《洄溪医案》、薛雪的《扫叶庄医案》、程文囿的《程杏轩医案》等，不下百余种，蔚然可观。有些则兼集前人医案而成，如魏之琇的《续名医类案》、俞震的《古今医案按》等。

此外，明清时期还出现了大批启蒙入门或普及性著作，代表者有李梴的《医学入门》（1575），陈嘉谟的《本草蒙筌》（1565），汪昂的《汤头歌诀》（1694），程国彭的《医学心悟》（1732），陈修园的《医学实在易》（1844）、《医学三字经》（1804）、《时方歌括》（1802）等。这些入门类医籍的出现，为中医药学的普及和人才培养做出了贡献。

第五节　生物医学的奠基

一、文艺复兴与自然科学的进步

文艺复兴是欧洲文化与思想发展中的重要时期，大约在 14 世纪初，这个新时代的特点就已显露出来，但当时旧的教条主义和经院哲学的影响仍然存在。文艺复兴是欧洲封建制度开始崩溃、新兴资产阶级崛起的时期。从中世纪到文艺复兴，已经被普遍地定义为"欧洲国家进入一个富于活力的崭新时代"。16 世纪尼德兰发生革命，产生了独立的资本主义国家荷兰。17 世纪英国推翻了专制王权，建立了资产阶级的议会制度。新兴的资产阶级为了发展工商业，支持科学技术的进步。哲学上，培根提出经验唯物主义，提倡观察实验。唯物论的代表人物笛卡尔（René Descartes，1596—1650）重视人的思维能力，同时又把机械论的观念用于生理学的研究上，对后世生命科学的发展影响很大。

（一）天文学

1543 年哥白尼（Nicholas Copernicus，1473—1543）的《天体运行论》出版，证明地球与其他行星是围绕着太阳而运转的。哥白尼的太阳中心说颠覆了教会认为地球是宇宙中心的思想。"他用这本书来向自然事物方面的教会权威挑战。从此，自然科学便开始从神学中解放出来"（恩格斯）。哲学家布鲁诺（G. Bruno，1548—1600）发展了太阳中心说。他一方面支持哥白尼的主张，认为太阳是宇宙的中心，地球及其他行星以太阳为中心旋转，同时又反对哥白尼恒星不动的观点。布鲁诺的学说遭到教会反对，1600 年他在罗马鲜花广场被活活烧死。也正是在这一年，另一位科学家笛尔德（V. Dilderp，1544—1603）发表了《论磁石》，不但对磁石的本质做了研究，而且还指出地球本身就是一块大磁石。后来，科学史上又出现了伽利略。他善用怀疑的眼光看问题，并喜欢用实验来论证。1591 年伽利略在比萨斜塔上完成了著名的自由落体试验，从而证实一个物体从空中自由下落到地面的时间与物体的重量无关，纠正了自亚里士多德以来的错误。此外，他还于 1604 年起从事天文学方面的研究，1609 年研制成世界上第一台天文望远镜，1611 年借助望远镜发现了金星。另一位天文学家刻卜勒（Kepler，1571—1630）非常重视物理知识，他曾以精密的数理方法探讨天体运动的法则。这些天文学方面的发明和发现对于医学虽然没有直接的影响，但注重观察和实践及量度观念的应用对医学影响很大。

（二）化学

古希腊时代虽然出现原子论学说，但属于哲学范畴。中世纪的阿拉伯化学曾经以炼丹术的形式出现，但不能称之为化学。17 世纪英国化学家波义耳（Robert Boyle，1627—1691）在化学上的成绩颇多，由于他的贡献使化学从炼丹术中分离出来，成为一门独立的学科。波义耳认为空气是一种物质，且有重量，根据空气汲筒试验，阐明空气是维持呼吸的必要物质。从波义耳开始至 17 世纪后半期，化学有了显著进步。另一位代表人物梅犹（J. Mayow，1643—1679）提出燃烧、呼吸的概念，并指出静脉血在变成动脉血的过程中必定有一种物质起作用，而且这种物质存在于空气中。因此从某种意义上说是梅犹发现了氧气，并指明了氧气在血液变化中的作用。18 世纪后半叶（1779），对植物呼吸作用的研究发现，植物可以吸收二氧化碳，释放氧气。1785 年从碳酸气中分离出氧气。18 世纪中叶，布莱克（J. Black，1725—1799）经研究发现燃烧后物质的重量非但不减少，反而增加，这一发现给予过去的燃素说很大打击。英国牧师普瑞斯里（J. Priestley，1732—1804）于 1774 年完成了加热氧化物以提取氧元素的实验。虽然未能对氧元素的性质得出正确的解释，但已知道静脉血变成动脉血必须有氧元素参与。法国人拉瓦锡（A. Lavoisier，1743—1794）明确了呼吸气体的组成，确定二氧化碳和水是呼吸过程的正常产物，他还把氧化物燃烧产生的气体命名为氧。1784 年，英国人卡文迪许（H. Cavendish，1731—1810）发现氧和氢可以组成水。化学的进步为生理学，特别是呼吸生理学的发展奠定了基础。

（三）物理学

牛顿的物理学成果为 17 世纪和 18 世纪的科学奠定了坚实的理论基础。17 世纪 60 年代，牛顿在为躲避瘟疫而移居他乡的情况下，发现了二项式定理，发明了流数法，进行了有关颜色的实验，并开始研究万有引力。17 世纪 80 年代，牛顿完成了他的伟大著作《自然哲学的数学原理》。这部著作共分三篇：第一篇概述质点和物体受到力的各种特定定律支配的无阻力运动；

第二篇论述阻尼介质中的运动和一般流体力学；第三篇则应用所获得的结果，来阐明太阳系中的各个主要现象。这部书是科学史上公认的最伟大的著作，其对当代和后代思想的影响没有其他杰作可以与之媲美。200 多年来，它一直是全部天文学和宇宙学思想的基础。直到爱因斯坦的相对论崛起，牛顿的万有引力原理和运动定律才遭遇严峻的考验，但是牛顿和他发明的原理在 17～18 世纪的科学史上留下了不可磨灭的影响。

二、医学改革家巴拉塞尔萨斯

巴拉塞尔萨斯（P. Paracelsus，1493—1541）是文艺复兴时期最有代表性的人物之一。生于瑞士，曾到弗拉拉大学学习，受到菲锡钠斯（M. Ficinas）新柏拉图主义的影响，是最早攻击盖伦学说的人。后来他到巴塞尔（Basel）大学任教，据说曾当众烧毁阿维森纳的著作，表示与中世纪传统医学的决裂。他首先用通用的德文演讲和写作，违反了当时用拉丁文讲课的习惯。巴拉塞尔萨斯反对脱离实际的理论，他曾说："没有科学和经验，谁也不能作医生。"他还说："我的著作不像别的医生那样，抄袭希波克拉底和盖伦的作品，我是以经验为基础，用劳动写成的。"他在教学时把学生聚集在患者床边，而不是在课堂上。他利用在各地旅行的机会观察工人、农民和商人的疾病，这使他成为一名优秀的临床医学家。

巴拉塞尔萨斯对癫痫做了重要的观察，认为麻痹和语言障碍与头部损害有关。他对矿工所患肺病的观察可以说是对职业病的最早研究。他还注意到用矿泉水可以治疗疾病，这与他重视化学有关。他提倡应用化学药品，如铅、硫黄、铁、砷、硫酸铜，甚至把汞剂作为药物使用，他的主张对应用汞剂治疗梅毒起到推广作用。他提倡鸦片酊剂和酒制浸膏，反对中世纪以来盛行的复杂处方。

巴拉塞尔萨斯在医学理论上相信神创造世界，生命来自"活素"（Archaeus），物质来自三种原素，即硫黄、水银和盐；他相信占星术，认为"木星影响肝脏、火星影响胆囊、月球影响大脑、太阳影响心脏、土星影响脾脏、水星影响肺脏、金星影响肾脏"。对于药物的治疗原理，巴拉塞尔萨斯主张象征学说，他认为各种药用植物的外形决定它们的治疗作用。近代医史学家苏德霍夫（K. Sudhoff，1853—1938）评价巴拉塞尔萨斯是化学病理学家和活力论者。巴拉塞尔萨斯的思想反映出文艺复兴时期医学家们世界观的二元性和矛盾性。

三、人体解剖学的建立

（一）早期的人体解剖活动

欧洲中世纪是反对进行人体解剖的，直到 1315 年意大利著名的博洛尼亚大学医学校教师蒙迪诺（L. Mondino，1270—1327）公开解剖一具女尸，并于 1316 年编写了一本《解剖学》（Anatomia）。此书出版后再版 20 多次，一直沿用到 16 世纪。

"解剖尸体是对身体不敬的思想"在文艺复兴时期被抛弃，一种新的但又是古老的思想重新出现，这就是只有通过对人体本身进行解剖研究才能认识到人体的美。在人类思想复兴的时期，医学伴随着艺术一起前行。

文艺复兴时期的杰出画家米开朗琪罗（Michelangelo，1475—1564）、拉斐尔（Rophael，1483—1521）、杜勒（A. Durer，1471—1528）等人都对人体外形进行过细致的研究。在这些艺术家中，有人甚至对人体结构及其功能的研究比对纯艺术更有兴趣，最具代表性的人物就是意大利著名人文主义者达·芬奇（Leonardo da Vinci，1452—1519）。达·芬奇不仅是伟大的艺术家、画家和雕塑家，而且还是一位优秀的建筑学家、地质学家、物理学家和机械工程师，同时在生物学、解剖学和哲学领域都留下了不可磨灭的贡献。达·芬奇对解剖学的研究完全摆脱了经院哲学的传统，他以极敏锐的眼光研究解剖学，据说他曾解剖过30个人体，他所绘制的人体比例图至今仍被人们在不同场合采用。

（二）人体解剖学的奠基

维萨里（A. Vesalius，1514—1564）在西方医学史上占有极重要的地位。他不但是真正的人体解剖学的奠基人，也可以说是现代医学科学的开创者。他勇敢地反对盖伦的解剖学观点，指出盖伦的解剖学大部分是以动物解剖为基础，这种解剖学只适用于动物，而对于人体的描述则大多是不完善甚至是错误的。

1543 年维萨里出版了划时代的著作《人体的构造》（De Corporishumam Fabrica）（图 5-8），此书的出版引起了极大的震动。先进的医学家和科学家表示欢迎，但许多盖伦主义者则联合起来攻击维萨里。

维萨里第一次与盖伦相反地描述了静脉和人类心脏的解剖。他仔细描述了纵隔及系膜的解剖学结构，改正了盖伦关于肝脏、胆管、子宫和颌骨的解剖学错误，说明了胸骨的结构和构成骶骨的骨数，正确地描述了杓状软骨及手和膝的关节面，还描述了黄体，书的最后一章讨论活体解剖，证明将动物的喉头切开后仍可用人工呼吸维持其生命。《人体的构造》一书驳正盖伦的错误约 200 余处，给予人们全新的人体解剖知识。

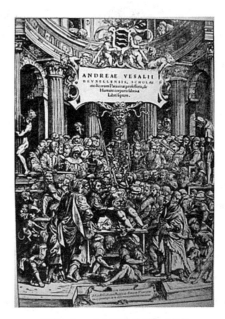

图 5-8 《人体的构造》封面

维萨里的革新精神赢得了各国科学家的响应，从此解剖学得到更加深入的发展，奠定了近代西方医学发展的基础。

（三）人体解剖学的发展

继维萨里之后解剖学又有许多新发展，一些人体更微小的器官被发现。如法罗比奥（G. Falloppio，1523—1562）是位多才的作家，兼外科医生和解剖学者，生前以外科医生闻名，死后以解剖学者著称。他发表过对回盲瓣的记载及关于法罗比奥管、卵巢圆韧带、咽喉神经正确而精细的描述。他曾自出经费筹建解剖研究室，百余年后意大利著名病理学家莫干尼（G. B. Morgagni，1682—1771）在法罗比奥创建的基础上，建立起病理学研究室。另一位解剖学家法布里修（A. Fabricius，1537—1619）最早正确记述了眼的构造，还进行了肌肉运动的力学研究。文艺复兴的思潮使西方人开始懂得"自然如不能被目证就不能被征服"，因此解剖学得到西方的重视。到 18 世纪，大体解剖学作为一门医学基础课程，在多数欧洲国家已日臻完备。

四、生理学的发展

（一）新陈代谢研究

意大利帕多瓦大学的教授桑克托瑞斯（S. Sanctorius，1561—1636）首次将量度观念应用到医学中，他设计了最早的体温计和一种比较脉搏快慢的脉动计，分别用于测量人体的体温和脉搏。这两种医疗仪器都是根据伽利略的发明而加以改制的。桑克托瑞斯还对不同时间、不同条件下的体重进行研究。他制造了一种像小屋大小的秤，他坐在这杆大秤中，经常测量体重，观察体重的变化规律，如此坚持了 30 年之久。他发现一旦将身体的某部分直接暴露于空气中，即使不进食、不排泄，体重也会发生变化，他将这种现象解释为不易察觉地出汗所致。这是近代研究新陈代谢的开始。

（二）血液循环生理

17 世纪西方医学史上最重要的发现莫过于哈维发现血液循环。哈维（W. Harvey，1578—1657）1578 年 4 月 2 日出生于英国的福克斯顿（Folkstone），1593 年就读于剑桥大学，攻读医学专业，以后到意大利帕多瓦大学学习，1602 年获医学博士学位后，回到伦敦开业行医，1615年被任命为医师学院的讲师，同时兼在圣·巴托罗缪（St. Bartholomew）医院工作，以后又做了英王詹姆士一世和查理一世的侍医。在英国革命时期，他与查理一世一同隐退到牛津，战争结束后回到伦敦。哈维博学而谦恭，不但从事临床，也进行基础实验研究。他常常思考血液循环问题。哈维根据实验，首先证明心脏是血液循环的原动力，又细心地计算了心脏的容量、出入心脏的离心血量和回心血量、血液流动的时间。他假定：左右心室分别容纳血液 2 英两，脉搏每分钟跳动 72 次。在一小时内，从左心室流入主动脉的血量和从右心室流入肺动脉的血量约折合 540 英镑。如此大量的血液远远超出饮食所能提供的最大限度，同时也远远超出人体本身的重量。哈维反复实验，在经历了多次失败以后，终于证实了血液循环的设想。

10 余年后，即 1628 年哈维终于发表了他的名作《论动物心脏与血液运动的解剖学研究》（Demotucordis et sanguinis in anima libus）。在这本仅有 67 页的著作里，哈维将前人关于心脏和血液的错误理论暴露无遗，摧毁了以前根深蒂固的旧观念。自哈维以后生理学才彻底成为一门独立的学科。

（三）神经生理

近代生理学之父哈勒（A. von Haller，1708—1777）生于瑞士伯尔尼（Bern）。他的 8 卷本著作《生理学纲要》研究了呼吸运动、骨骼运动、胎儿的生长发育等内容，重点是神经系统的生理功能。哈勒研究了血管和神经的生理学，尤以提出应激学说为著名。哈勒发现，肌纤维在受到刺激时发生收缩，刺激消失后，肌纤维又可恢复正常。他将肌纤维的这种特殊性能称作刺激感应力，他还发现心脏、肠道等器官也具备这种刺激感应力。哈勒指出肌纤维只要受到轻微的刺激，就可产生明显的收缩；只要有肌纤维存在，肌肉就可维持运动。肌肉运动除具备这种固有的刺激感应之外，也通常接受来自神经中枢的某种力量的支配。这种力与刺激感应力相似，不受意识支配，即便在动物死去之后，也可通过试验证明这两种力的存在。于是哈勒把肌肉固有的力与来自神经传导的力区别开，并进一步阐明这两种力引起的肌肉收缩与其他原因比如湿度、压力、各种组织的膨胀所致的肌肉收缩在本质上是不同的。他还发现，皮肤和某些脏器组织本身没有感觉功能，只有借助神经的帮助才会产生感觉。他认为一切神经集中于脑，大脑是神经的中枢所在，这一结论是他在进行了大量损害动物脑神经的实验观察之后得出的。他还认为脑皮质是完成大脑功能的主要物质基础，而脑髓质是灵魂所在。可见，18 世纪的神经生理学依然存在着宗教印迹。

NOTE

（四）消化生理

法国人瑞奥玛（A. Reaumur，1683—1757）因为改进温度计而闻名，并对消化生理颇有研究。18 世纪以来，学者们对消化是机械过程还是化学过程一直存有争议。瑞奥玛仔细研究了鸟类胃液的消化作用，发现温度对消化很有影响。试管内与鸟体温相同的胃液同样具备消化食物的功能，而当时医学界多数人认为食物的消化主要是胃壁肌肉收缩摩擦食物的结果。1752 年瑞奥玛出版《鸟的消化作用》（The Digestion of Birds），由于他设计了提取鸟胃中食物的办法，从而发现胃液可以消化食物，并证明这种消化作用是一种化学过程。瑞奥玛的发现给予 17 世纪以来盛行的物理学派很大打击。此后从事消化生理研究的学者逐渐增多。

五、显微镜的发明和应用

最早使用显微镜的人是伽利略。伽利略利用望远镜进行天文学研究取得许多成就。他也曾自己制造显微镜，却远没有望远镜成功。在其后又有一些人从事显微镜的研制，但结果都不很理想，直到英国人胡克（R. Hooke，1635—1703）和格鲁（N. Grew，1641—1712）、意大利人马尔比基（M. Malpighi，1628—1694）、荷兰人雷文虎克（A. Leeuwenhoek，1632—1723）和斯迈丹（J. Swammerdam，1637—1680）之后，显微镜的研究才有了突破。

胡克曾用两个透镜合成的显微镜观察微小动物，1665 年出版《显微镜学》（Micrographies）。格鲁于 1682 年写成《植物的解剖学》，这是一本用显微镜观察植物的记录，奠定了他作为植物组织学先驱者的地位。马尔比基是首先应用显微镜观察生物的科学家之一，又是一位名副其实的植物学家，著有《植物解剖学》（Anatomia Plantarum）。马尔比基对动物也很有研究，1661 年证实了毛细血管的存在。

雷文虎克是位长寿的学者，在 90 余年的生活中，热衷于显微镜的研究，收集了 250 个显微镜和 400 多个透镜，阐明了毛细血管的功能，补充了红细胞形态学的研究，对肌肉组织和精子活动进行了细致的观察。还于 1683 年首次在显微镜下发现了"细菌"，但当时未引起重视。

1737 年斯迈丹的发现发表在《自然文库》（Biblia Naturae）中。他关于神经 – 肌肉的生理学实验证明肌肉在收缩时体积并未增大，神经也未将体液输送到肌肉内，这一点是生理学上的重要发现。

总之，17 世纪由于显微镜的发明和利用，人类的视觉由宏观进入微观，动植物体内的细微结构逐渐被揭示出来。

第六节　生物医学的发展

17 世纪，物理学、化学和生物学都有了进步，传统医学的一些理论在这个时期被新的物理、化学、生物学理论打破。旧医学理论不能完全解释人体各种生理、病理变化，权威性的盖伦学说也开始受到人们的怀疑，旧学说面临挑战。

NOTE

一、医学学派

（一）医物理医学派 （Iatrophysics）

医物理医学派也叫自然科学派。在伽利略以后，桑克托瑞斯、哈维将物理知识应用到医学上，并取得成功，因此这一学派主张用物理学原理解释一切生命现象和病理现象。其代表人物是法国数学家、物理学家笛卡尔，在1662年出版的著作中，他说："宇宙是一个庞大的机械，人的身体也是一部精细的机械，从宏观到微观，所有物体无一不是可用机械原理来阐明的。"笛卡尔的思想在医学上表现为重视神经系统，但只用机械观点来解释生命现象是不对的。笛卡尔的学说之一是将人与动物区别开，认为人是有灵魂的，灵魂存在于松果体中，动物没有灵魂，动物的一切活动都是盲目的，有无灵魂是人与动物最重要的区别。

波累利（G. Borelli，1608—1670）是一位数学家，也是伽利略的学生，因伽利略重视度量方法并在物理学研究上获得成功，所以他试图用同样的方法解释生物体。波累利认为肌肉运动是一种力学原理。根据这一理论他推断鸟儿飞翔、鱼儿游动都与力学相关。推而广之，他认为人体的心脏搏动、胃肠蠕动都符合力学原理，他甚至认为胃的消化功能就是摩擦力作用的结果。

（二）医化学医学派 （Iatrochemestry）

医化学医学派观点与医物理医学派相反，此学派把生命现象完全解释为化学变化。这一学派的创始人是海尔蒙特（B. Helmont，1577—1644），他认为人的每一个特定动作都是由精力（bla）支配的。生理机能纯粹是化学现象，即一种发酵作用。"发酵"是一种特殊精力的代名词，这种特殊精力由感觉的灵魂所掌握，它产生在人的胃内。

医化学医学派的另一代表人物是希尔维厄斯（F. Sylvius，1614—1672），生于德国，享有"实际医家"的称号。他曾研究盐类与酸类、异烟基物质结合发生的变化，试图将医学上血液循环、肌肉运动的原理用化学思想来解释。他主张人体内存在三种要素，即水银、硫黄和食盐。这种观点与16世纪帕拉塞尔萨斯的观点相似。他同样认为酵素在人体机能中发挥重要作用，人体发生疾病是由于体内酸碱物质失去平衡的结果，因此治疗疾病的方法侧重于恢复人体内酸碱平衡。碱性胆汁若变成酸性，人体就要发病。医化学医学派在解释人体生理现象方面的确做出了一定贡献，特别是在消化生理的研究中用化学变化解释唾液、胃液、胰液的功能是很正确的。

（三）活力论学派 （Vitalis）

活力论学派以德国化学家、医学家斯塔尔（G. Stahl，1660—1734）为代表，他曾发表《燃素论》（Phlogiston）。他的观点非常隐晦，实际上是拥护亚里士多德，反对笛卡尔"动物体是机器"的观点。他说生物体各种现象不受物理、化学原理所管辖，应该由一种完全不同于物理、化学的物质所支配，这种物质被他称作感觉性灵魂（Sensitive Soul），这种感觉性灵魂与亚里士多德所说的灵魂很相似，灵魂有时也称作活力（Anima），化学变化受活力的支配。

17世纪上述这三个西医学派各有千秋，直至今天依然可见这三个学派的痕迹。

二、疾病理论的进展

对人体正常器官的生理解剖观察，自维萨里开始至18世纪几乎发现无遗。在大量尸体解剖的基础上，解剖学家和外科医生有机会认识到异常器官的表现，病理解剖学由此诞生。

（一）器官病理学

18 世纪病理解剖学的代表人物是意大利人莫干尼（G. B. Morgagni，1682—1771）。莫干尼曾在意大利帕多瓦大学的解剖教研室任教 56 年之久，做过无数次尸体解剖。他又是临床医生，看过许多患者，很多患者死后都是经他解剖的。莫干尼经过多年的解剖发现，生前主诉咳嗽、吐痰、咳血的患者，通常肺脏都有变化，即出现病灶。因此莫干尼认为疾病的原因是脏器的改变。79 岁高龄时，他出版了不朽的著作《论疾病的部位与原因》。他提出一切疾病的发生都有一定的位置，只有脏器变化才是疾病的真正原因，莫干尼仔细描述了病理状态下器官的变化，并且根据他所描述的变化，发表了对于疾病原因的颇有科学根据的推测。

18 世纪以前的病理学沿袭希波克拉底的四体液学说，莫干尼将四体液学说发展到新水平，把患病器官同患者的临床症状联系起来，他注意到正常器官与病变器官解剖上的区别，并指出每种器官解剖学上的改变都会引起相应器官功能的改变。

莫干尼提出寻找病灶的思想是进步的，他从物质的实体寻找疾病的原因，这与当时盛行的机械唯物论思想是分不开的，但割裂了人体的整体性，否定各器官之间的相互联系，存在局限性。

（二）其他病理学研究

18 世纪的病理学研究，除莫干尼进行系统的器官病理学研究之外，还有一些病理学家按照古老的方法工作着。比如盖伯（J. Gaub，1705—1780）是莱顿大学的著名病理学教师，他的著作《医学病理学原理》（Institutiones Pathologiae Medicinalis，1758）试图调解体液病理学与固体病理学的矛盾。盖伯认为病理学是阐述机能紊乱和结构变化二者关系的一门科学，他在书中把患病因素分为家庭素质、活动性素质、远期素质、近期素质，但这些原因都远离了有血有肉的机体。盖伯通过化学分析，发现人体由湿性物质（最活动的物质）、易燃物质（火和热量高的食物）、盐类物质（水）、土性物质（抗火、抗水的物质）组成，疾病则是这些物质配合不当引起的。在《医学病理学原理》中，盖伯使用了动脉瘤等专业名词，但定义不够准确。

英国病理学家贝利（M. Baillie，1761—1823）兼具外科学和病理学两方面知识，他的著作《人体几个重要部分的病理解剖学》（The Morbid Anatomy of Some of the Most Important Parts of the Human Body，1793）是一部有系统和独创性的教科书，创造了病理学论述的新形式。1799—1802 年配合该书的图谱陆续出版，图谱中的卵巢畸胎瘤和葡萄胎非常著名。贝利的著作被译成德文、法文、意大利文，奠定了近代病理解剖学教科书的基础。

（三）林耐的疾病分类

分类是学科发展的要求，要分类就要强调物种的稳定性、物种界限的确定性和物种序列的间断性。对疾病进行分类也是医学研究的一个重要内容。林耐（C. von Linné，1707—1778）是瑞典的生物学家，年轻时去过拉普兰、非洲和远东。他成功地使数以百计的动植物种类符合他的一般分类学方案。他强调分类的重要性，认为分类体系是生物学的指南。1735 年他完成《自然系统的分类》（Systema Naturae），提出了一个完整的分类系统。书中将动物、植物分别进行分类和命名，即我们现在知道的类、门、纲、目、科、属、种的分类原则。这种分类方法把人置于生物界中，明确了人类在自然界的位置。林耐接受过医学教育，并创立疾病分类学标准。他的《疾病种类》（Genera Morborum，1763）将所有疾病分成 11 类，每一类具有基本确定的特征，并采用亚里士多德的依次往下的分类原则，进一步分成属和种。他最宽松的分类是在热病和非热病之间，发热本身被分成三类：发疹、危机热和炎症热。三种热的特征不同，第一类是皮肤丘疹，第二类是尿中有红色沉淀物，第三类是实脉和局部疼痛。在八类非发热疾病中，四类是神经紊乱，两类是体液紊乱，两类是固体紊乱。林耐的疾病分类依据主要是症状和体征。

三、临床医学的进步

（一）叩诊法

18世纪虽然医学知识比以前丰富了许多，但诊断器械依然没有大的改进，桑克托瑞斯发明的体温计、脉动计都不适合临床应用，直到18世纪后半叶才出现了叩诊法。

叩诊法的发明人是奥地利医生奥恩布鲁格（L. Auenbrugger，1722—1809）。幼年时，他在父亲的酒店里做学徒。看到父亲经常用手指敲击盛酒的木桶，根据声音推测桶内的酒还剩多少，这样做既方便，又可以防止打开桶盖使酒挥发掉。奥恩布鲁格一直对这个方法记忆犹新。从维也纳医学院毕业后，他就在维也纳医院工作。由于受到器官分类和找病灶思想的影响，奥恩布鲁格对于用叩击的方法来发现病理变化很感兴趣。他发现叩击胸部得到的不同声音说明胸部有不同的病灶。他经过多年的努力，仔细比较叩诊胸部声音的变化，于1761年发表了《由叩诊胸部而发现的不明疾病的新观察》。19世纪之后临床上才普遍接纳了他的方法，叩诊法与其后发明的听诊法几乎同时应用于临床。

叩诊法的发明与医生头脑中病灶的思想是分不开的，它突破了四体液学说，开始从人体器官寻找疾病的根源，这是西医学发展史上一个很重要的突破。

（二）内科学

17世纪的临床医学家西登哈姆（T. Sydenham，1624—1689）在医学史上虽没有重大发明发现，但由于重视临床医学，被誉为"近代西方临床医学之父"。在西登哈姆之前，虽也有许多人侧重临床，但是从西登哈姆开始，才打破了中世纪以来遵从古人教条的格局，医生回到患者床边，亲自观察疾病变化。17世纪生理学、解剖学虽然进步较大，但临床医学方面像西登哈姆这样的人却不多，大部分临床医生仍是些江湖医生，迷信、符咒等一些肤浅的治法被理发匠、屠夫等未受过医学教育的人所采用。17世纪以前，欧洲未曾出现过有组织的临床教学，学生到学校学习，只要读书，经过考试及格就可毕业。17世纪中叶，荷兰的莱顿大学开始实行临床教学，并取消宗教派别的限制，吸收了不少外国留学生。到18世纪，临床教学开始兴盛，莱顿大学在医院中设立教学病床，布尔哈夫成为当时世界最著名的临床医学家，莱顿大学的声望也超过了帕多瓦大学。布尔哈夫充分利用病床教学，在病理解剖之前，尽量向学生指出临床的症候与病理变化的关系，这就是之后临床病理讨论会（CPC）的先驱。

布尔哈夫（H. Boerhaave，1668—1738），不仅是一位临床内科学家，而且还是一位化学家、解剖学家。他拥有广博的知识，他将这些知识与临床相结合，成为一名出色的临床医学家。他对17世纪以来西医学只注重基础研究，忘记医学的目的是为了患者康复这一现象非常不满，竭力提倡医生应该回到患者身边。在他的倡导下，18世纪西医学重新掀起了重视临床医学的风气。布尔哈夫出生在荷兰，曾在著名的莱顿大学学习医学，1701年任医学教授。他崇尚希波克拉底的才智与学问，是希波克拉底学派最忠实的信徒，最初授课的题目就是"希波克拉底"。在18世纪众多没有临床应用价值的医学理论畅行的时代,布尔哈夫为不知所措的习医者燃起了一盏明灯,他主张医学应以患者为中心,寻找对患者最有价值的治疗方法。他认为医学的基本目的在于治愈患者,他的行医原则是一切远离患者床旁的理论都必须停止(图5-9)。

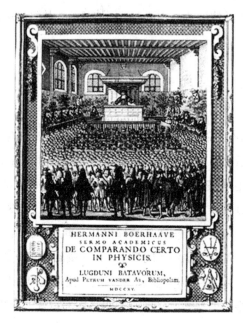

HERMANNI BOERHAAVE
SERMO ACADEMICUS
DE COMPARANDO CERTO
IN PHYSICIS.
☞
LUGDUNI BATAVORUM,
Apud Petrum vander Aa, Bibliopolam.
MDCCXV.

图5-9　布尔哈夫

布尔哈夫的讲课方式和写作形式完全接受希波克拉底的教诲,以简练的格言概括有价值的观察和治疗。他对于健康现象与疾病现象客观而冷静的思考是希波克拉底精神的真正体现。

(三)外科学

中世纪时医生是分等级的,内科医生的地位较高而外科医生较低且不能参加学术团体。法国军医巴累(A. Pare,1517—1592)在长期实践中总结了不少外科新经验,著有《创伤治疗》一书。如过去传统外伤治疗认为火器伤是有毒的,必须用赤热的铁器烧灼并用一种煮沸的油剂冲洗。巴累改革了这种方法,指出弹伤没有毒性,不必用热油治疗,并主张创伤后的出血也不必用烧灼法,只要用结扎法即可。此外他还提出人造假肢和人造关节的设想。巴累使传统的外科发生重大改变,并使外科医生的地位得到提高。

尽管18世纪外科学没有划时代的进步,但还是出现了几位知名人物。亨特(J. Hunter,1728—1793)幼年时非常喜欢小动物,21岁时开始在伦敦研究解剖和外科。他有两项重大发明:其一,创立了有关动脉瘤的手术;其二,建立了动物标本室。另外,他对梅毒也颇有研究。16世纪以后欧洲人才知道用汞剂治疗梅毒,他们认为这种方法是阿拉伯人传去的。也有人认为汞剂治疗梅毒是中国人最先采用的,传入阿拉伯后再由阿拉伯传入欧洲。佩龙尼(F. Peyronin,1678—1747)是法国著名外科医生,擅长肠疝修补术和肠外伤修复术。法国医生贝萨拉克(J. Baseilhac)是膀胱结石刀的发明人。德国外科学家里奇特(A. Richter,1742—1812)是对疝气实行手术疗法的先驱者。蒂斯奥特(P. Desault,1744—1795)创立法国第一个外科门诊部。托里奥(M. Troia,1747—1828)是意大利那布勒斯人,以膀胱手术和骨科手术为专长。波特(P. Pott,1714—1788)是18世纪后半叶英国较有成绩的外科医生,波特骨折即以他的名字命名。

（四）传染病

文艺复兴时期，内科学的另一进步是对传染病的新见解。1546 年意大利维罗那（Verona）的医师伏拉卡斯托罗（G. Fracastro，1483—1553）对传染病的本质提出了合理的解释。他是帕多瓦大学的学生，后来又在该校执教。1546 年在他的名著《论传染和传染病》一书中，把传染病的传染途径分为三类：第一类为单纯接触传染，如疥癣、麻风、肺痨；第二类为间接接触传染，即通过衣服、被褥等媒介物传染；第三类为远距离传染。他把传染源解释为一种微小粒子，是人类感觉器官感觉不到的东西，而且人们对这种微小粒子有不同的亲和力，微小粒子由患者传染给健康人，使健康人致病。他还认为这种粒子具有一定繁殖能力。伏拉卡斯托罗的想法与 19 世纪后期细菌学主张非常类似，只可惜当时还未发明显微镜，他的这种想法不能用实验观察来证实，因此他的观点没能被更多的人接受。

这一时期欧洲出现了一种特殊的传染性疾病，由于对这种疾病的本质了解不清，因此出现了各种各样的名称，多数人将它与中世纪流行的麻风病混为一谈，直到 15 世纪末也未能与麻风病区别开来。这种病传播速度很快，毒性强烈，袭击了欧洲大部分地区，夺去了很多人的生命，因而也备受欧洲人的重视。除被称作麻风病以外，还有人误称它为"天花"。有人推测这种疾病是在哥伦布发现美洲后，由美洲土著传给水手，又由水手带到欧洲的。伏拉卡斯托罗对这种疾病进行了较系统的描述，并以当时法国一位典型患者牧羊人希费利（Syphily）的名字来命名，即梅毒（syphilis）。

四、预防医学的兴起

（一）疾病流行与统计学

从 16 世纪开始，像中世纪那样大面积的麻风病流行渐渐消失，但其他疾病仍频繁发生。法国国王路易十四曾把麻风病院改为慈善病院，可见麻风病已被有效控制。17 世纪除梅毒、麻风病以外，其他传染病如白喉、伤寒、天花、鼠疫、斑疹伤寒等还是很常见的。德国在1618—1648 年曾爆发了一场"战争热"，可能是斑疹伤寒，此外痢疾、坏血病、鼠疫的流行也很广。据史料记载，流行病造成的死亡人数非常多，尤其是当时欧洲人还不知道种痘的方法，所以因天花而死的人数很多。17 世纪的一次天花流行起初由亚洲大陆开始，蔓延到非洲北部和欧洲的全部，1660—1669 年曾在英国大规模流行。鼠疫在中世纪欧洲泛滥成灾，到了 17 世纪虽没有大流行，但小范围流行仍较频繁，死亡率也很高。如俄国在 1601—1603 年曾爆发一次鼠疫大流行，仅莫斯科一个城市就有 127 万人丧生；1603—1613 年德、法、荷兰、英都有不少人因感染鼠疫而死亡；荷兰在 1625 年就有 7000 人死于鼠疫。

一直到 17 世纪，传染病学方面仍缺少足够的资料，也没有合理的记载。由于数学的进步，人们着眼于用数学的方法分析资料，最早采用这种方法的是英国人威廉·配第（W. Petty，1623—1687）。早在 1662 年，他就与友人合作，出版了《对伦敦死亡表的自然、政治的考察》，他企图从这些复杂材料中，分析出人口死亡率、罹病数及其与生命统计的关系。当时他依赖几个人的力量来完成这项工作，结果却不理想，因此他认为政府有必要成立专门机构从事统计研究工作。至 18 世纪，更多的人喜欢上统计学，比如与牛顿同时代的玛夫尔（Ade Moivre，1667—1754），在生命统计上运用了大量数学原理。1761 年普鲁士人苏斯密尔茨（Sussmilch，1707—1782）发表了《通过生产死亡、繁殖而表现于人类的神的意志》。他写这本书的目的就是揭示生命统计的关系是不变的，统计数字体现神的意志。他的写作动机虽不能算作科学，但是书中运用的新统计方法却使这本书成为科学史上有价值的文献。1801年，英国首先应用统计学进行国事调查，使统计学更为人们所接受。

（二）预防医学的萌芽

预防疾病的思想和措施可追溯到古希腊、罗马、阿拉伯的医学中，那时人们已经注意到天气、土壤、饮食、生活习俗、居住条件等生活环境及心理、情感和社会环境等因素与疾病的关系，但是这些思想是直观的和零散的，没有形成完整的理论。16世纪以后，资本主义的兴起和思想上的变革，引起了人们对预防医学及其社会性的关注。

意大利医学家兰德斯（G. Landsi，1654—1720）研究了疟疾的爆发流行，认为这种疾病可以传染，蚊子是传染媒介。意大利帕多瓦医生拉马齐尼（Ramazzinl，1669—1714），被称为"劳动医学之父"，在对手工业工人的健康和生活环境进行深入调查的基础上，出版了《论手工业者的疾病》一书，描述了52种职业工人的健康与疾病状况，研究了空气、水质和生产环境等因素对人体健康的影响。

18世纪末公共卫生方面最杰出的人物是德国医生弗兰克（J. Frank，1745—1821）。他在学生时代就决心研究民间急性流行病的原因。后来他到德国、奥地利、俄国等地行医和讲学，并做了大量的社会调查，提出了居民的悲惨生活是疾病的温床这一观点。他在1779—1817年完成了六卷本巨著《全国医学监督体制》。弗兰克设想通过国家的法规等监督措施来保护公众健康。他的思想和著作在欧洲和美国影响甚广，尤其是在传染病和环境卫生方面的认识被人们广泛接受。弗兰克一直被医学界公认为预防医学和社会医学的先驱。最先把弗兰克的主张付诸实施的是德国医学家迈（F. Mai），他向政府提交过一项卫生法规，对欧洲的健康立法产生了一定的推动作用。

18世纪预防医学开始得到重视。首先是在海军和陆军内提倡，因为当时只有在军队范围内，才有可能对受伤和生病的人员进行监督、观察和疾病的统计，所以18世纪预防医学的发展开始于各国陆海军的军医。普林格尔（J. Pringle，1707—1782）在英国军队工作很久，地位很高，因此他的建议也比较容易在军队中实施。1750年他发表了《腐败性和非腐败性的物质实验及其在医学上的应用》，阐明了所谓医院热与斑疹伤寒是同一种病，还呼吁改善军营供水和排水，增建军营中必要的卫生设施，适当修建兵营便所，明确一些兵营卫生的规则。他还主张军队的医院应该中立，同时受交战双方的保护。林德（G. Lind，1716—1794）在海军方面很有卫生经验。1753年他发表论文《论坏血病的研究》。当时在海上长期生活的人，大多患有坏血病，常常不治而死。根据他的研究，常吃蔬菜和柠檬可预防坏血病。另外，淡水是海上生活一大必需品，林德设计出一种蒸馏海水的方法。为了预防海上传染病，他提出一些预防规则，并于1757年发表《论保持海员健康的最适当的方法》。18世纪著名的探险家库克（J. Cook，1728—1779），历经三年半的时间到南洋探险，途中经历了无数艰难险阻，依照林德的办法，在110名海员中，只有1人死亡，其余的人全部顺利返航，这个成绩在远洋航海史上是非常惊人的。

（三）公共卫生改革

18世纪兴建大规模公共卫生设施的时机还没有成熟，把卫生学引入社会是19世纪的事。但是出于人道，有人提出改善监狱卫生设施。英国人霍华德（J. Howard，1726—1790）终生致力于这方面的工作。他调查研究了德国、意大利、法国、荷兰、希腊、土耳其等国家的监狱设施、医院卫生、海港检疫，写出以改善监狱、病院的卫生状况为目的的著作，建议成立专门治疗热病的特殊病院。英国产业革命以后，城市人口逐渐增多，出现了一系列新问题，如都市扩大、食物供给增多、土地要开发、灌溉排水要改进等，新问题促进了农作技术的革新。都市卫生在18世纪中叶以后开始改善。例如1765年伯明翰实行卫生法规，1766年伦敦实行，曼彻斯特于1776年实行；以后其他小城市效仿大城市卫生法规的实行，掩盖污水、修建街道、安设路灯、改良下水设施。尽管还有很多地方需要改进，但18世纪末英国所有的大都市在外观上都已具备了现代化都市的雏形。

18世纪中叶以后，医院和药房建筑也有改进。如伦敦医院于1752年改建，圣·巴托罗缪医院于1753年改建。自1700~1825年，一百多年的时间里，仅英国加以改建的医院和诊所就有154家，空气流通、医院设备都有改进，不足地方是护理力量太差。19世纪以后，医院内的护理工作才有改进。产业革命后，小儿健康得到重视，1740年英国不足5岁的幼儿死亡率占小儿死亡总数的75%；1800年以后死亡率下降到41%；20世纪早期（1915—1925）死亡率又下降到14%。可以看出，18世纪英国的少儿卫生水平是逐步提高的。英国很多儿童患有佝偻病，18世纪初死亡率还很高，产业革命后，死亡率下降很多。其原因是随着农业的进步，肉类产量增加，饮食结构改变，减少了患病率。

18世纪时，曾有一部分卫生工作是由政府行政部门管理监督的，这就是海港检疫。海港检疫自中世纪实行以来，对防止传染病的流行起到一定作用，特别是有效地控制了鼠疫的发生。18世纪末至19世纪初，在东欧和西亚地区，仍有鼠疫发生，而且常常蔓延到欧洲各地。据记载，1709年俄国因鼠疫死亡者达15万人，1719年鼠疫泛滥到欧洲，1720年马塞和土伦两地因鼠疫死亡9万人。海港检疫的实行控制了鼠疫流行，进而促使海港城市成立了更多的检疫所。

（四）预防天花

18世纪欧洲天花肆虐。死亡人数非常多，即便是没有死亡的人也陷入极度恐慌之中。中国至迟在16世纪就发明了预防天花的人痘术，这种方法传到阿拉伯，又传到土耳其，后来英国驻土耳其大使的夫人蒙古塔（M. Montague，1689—1762）把在君士坦丁堡学到的种人痘的方法应用到自己的孩子身上，随后这种方法传到英国和欧洲大陆，进而越过大西洋传入美洲。18世纪后半期，这种方法普遍应用，当时还出现了专门以种人痘为职业的人，这些人不一定都是医生。此时预防医学史上出现了一位不可忘记的人物——琴纳（E. Jenner，1749—1823）。

琴纳出生在英国的格罗斯特郡（Gloucestershire）。琴纳发明牛痘术，一来受到中国人痘术的启发，二来他听说挤牛奶的女工一旦出过牛痘，再遇到天花流行也不会被传染上。于是他写信给老师，提出是否可从这一途经寻找预防天花的办法，很快就收到老师的回信，鼓励他去实践。1778年琴纳开始致力于牛痘接种法的观察和实践。

他首先用天花痂皮给患过牛痘的工人接种，以观察患过牛痘者对天花是否有免疫力。1796年5月14日，琴纳进行了在人体上接种牛痘的试验。他从一个名叫萨拉·尼尔梅斯（Sarah Nelmes）的挤奶妇手上的牛痘脓疱中取出痘浆，接种到一位叫詹姆斯·菲浦斯（James Phipps）的8岁健康男孩的手臂上，接种第7周又行人痘接种，结果小男孩安然无恙。1798年，琴纳出版了《牛痘之原因及结果之研究》（An Inquiry into the Causes and Effects of the Variolae Vacci-

NOTE

nae）一书，介绍了牛痘接种法预防天花的成功经验。这一研究成果的取得历经了 20 年之久，期间经过了许多次试验和观察（图 5 - 10）。

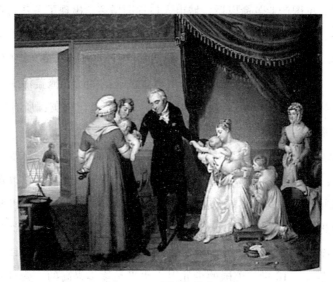

图 5 - 10　琴纳接种牛痘

　　虽然牛痘接种法在推广的过程中历经了许多曲折和保守势力的抵制，英国人甚至刊出了污蔑种牛痘的漫画，但实践是检验真理的唯一标准，后来牛痘接种法终于被世界各国所接受。作为一名乡村医生，琴纳将大部分心血耗费在牛痘接种法的研究中。晚年琴纳生活在伦敦，英国议会为表彰他的贡献，拿出两万英镑支持他的研究。他死后，在伦敦为他树立了塑像，以使人们永远记住这位普通而又不平凡的乡村医生。

【复习思考题】

1. 明清时期本草学的主要成就有哪些？

2. 明清时期临床外科专病诊治有哪些突出成就？

3. 简述叶桂、吴瑭、薛雪、王士雄 4 位医家的代表作及其学术贡献。

4. 简述中国人痘术的发明意义及其与西方牛痘术发明之间的关系。

5. 简述人体解剖学建立的过程。

第六章　生物医学体系的建立与中医学的变革

　　至 19 世纪，欧洲大部分国家已完成工业革命，经济空前繁荣，国家日益重视科学技术，由政府创办或支持的科学教育和机构增多。19 世纪也被称为"科学世纪"。康德－拉普勒斯关于太阳系起源的"星云假说"，突破了宇宙永恒不变的自然观；道尔顿的原子论与门捷列夫的元素周期律，揭示了化学元素的基本构成及其内在联系；麦克斯韦统一了电、磁、光的理论；被誉为 19 世纪自然科学三大发现的能量守恒与转化定律、生物进化论和细胞学说等，突破了机械唯物主义静止地、片面地分析和认识事物的局限性，充分地揭示了自然界的辩证关系，开始探索事物运动、变化的规律。西方医学经过近三百年的知识积累，从依赖经验的推理和形而上学的思辨转变为凭借物理、化学实验研究和对疾病实体客观、细致地观察，建构起生物医学体系的框架。

　　在西方国家社会、文化和科学技术迅速发展的同期，中国社会的发展则从缓慢发展进入到急剧变化的时期。究其原因，既有中国封建社会没落衰败的内因，更有西方资本主义国家侵略扩张，力图变中国为殖民地的外因。1840 年鸦片战争后，中国大门被迫打开，各国列强纷至沓来，严峻的社会危机促使了民族的觉醒。1911 年的辛亥革命，推翻清王朝，建立中华民国。然而，不久国家陷入军阀混战，接着是日本入侵和抗日战争全面爆发。至 1949 年建立中华人民共和国，中国社会才步入和平稳定的发展时期。

　　西方文化和科学技术在中国的传播，促使人们对传统文化进行反思和批判，不少有识之士致力于从西方文化中寻求振兴民族的富国之术。经过近百年的认识和体验，国人对西医学从排斥到逐渐接受。外国医生通过在华建立医院，举办教会医学校，翻译出版西医著作，使其影响越来越大。在近代中国形成了中西医并存的局面，且引发了中西医论争和中医存废的斗争。此时期中医学受到前所未有的冲击，但仍有所发展。

第一节　现代临床医学的诞生

　　现代临床医学是伴随着 19 世纪早期"医院医学"的出现而诞生的。法国大革命以后，医院从既照料患者，又收容乞丐、孤儿、老弱者等社会不幸者的慈善机构，逐渐转变为医学教育和研究的中心。法国通过立法，建立起新型的以医院为核心的医学教育体系和医院服务体系。在医院，外科与内科获得了同等重要的地位，尸体解剖得到法律的许可，从而逐步形成了以病理解剖为基础、以物理诊断为特征的医院医学。19 世纪 30～40 年代，巴黎成为世界医学的中心，一批批学生从欧洲和北美涌向巴黎。伦敦、费城和维也纳引进巴黎的医院医学模式，很快

NOTE

也成为本国的医学中心。医院医学摆脱了单凭经验诊治患者的束缚，以更为客观的物理诊断为工具，采用数学分析的方法，促进了临床医学的发展。

一、诊断学的进步

视诊、触诊、叩诊和听诊是西医的四种基本物理诊断方法。在 19 世纪之前，医生也运用五官来进行诊断，如倾听患者诉说病症、观察舌头和尿样、把脉等，但很少直接进行躯体检查。18 世纪，奥恩布鲁格发明叩诊法，但在很长一段时间并没有引起人们的重视。19 世纪初，法国巴黎慈善医院医生、医学院临床医学教授科尔维沙（J. Corvisart，1755—1821）认识到叩诊法的诊断价值，于 1808 年将奥恩布鲁格的著作《新发明》译成法文，并附以长于原文 4 倍的详细评析。此外，科尔维沙还出版了专著《论器质性疾病及心脏和大血管损伤》，介绍叩诊法在疾病诊断中的价值，以期推广。他还设计制造了叩诊板与叩诊锤，发明了间接叩诊法。科尔维沙曾是拿破仑的私人医生，在法国医学界享有很高的声誉，在他的推动下，叩诊法得到医学界的广泛重视和应用。

法兰西学派的另一重要贡献是听诊器的发明。听诊器由法国巴黎医学院医生雷内克（R. Laennec，1781—1826）发明（图 6 - 1）。在听诊器发明之前，医生是靠用耳朵直接贴着患者胸部听诊来诊断胸腔疾病的。直接听诊甚为不便，且效果不好。

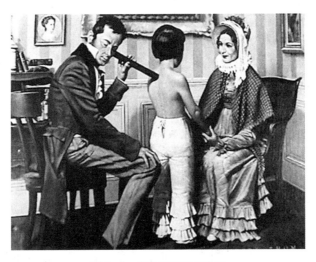

图 6-1　雷内克应用听诊器

听诊器和叩诊法的发明，奠定了现代物理诊断学的基础。此后又有一系列的物理诊断技术问世。如：1868 年，翁德利希（K. Wunderlich，1815—1877）创用体温测量并绘制体温曲线。1854 年，奥地利医生耶格（E. Jaeger，1818—1884）首先提出近视力表。1865 年，德索梅克斯（A. Desomeaux，? —1894）发明并应用膀胱镜。1898—1900 年，基利安（G. Killian，1860—1921）先后发明直达式气管镜和胃镜。随着有机化学和分析化学的发展，临床医生开始利用化学分析的检验方法来协助临床诊断，如建立了血、尿、便三大常规检验方法等。此外，1827 年，德国学者格梅林（L. Gmelin，1788—1853）发明尿的胆色素试验。1837 年，马格奴斯（H. Magnus）发明血气定量分析方法。1841 年，特罗默尔（K. Trommer）发明尿糖检查法。1846 年，英国外科医生休奇逊（J. Hutchinson，1828—1913）发明肺活量计。1847 年，德国学者路德维希（C. Ludwing，1816—1895）制成水银血压计。1874 年，艾斯巴赫（G. Esbach）发明尿蛋白定量法。1878 年，维罗特（K. Vierordt）应用光谱分析法分析血红蛋白、胆汁和尿液。同年，海耶姆（G. Hayem）发明血小板计数法。1894 年，托波佛尔（G. Toepfer）发明胃液酸度测定法。由于这些成果，19 世纪医生的诊断方法进一步增多，诊断疾病也更加客观、准确。

19 世纪诊断学上的另一项重要进展是 X 线的发现。1895 年，德国物理学家伦琴（W. Rontgen，1845—1923）在研究真空放电时发现在试验用的真空管里产生了新的射线，这种射线能在黑暗处使照相底片感光。他将这种性质不明的光线称为 X 线。几天之后，他应用 X 线拍下了世界上第一张人体掌骨的 X 光照片，照片清楚地显示出伦琴夫人的手掌骨和金戒指的轮廓。实验和照片发表后，在科学界引起轰动。一个月以后，维也纳的医院就开始应用 X 线准确地显示出人体骨折的位置。不久，X 线就成为临床上最重要的诊断手段之一。1901 年，为了表彰伦琴的发现，瑞典科学院将首次颁发的诺贝尔物理学奖授予他。

二、外科学的突破

18 世纪以前，外科治疗还是一种手艺。外科手术者也不准被称为医生。18 世纪，外科医生的地位有所提高，也出现了专门的外科医院，但外科的发展仍然缓慢，其主要原因是外科手术中的疼痛、失血和感染三大难关都没有很好地解决，手术患者死亡率很高，手术治疗往往是患者最后不得已的选择。直到 19 世纪，外科技术中的三大难关被相继突破，外科学才有了突飞猛进的发展。

（一）麻醉剂的发现及应用

麻醉药和麻醉法在古代的许多国家，如中国、印度、巴比伦、希腊等都有过应用的记载，但麻醉效果都不够理想。19 世纪，化学的发展促进了麻醉药物的研究和应用。1800 年，英国化学家戴维（H. Davy，1778—1829）首先发现了氧化亚氮（N_2O），即笑气的麻醉作用。1818 年，英国著名物理学家和化学家法拉第（M. Faraday，1791—1867）曾在著作中提到乙醚有致人昏迷的作用，其效应与氧化亚氮相似。但这些发现并未引起医学界的重视。1824 年，希克曼（H. Hickman，1800—1830）用二氧化碳、氧化亚氮和氧对实验动物进行麻醉，并行截肢手术获得成功。此后，他要求进行人体试验，但未被允许。

19 世纪中叶，人们开始对氧化亚氮和乙醚的麻醉作用进行了一系列探索性实验，终使这两种麻醉剂的麻醉效果为世人所公认。1842 年，美国医生朗格（C. Long，1815—1878）在乡村应用乙醚麻醉做颈部肿瘤摘除术获成功，此后他继续用乙醚麻醉进行了其他小手术。但是，由于朗格居处僻地，其开创性功绩并不为世人所知。1846 年 9 月 30 日美国医生莫顿（W. Morton，1819—1868）在化学家杰克逊（C. Jackson，1805—1880）的协助下，应用乙醚麻醉拔牙获成功。莫顿因此备受鼓舞，同年 10 月赴波士顿麻省总医院，在著名外科医生沃伦（J. Warren，1778—1856）进行的一次割除颈部肿瘤的手术中，进行乙醚麻醉表演。这次公开表演的成功轰动了世界，从此揭开了现代麻醉史的序幕。

除乙醚和氧化亚氮外，其他麻醉剂和麻醉方法也在 19 世纪先后应用于临床。1847 年，英国妇科医生辛普森（J. Simpson，1811—1870）首次应用氯仿作麻醉剂获得成功。1872 年，欧莱（P. Ore，1828—1869）应用静脉注射水合氯醛进行麻醉，创静脉全身麻醉的先例。1892 年，德国医师施莱希（K. Schleich，1859—1922）创用可卡因皮下注射局部麻醉，由于毒性强，未能推广。1905 年，布劳恩（Braun，1862—1934）将肾上腺素和可卡因合成普鲁卡因之后，这种局部浸润麻醉法才展现其实用价值。1898 年，德国外科学家比尔（A. Bier，1861—1949）试验用可卡因进行蛛网膜下腔阻滞性麻醉获得成功，并将此法推广应用于临床。各种麻醉剂和麻醉方法的应用，消除了手术中的疼痛，提高了手术安全系数，扩大了手术范围，促进了外科学的发展。

（二）消毒防腐方法的发现

19 世纪以前，外科医生习惯于用烧灼法或沸油冲淋法处理伤口，患者极为痛苦。19 世纪以后，绷带包扎法逐渐代替上述方法，但却出现感染率和死亡率的升高。直到巴斯德和科赫建立起微生物学之后，人们才真正认识到化脓性感染是细菌入侵的结果，外科学也才真正建立起消毒防腐的观念。

19 世纪初，在病原微生物学建立之前，奥地利医生塞麦尔维斯（I. Semmelweis，1818—1865）对感染途径和感染原因有所了解。1846 年，他的一位学生解剖因产褥热死亡的患者尸体时，不慎割破手指出现类似产褥热的症状，最终死亡。他从中得到启发，明确了产褥热是通过接产医生的手传染给产妇们的。于是，他开始采用以下预防措施：接生前医生必须先用肥皂刷手，然后用漂白粉溶液洗手。对接生使用的一切器材，以及可能与患者接触的一切用品均用此法消毒。经过这样处理之后，产科死亡率由 18% 降到 1%。1861 年，他出版了《产褥热的原因、概念及其预防》一书，书中详细地记录了他在产科学方面的改革。然而，由于他冒犯了保守的上司而被迫离开了医院。塞麦尔维斯的贡献后来获得了人们的肯定，被誉为"母亲的救星"。

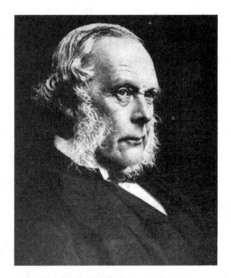

图 6-2 英国外科医生李斯特

"英国外科医生李斯特（Joseph Lister，1827—1912）在法国微生物学家巴斯德疾病细菌学说的启示下，认为外科伤口与创伤感染都是微生物侵入所致。1865 年，李斯特施行了他的第一例抗菌手术：手术前他用石碳酸溶液清洗了所有的手术器材和手术用品，甚至连手术室的空气都用石碳酸液进行了喷雾消毒，手术获得完全成功。1867 年他发表了《论外科临床中的防腐原则》，从而奠定了外科消毒、防腐的基础。

1877 年，德国医生伯格曼（E. Bergmann，1836—1907）创用蒸汽灭菌法，奠定了无菌外科的观念。1883 年，法国医生泰利隆（O. Terrillon）倡导用煮沸、干热、火焰等方法消毒外科器械。随后，手术时穿隔离衣（1885）、戴橡皮手套（1889）、戴口罩（1897）等措施的实行，极大地减少了外科手术中的感染。

（三）输血技术的突破

手术患者因术中失血过多而死亡一度是阻碍外科发展的一个重要因素。为了解决这一难题，人们曾做过许多尝试。早在 17 世纪，英国医生洛厄（R. Lower，1631—1691）就曾把羊羔的血抽出，输给一个精神病患者，十分侥幸，这个患者没有死亡。1677 年，法国医生丹尼斯

（J. Denis，1625—1704）把羊血输给健康人，结果受血者因强烈的输血反应而死亡，可是丹尼斯认为死亡与输血无关。两个月后，他又给另一患者输血，致使患者立即死亡。17世纪，由于不断有患者因输血而死亡，于是法国政府明令禁止输血治疗。19世纪以后，有人开始尝试人与人之间输血。1818年，英国妇产科医生布伦德尔（J. Blundell，1790—1877）在做了一系列狗之间的输血实验之后，尝试进行人与人之间的输血，结果是既有成功也有失败，从而限制了输血在临床的进一步应用。

1875年，兰多伊斯（L. Landois，1837—1902）发现人与人之间输血出现输血反应，是因为两种血液混合后出现红细胞凝集现象，当时并不清楚凝集现象的机制。1896年，奥地利医生兰德斯坦纳（K. Landsteiner，1868—1943）开始研究免疫机理和抗体的本质，他于1900年发现了红细胞凝集反应的原理，并在1901年宣布人类血液可以分A、B、O三型，以后又归纳为四型。他还推断血型可以遗传，并被后来的研究所证实。ABO血型的发现导致输血时血型配合原则的提出，使输血成为实际可行的重要治疗措施，从而解决了因手术失血过多而死亡的问题，外科学也从此搬掉了一块阻碍其发展的拦路石。

三、临床治疗学科的进步

药物治疗的发展是在药理学的独立和发展中实现的。从19世纪初起，人们开始用动物实验和化学分析的方法，研究药物的化学成分、性质、药理作用及其毒性反应等。其发展可分为三个方面：一是用化学方法对一些植物药的有效成分进行提取。1806年，斯特纳（F. Sertuner，1784—1851）首先从鸦片中提取出吗啡，1817年又从吐根中提取了吐根素。随后一系列的药物被提取、纯化，如从马钱子中提取出士的宁（1818）、从金鸡纳皮中提取出奎宁（1819）、从咖啡中提取出咖啡因（1821）等。有效成分的提取为阐明药理作用提供了前提。二是用实验生理学方法研究药物对各器官的作用。如：1819年，法国生理学家马根济（F. Magendie，1783—1855）通过实验确定了盐酸士的宁引起肌肉僵直的作用部位在脊髓。1856年，伯尔纳（C. Bernard，1813—1878）利用蛙坐骨神经腓肠肌标本，确定了筒箭毒碱松弛骨骼肌的作用点在神经肌接头。这一阶段对药物的作用及作用部位的研究取得了许多成果，但对药物作用原理的研究还很不深入。三是用生物化学方法对药物在体内的代谢过程进行研究。此外，化学工业和有机化学的进展，使药物的精制和合成也迅速发展起来。

以上这些进步不断地丰富了临床药物治疗的内容。特别是1853年法国学者普拉瓦兹（C. Pravaz，1793—1853）发明注射器之后，药物注射法广泛应用于临床，使化学药物治疗在临床各科得到普及和发展。

除药物疗法外，由于物理学的发展，许多物理疗法也相继推广应用。如X线疗法、光能疗法，特别是电疗获得很大的发展。总之，到19世纪末，临床治疗的手段比之从前更加丰富、有效了，临床医学各学科都有了显著的进步。如1838年，法国医生里科尔（P. Ricord，1799—1889）正确地区分了淋病、梅毒，使梅毒学成为皮肤病学的一个重要分支。1850年，赫尔姆霍茨（H. Helmholtz，1821—1894）发明检眼镜，开创了眼科学史上的新纪元。1854年，西班牙人加西亚（M. Garcla，1805—1906）在巴黎发明喉镜，为喉科学奠定了基石。1856—1876年，奥地利医生黑布拉（F. Hebra，1816—1880）出版了《皮肤病图谱》，是现代皮肤病的开山之作。1856年，德国医生卡斯帕（J. Casper，1796—1864）出版的《实用法医学手册》在相当长时期内是该专业的经典著作。在 19 世纪下半叶，儿科学成为医学院的一门独立课程，泌尿学和矫形学成为外科学下独立的分支学科。随着麻醉术的发明，口腔学和牙科学建立起来。1872 年，哈佛大学设立了神经学和精神病学教席。

第二节　生物医学理论体系的建构

19 世纪自然科学的发展为生物医学理论的建立与完善奠定了基础。细胞学说使人体形态的研究深入到微观的细胞水平，同时也促进了胚胎学的研究。物理学、化学的进步及实验仪器的改进，推动了人体生理功能和生物化学的研究。生物进化论的产生使人类对自身的起源与演化有了更深刻的认识。进化论还将生物变异是如何产生又是如何遗传的问题提了出来，从而为遗传学的发展提供了动力。

一、人体结构与功能理论的完善

（一）组织与细胞理论的建立

19 世纪初，对人体构造的认识在以下两方面取得了重要的进步。

一是法国医生比沙（M. Bichat，1771—1802）提出生命的机能单位不是器官而是组织（tissue）。他将人体分成 21 种基本组织，如神经组织、脉管组织、黏液组织、浆液组织、结缔组织、纤维组织等，这种对组织的命名许多至今还在应用。比沙的工作使人们对人体结构的认识有了层次，即由组织集合成器官，器官的组合又形成更复杂的系统（如呼吸系统、消化系统、神经系统等）。比沙对机体组织的研究，使他成为组织学的创始人。

二是由于光学显微镜技术的改进，人们能观察到生命体更细微的结构。1838 年，德国植物学家施莱登（M. Schlieden，1804—1881）发表《论植物发生》一书，提出细胞是组成一切植物的基本单位。他明确指出："在每个单独的细胞中都存在着生命的本质，建立起这样的概念是必要的，并应以此作为研究生物整体的基本原则。" 1839 年德国动物学家施旺（T. Schwann，1810—1882）发表《关于动植物结构和生长相似性的显微镜研究》，把施莱登的观点扩大到动物界。施莱登和施旺认为，植物和动物的所有组织、器官都由细胞组成。动植物的外部形态千差万别，但其内部构造却是统一的。细胞是独立的、自己能生成和生长的单位。细胞学说揭示了动植物之间、高等生物与低等生物之间的联系，指出了生物体的发育过程是通过细胞的形成、生长来实现的，为生命科学的进一步深入奠定了基础。

（二）生理学研究的深入

在物理学、化学等学科的发展和科学实验手段不断改进的推动下，医学家对人体功能进行了深入研究，特别是在神经、呼吸、消化、内分泌等系统的生理学和生物化学机理方面的研究，深化了对生命现象的认识。

生物电的发现是 18 世纪末 19 世纪初生理学的重大成就之一。1791 年，意大利医学家伽伐尼设计了青蛙的神经肌肉实验，分别将一根铜棒与一根锌棒接触到蛙腿与脊索神经，当这两根金属棒接触时，立即引起蛙腿的收缩。伽伐尼又将蛙腿与脊索神经分别放置在铜箔上或浸在溶液内，当实验者用一根弯曲的金属棒的两端接触到铜箔或溶液时，也可引起蛙腿收缩。他认为蛙腿的收缩是由于神经肌肉组织呈现瞬时电流的缘故，并称之为"流电"（galvanism）。但是，意大利巴维亚大学的物理学家伏打却认为"流电"与动物没有任何关系，肌肉的收缩乃电流刺激的结果。直到1845年，柏林大学的雷蒙（Du Bois-Reymond，1818—1896）设计了一种灵敏的电流计，证明神经在受刺激时，沿着神经冲动的方向，确实发生了电位变化，伽伐尼的学说才得到令人信服的证实。

在神经生理学领域，德国学者穆勒（J. Muller，1801—1858）阐明了神经肌肉系统的反射活动。穆勒的《生理学手册》是19世纪一部最重要的生理学著作。1811年，英国科学家柏尔（S. Bell，1744—1842）出版了《脑的解剖新论》，首先提出了脊髓神经根法则，即脊髓前根是运动神经纤维，后根是感觉神经纤维，这两种纤维可以混合在一根神经内，它们只在和脊髓连接时才互相分离。后来，柏尔又指明某些神经为纯感觉的，某些为纯运动的，某些则为二种的混合体。这一分类同样被用在对脑神经的阐述上。柏尔指出：第V对脑神经（即三叉神经）具有运动与感觉两种功能。面神经是运动性的，所以当面神经受损伤时，可导致颜面瘫痪，称之为柏尔瘫痪（Bell palsy）。柏尔提出的运动神经和感觉神经的差异法则是现代反射及反射弧概念的基础。由于柏尔提出了许多神经生理学的基本概念，人们尊他为近代神经生理学的先驱。

德国科学家E. 韦伯（E. Weber，1795—1878）、W. 韦伯（W. Weber，1804—1891）和F. 韦伯（F. Weber，1806—1871）三兄弟将物理学方法引进生理学研究。E. 韦伯和W. 韦伯将物理学的波动论应用于血液循环力学的研究，解释了脉波的形成及其传导原理。F. 韦伯对肌肉的弹力和收缩力进行了精细的物理学研究，并且测量了痛觉、热觉、压力觉和嗅觉。韦伯兄弟最重要的研究成果是首次应用电磁装置刺激迷走神经，使心跳变缓以至停止，刺激交感神经时则可促进心脏搏动加速。这个实验对研究血液循环有重要意义，不仅有助于理解心脏的活动，而且开辟了神经生理学的新领域。19世纪下半叶，俄国生理学家巴甫洛夫（I. Pavlov，1849—1936）开创了在实验对象保持机体的完整性与外界环境统一的条件下研究其生理机能的方法。他在消化生理和高级神经活动的研究中采用这种方法，创立了高级神经活动学说，对后来生理学的发展产生了重要影响。

（三）生物化学研究的兴起

19世纪中叶后，用化学方法研究机体的代谢过程取得了进展。著名代表人物是法国生理学家伯尔纳（C. Bernard，1813—1878）。伯尔纳1839年毕业于巴黎医学院，其研究兴趣广泛。他证明了交感神经的缩血管机能和鼓索神经（副交感神经的一个分支）的舒血管机能；提出了"内环境"及"内环境恒定"的概念，这一概念对现代生理学的发展具有重要意义。伯尔纳最辉煌的成就是有关消化生理的研究。他通过实验阐明了唾液、胃液、肠液、胰液等一系列消化液在食物消化过程中的作用，还研究了糖原生成、输送、储存及代谢的全过程。1853年他用实验证明了血液输送糖到肝脏，以糖原的形式储存于肝细胞内，并发现实验动物在连续数日不进食含糖食物的情况下，肝静脉中仍有高浓度的糖原存在，说明其他物质在肝脏也可转化成糖，从而发现了糖的异生作用。他还对神经系统对肝糖原形成的作用及糖原与碳水化合物代谢的关系进行了研究，完成了著名的"伯尔纳糖耐量试验"，证明了延髓存在血糖调节中枢。伯尔纳的研究开辟了消化生理学的新纪元。1860年，伯尔纳出版《实验医学研究导论》，提出了生理学是研究各门生命现象科学的基础，也是临床医学的基础。

　　尽管直到 1903 年才确立"生物化学"这一名词，但在 19 世纪，在生物化学方面已取得许多成果。1824 年，德国化学家李比希（J. Liebig，1803—1873）建立化学研究所，主张以定量分析的方法研究生命体的化学组成。他通过检测摄入的食物、水、氧气与排出的尿素、水、二氧化碳等物质，推测出动物或人体内化学过程的大致情况。在他的倡导下，研究人员对肌肉、肝脏等器官组织和血液、汗、尿液及胆汁等体液进行了化学分析，测量有机体内食物、氧气消耗与能量产生之间的关系。李比希的工作奠定了生物化学的基础。

　　德国化学家维勒（F. Wohler，1800—1882）突破了认为有机化合物只能在有生命的动植物体内合成的定论，于 1828 年人工合成尿素。1835 年，瑞典化学家贝齐里乌斯（J. J. Berzelius，1779—1848）提出了催化学说，并建立了催化作用与催化剂的概念。1878 年，伯特兰注意到酶促反应中还需要低分子物质（辅酶）的存在，为后来研究酶的化学本质提供了线索。19 世纪已开展了对核酸的初步研究。1868 年，瑞士生化学家米歇尔（F. Miescher，1844—1895）在从脓细胞中分离细胞核时，从核中提取出一种含磷量高，不同于蛋白质的酸性物质，次年米歇尔将它命名为"核素"。1889 年，德国学者阿特曼（R. Altmann，1852—1900）从核素中将蛋白质部分分离出去，保留了一种不含蛋白质的酸性物质，称为"核酸"。1894 年，科塞尔（A. Kossel，1853—1927）证明，核酸普遍存在于细胞中，而且在不同的细胞中含量不同，其后又搞清了核酸的主要成分是四种不同的碱基、磷酸和糖。科塞尔因上述工作获 1910 年诺贝尔生理学或医学奖。

　　19 世纪对组成人体最重要的物质成分——蛋白质的研究也取得了不少成果。1836 年瑞典化学家贝齐里乌斯首次提出"蛋白质"一词。1842 年，德国化学家李比希在《动物化学》一书中将蛋白质列为生命系统中最重要的物质。此后，科学家们对蛋白质的组成进行了一系列的研究，到 19 世纪末，组成蛋白质的 20 种氨基酸已发现 13 种。以上这些成就被认为是奠定生物化学的基础性工作。

二、疾病理论的建构

　　长期以来，人类对疾病原因的探讨是依据对患者征候的观察及猜测。18 世纪，病理解剖学将疾病原因与人体器官的病变部位联系在一起。然而，为什么这些器官会发生病变？这一问题有待进一步研究。

（一）细胞病理学的建立

　　18 世纪以前，医学主要关注的是病症而不是躯体和器官的损伤。18 世纪，莫干尼的《论疾病的部位和原因》奠定了病理解剖学的基础。但是，该书巨大的篇幅和冗长的文字妨碍了它的传播。19 世纪初，在皮尼尔（P. Pinel，1745—1826）《哲学的疾病分类学》（1789）中提出的类似组织具有类似损伤观点的启发下，比沙提出疾病并不是器官的反应，而是在组织中形成的，病理分析可以突破器官的限制，使机能障碍与组织联系起来。由于比沙的影响，医生们注意到疾病的位置是在组织，将病理学推向一个新阶段。人们也开始使用"组织"这一概念进行病理结构的描述，如以"心包炎""心肌炎"或"心内膜炎"替代了"心脏的发炎"，从而推动了组织病理学的发展。

　　随着人们对有机体细胞认识的不断加深，以及光学显微镜技术的发展和完善，特别是细胞学说的建立，使形态学研究进入了微观世界。这一进展的重要成果是细胞病理学的建立。1858

年，德国著名病理学家微尔啸（R. Virchow，1821—1902）出版了《细胞病理学》一书。书中对细胞病理学的基本观点做了简明的阐述，即：所有的细胞均来自细胞；所有的疾病是由生命细胞发生自动或被动的紊乱引起的；细胞之所以能发挥其机能，是因为其内部发生的物理和化学过程，显微镜能展现其中的某些变化；细胞结构的反常情况包括正常结构的退化、转化和重复。微尔啸在创立细胞病理学的过程中，创造性地将显微技术和细胞学的成果应用于病理形态学研究，使人类对机体结构和疾病形态改变的认识由组织水平深入到细胞层次，从而确认了疾病的微细物质基础，充实和发展了形态病理学，开辟了病理学的新领域。

微尔啸的《细胞病理学》对多种细胞病理变化有详细的描述，他提出的浊肿、脂肪变性、淀粉样变、发育不全、异位症、褐黄病及其他许多病理概念至今仍在沿用。当然，微尔啸的理论也存在一定的局限性。他在强调局部病变的同时，忽视了全身性反应，忽视了病理现象的发展过程，忽视局部与全身的关系，这都是机械唯物主义在理论概括中的反映。他把细胞视为基本自主的生命单位，但否认神经系统在机体中的主导作用，是对细胞作用的过高估计。尽管如此，他在形态病理学方面的贡献仍然是杰出的。

（二）病原生物理论的诞生

病原生物学包括微生物学、寄生虫学及其传染病基础理论的确立等内容。19 世纪以前，人们对于有机物的腐败及传染病的发病原因了解不多。17 世纪荷兰学者雷文虎克在显微镜下观察到一些微小生物，如细菌、螺旋体、滴虫等，但也只限于对观察结果进行客观描述的阶段，并没有进一步研究这些小生物和人之间的关系。直到 19 世纪，由于自然科学一些基本学科的不断进步和显微镜技术的逐步改进，研究工作才日益深入。

1. 巴斯德 19 世纪，对微生物学做出奠基性贡献的学者之一是法国的微生物学家和化学家巴斯德（L. Pasteur，1822—1895）（图 6 - 3）。他阐明了发酵和有机物腐败的科学原理。通过调查和实验研究，巴斯德认为所有的发酵过程都是由微生物引起的，并明确指出酒类变质发酵是酵母菌作用的结果。他发明了加温灭菌方法——巴氏灭菌法，解决了当时法国制酒业的最大难题。1862 年，在进一步研究有机溶液腐败变质的原因时，他巧妙地设计了 S 型曲颈瓶，当外界空气进入 S 型瓶时，空气中的尘埃和微生物黏附在 S 形管上而不能到达内部液体中，因此瓶内的液体不发生腐败。这项实验证明，有机溶液不能自己产生细菌，一切细菌都是由已有细菌产生的，从而彻底打破了当时盛

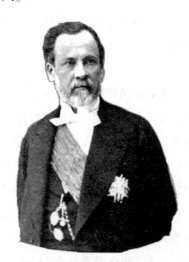

图 6 - 3 巴斯德

行的"自然发生说"。巴斯德的这些成果对医学科学意义重大，它为近代消毒、防腐法提供了科学根据。

巴斯德的另一项贡献是将细菌与传染病联系起来。早期关于疾病传染的概念，实际上同微生物并无直接关系，"传染"（contagion）一词是指通过接触而传病这个一般概念。虽然巴斯德并不是第一个提出流行病是由"微生物"（germs）引起和传播的学者，但他通过实验证明了这个理论。他首先研究了炭疽病，对该病的致病因子进行了一百多次纯培养实验，确认炭疽杆菌是牛羊炭疽病的致病菌。巴斯德还研究了鸡霍乱病，证明鸡霍乱和人类的霍乱病没有关联。巴

斯德关于细菌与传染病之间联系的研究为现代传染病理论的建立做出了巨大贡献。与此同时，巴斯德在传染病的防治方面也取得了令人瞩目的成果，他发明了人工减毒疫苗技术，研制出鸡霍乱疫苗、抗炭疽疫苗和狂犬病疫苗。

2. 科赫　在 19 世纪，对微生物学的发展做出奠基性贡献的另一位学者是德国细菌学家科赫（R. Koch，1843—1910）（图 6-4）。1880 年，科赫受聘到柏林帝国卫生局专门从事细菌学研究，后又任柏林大学卫生学、细菌学教授和卫生研究所所长；1891 年任传染病研究所所长。1905 年科赫因在细菌学研究方面的贡献而获诺贝尔生理学或医学奖。

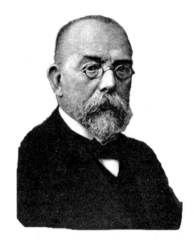

图 6-4　科赫

科赫的主要功绩首先是在细菌学研究的手段和方法上做出了突破性的贡献。他开创了显微摄影法；首创在玻片上制备干细菌膜和染色，有利于标本的永久保存；发明了固体培养基。科学家们应用这些技术，在 19 世纪末和 20 世纪初短短的几十年时间，发明和分离出许多致病微生物。科赫本人也发现、分离和鉴定了许多的细菌。他在细菌的分离鉴定方面是当时成就最大的科学家，先后分离出炭疽杆菌、伤寒杆菌、结核杆菌、霍乱弧菌、麻风杆菌、白喉和破伤风杆菌、痢疾杆菌、鼠疫杆菌等许多病原微生物。

科赫还对传染病的发病原理进行了全面的研究。结核病是 19 世纪严重威胁人类生命的疾病之一，据统计当时全世界有 1/7 的人患有结核病，死亡率极高。1882 年，科赫成功地分离出结核杆菌，并证明了人类的结核病是由结核杆菌感染所致，为现代传染病学的发展做出了贡献。

在研究结核病的过程中，科赫提出了鉴定某种特有微生物是引起某种特定疾病的三条原则，即"科赫原则"。这三条原则包括：首先，这种微生物必须恒定地同某种疾病的病理症状有关；其次，必须在病原体中将致病因子完全分离、纯化；最后，必须用在实验室获得的纯培养物在健康的动物身上进行接种实验。如果在实验动物身上出现的疾病症状和病理特点与自然患病体完全相同，才能确定该病的致病因子为此种微生物。

科赫在细菌学领域的开创性业绩为他赢得了许多荣誉，然而，他也因草率公布研究结果而饮恨终身。或许是因为太急于攻克结核病的治疗难题，1890 年 8 月，科赫在柏林第十届国际医学大会上，将还没有完成实验的结核菌素作为一种新型抗结核药在大会作了报道。许多医学家立即采用结核菌素作为结核病的治疗药物，结果使不少患者成为结核菌素的牺牲品。后来的实验证明结核菌素只能在结核病的诊断方面起作用，并无治疗价值。面对挫折，科赫并没有一蹶不振，而是认真地吸取教训，到埃及和印度进行新的生物学研究，不仅发现了霍乱弧菌，而且成功地找到了霍乱交叉感染的途径和有效的控制方法，表现出科学家坚持真理、勇于改正错误的优秀品质。

（三）寄生虫学的建立

人体寄生虫，如蛔虫、绦虫等在中国、希腊和罗马的古代医书中均有记载。古代印度和阿拉伯的医生也对黑热病等寄生虫引起的疾病有过描述。但是，真正对寄生虫进行专门的观察和描述则始于 17 世纪。首先在显微镜下对寄生虫进行观察和客观描述的人是雷文虎克。1681 年，他患腹泻时对自己的粪便进行了检查，发现了大量的肠梨形虫。1684 年，意大利医生雷迪（F. Redi，1626—1697）发表关于家畜和野生动物体内若干蠕虫的调查报告。1773 年，丹麦生物学家米勒尔（O. Muller，1730—1784）第一次描述了在人类唾液和齿垢中观察到毛滴虫。当然，这些观察和研究都是初步的。

寄生虫病研究的长足进步是在 19 世纪。由于显微镜的改进和细菌学的发展，传染病的各种病原体相继被发现。这些发现中的许多内容都与寄生虫病有关。1835 年，法国医生欧文（R. Owen，1804—1892）发现人体肌肉中有旋毛虫幼虫寄生。1836 年，法国医生多恩（A. Donne，1801—1878）首次报道寄生于妇女阴道的阴道毛滴虫。1846 年，美国医生利迪（J. Leidy，1823—1891）发现猪肉中寄生的旋毛虫幼虫。1851 年，德国学者比尔哈茨（T. Bilharz，1825—1862）于埃及进行尸体解剖时发现埃及血吸虫，澄清了长期以来人体不明血尿的病因。1852 年，德国学者库奇梅斯特（F. Kuchenmeister，1821—1890）用兔体内的豆状囊尾蚴喂狗，获得了豆状带绦虫成虫，再用其卵喂兔获得了囊尾蚴。1855 年，他用同样的方法在人猪之间进行了猪带绦虫的实验获得成功。这种应用动物模型进行实验的方法极大地推动了寄生虫病的研究。1857—1859 年，德国学者洛克卡特（Leuckart，1822—1893）和微尔啸同时分别完成了旋毛虫生活史的研究。1870 年，英国学者刘易斯（T. Lewis，1841—1886）在人的粪便中发现了结肠阿米巴。

19 世纪寄生虫病研究中最精彩的一幕是对疟疾的研究。可能是这项研究难度很大，所以历经近 20 年的时间，在地理上涉及了欧、亚、非三大洲，参加研究的学者有法国、意大利、英国等国的众多专家，最终在 19 世纪末才完全阐明该病的机制。第一次从疟疾患者的血液里观察到寄生物的是法国军医拉弗兰（A. Lavaran，1845—1922），当时他在非洲的阿尔及利亚工作。1880 年，他发现当时被称为"黑血病"的患者血液中存在一种黑色颗粒，而且看见了过去不为人知的一种小体。他推测这些小体可能是"黑血病"的病原体。到 1884 年，拉弗兰积累了 480 例标本，将疟原虫在人体内的各个发育阶段的主要形态都描绘下来。1894 年，他推测蚊子可能是疟疾的传播媒介。在此后的 9 年中，意大利组织学兼病理学家戈尔基（C. Golgi，1843—1926）完成了人类血液系统中疟原虫发育周期各细节的研究工作，并阐明了患者发烧高峰期与原虫裂殖生殖的相关性，认识到危害人类健康的至少有三种疟原虫，同时他还证实了奎宁对疟原虫的治疗作用。1890 年，他拍摄了第一张疟原虫照片，为疟疾的进一步研究创造了条件。1891 年，俄国学者罗曼诺夫斯基（D. Romanovsky，1861—1921）在研究技术上获得重要进展，他找到了一种新的染色法来证实血涂片上的疟原虫，这一技术解决了疟原虫观察困难的问题。罗氏染色法使任何一位拥有一台显微镜的医生都可以诊断疟疾。由于当时已有奎宁类药物能有效治疗疟疾，这种诊断方法为患者带来了迅速准确诊断和及时有效治疗的福音。对疟原虫的流行病学调查是由在印度工作的英国医生罗斯（R. Ross，1857—1932）完成的。1892 年，罗斯在印度开始致力于疟疾研究。经过几年的努力调查，1897 年，他首先证明了鸟类疟疾是由蚊子传播的。不久他又深入到非洲西部，在按蚊的胃肠道找到了人类疟原虫的卵囊，证实人类的疟疾是由按蚊传播的。此后他将自己的研究成果写成专著《疟疾研究》，书中提出了灭蚊是预防疟疾的有效措施。罗斯因此而荣获 1902 年诺贝尔生理学或医学奖。

19 世纪，经过众多学者的努力，寄生虫病学成为一门独立学科。1894 年，英国利物浦热带医学学校开设寄生虫学课程，并由著名学者罗斯任教，同时还创办了《热带医学及寄生虫学》年刊，此后欧洲各国也先后创办了研究热带医学与寄生虫病学的院所，为 20 世纪寄生虫病学的发展奠定了基础。

（四）免疫学的建立

免疫学是伴随病原微生物学发展起来的一门学科。人类对自身免疫能力的探讨甚至比病原学更早，这是因为人类在没有认识瘟疫原因之前，首先面临的是大量死亡的现实，治疗和预防是更首要的问题，也反映了人类对复杂事物认识过程的曲折性。4 世纪中国人用狂犬脑敷治狂犬咬过的伤口。16 世纪中国人又发明了人痘接种术，这无疑是免疫学史上的一项创举。18 世纪末，英国医生琴纳介绍了牛痘接种法预防天花的成功经验。琴纳对免疫学的贡献是找到了一种有效预防天花的手段。然而，他对其中包含的科学机制却所知不多。关于人体免疫机理的研究始于 19 世纪。伴随着微生物学的进步，医学家们才真正开始了免疫学这一全新领域的研究，其中三大领域的研究是 19 世纪免疫学发展的核心，这些领域的研究成果为 20 世纪免疫学成为医学发展的前沿学科打下了坚实的基础。

1. 人工减毒疫苗的研究　人工减毒疫苗的研究开始于巴斯德。1880 年，巴斯德为了获得人工自动免疫，做了第一次推理性尝试。他在这方面的工作开始于一系列显然是失败了的实验。当时巴斯德正在进行鸡霍乱的病理学研究。他经培养得到纯鸡霍乱的病原菌，并将这种纯培养物注射入健康鸡的体内，成功地诱发了鸡霍乱病。工作进行到这里暑假来临，巴斯德将没有来得及继续使用的这种菌的肉汤培养物锁入实验室，就去度假了。当他度假后回到实验室时，将保藏了一个暑假的肉汤培养物继续注入鸡体进行实验，然而结果却与前面的实验相反，所有被注射的鸡都安然无恙，面临这明显的失败，巴斯德重新设计了两组实验。第一组，他把从天然感染该病的鸡中重新分离的新菌株，分别给从市场买的新鸡和感染而未发病的鸡进行接种注射。第二组，他把实验室保存的老的培养物也分别给上述两种鸡进行接种注射。实验结果是，第一组中的新鸡生病死亡，而注射过老培养物的鸡却没被感染。第二组中的两种鸡均未发病。经过对上述实验的认真分析，巴斯德证明：旧菌株不能使任何鸡生病是由于培养细菌的毒力发生了减弱的改变。而新菌株不能使注射过旧菌株的鸡生病，是因为这种鸡产生了抵抗力的结果。在这一分析结果的基础上，巴斯德继续研究了导致毒力减低的因素，发现了毒力减低与两次传代培养之间的时间间隔有关，时间越长，减毒程度越大。巴斯德在报道这一发现时特意提到，这一现象与 90 多年前琴纳的牛痘接种法原理相似，90 多年前悬而未决的问题终于被巴斯德解开了。巴斯德把鸡霍乱的这种减毒菌株称为"疫苗"，这一名称一直沿用至今。1885年，巴斯德又发明了抗狂犬病疫苗，尽管当时还无法观察和分离病毒，但巴斯德还是用他出色的工作成功地预防了这种危险的疾病。到 1885 年为止，已经发明的所有疫苗都是活的减毒制品，制造这种疫苗价格昂贵，花费时间又长。1886 年，美国细菌学家沙门（D. Salmon，1850—1914）和史密斯（T. Smith，1859—1934）首次研制成功死疫苗，这种死疫苗经实验证明和活疫苗一样有效，同时生产成本低，可进行标准化批量生产，而且能较长期保存。由于沙门和史密斯的工作，人工减毒疫苗可以大批量地用于人和动物，以预防各种传染病的传播。

2. 血清学研究和体液免疫理论的建立　减毒疫苗的成功，使细菌学家们开始对这种免疫的获得是由什么机制形成的问题发生兴趣。最早的研究工作是 1888 年由英国细菌学家纳托尔（G. Nutall，1862—1937）进行的。他把已知数量的炭疽杆菌加入到无细菌的血清中，观察到只要细菌数量不太大，就会被血清杀死。1889 年，法国学者查林（A. Charrin，1856—1907）等进行了特异性免疫血清的第一组试验。他们将绿脓杆菌人工感染动物，当动物康复后取其血清，发现绿脓杆菌在被感染和未感染的两种动物血清中产生不同结果：在被感染动物的血清中细菌培养后形成凝块并沉淀；在未感染的动物血清中，细菌培养后弥散性生长。这是血清中存在特殊抗菌物质的第一个证据。

在上述研究工作的基础上，19 世纪的最后 10 年中血清学和免疫理论得到了飞速发展。1890 年，德国细菌学家贝林（E. Behring，1854—1917）第一次报告获得了特异性免疫抗体，这是用梅氏弧菌豚鼠进行实验性感染研究的结果。此后，他与日本微生物学家北里柴三郎（1852—1931）合作，在豚鼠中诱导出对破伤风和白喉毒素的人工自动免疫力；并进一步证明，通过注射取自免疫动物的血清，可以把这种免疫力被动转移给其他动物，为血清疗法奠定了基础。他们还为免疫动物血清中这种能中和毒素的特殊物质创造了"抗毒素"一词。这项成果取得的第二年，即 1891 年，柏林的一家医院应用抗白喉血清治疗首例白喉病儿获得成功。1901 年，为表彰贝林在抗毒素血清疗法方面的贡献，瑞典卡罗琳医学院向他颁发了首届诺贝尔生理学或医学奖。

与贝林同时，德国医学家埃利希（P. Ehrlich，1854—1915）通过血清学研究建立起体液免疫理论。埃利希一生的研究工作可以分为三个阶段。第一阶段为 1878～1890 年，主要研究各种染料对人体和病菌的作用，目的是为了找到能制服病菌的"神奇子弹"，这也是他青年时代的构想。第二阶段为 1891～1900 年，主要从事免疫机理的研究和免疫理论的建立。第三阶段为 1900～1915 年，主要研究化学疗法。埃利希对免疫学最重要的贡献集中在他第二阶段的研究上，他也因此荣获 1908 年度诺贝尔生理学或医学奖。1891 年，埃利希发表了他的第一篇以免疫学为主题的论文，论文中最重要的部分就是把贝林和北里柴三郎对破伤风和白喉的研究进行了科学的概括，从理论上阐明了主动免疫和被动免疫这两类免疫的普遍性意义。他在免疫理论上的另一个贡献是提出了有机体和周围化学物质（食物、药物等）结合的学说——侧链学说。他应用这一学说对抗原抗体的作用机理进行了解释，认为抗原具有一种结合基或"侧链"，或称为"结合簇"，抗体是机体细胞受抗原刺激后所产生的物质，抗体也具有侧链或结合簇，并能与抗原的结合簇作特殊的结合，他将抗体称为"受体"，并进一步推论机体细胞受抗原刺激产生受体后，不断地进入血液，在血流中与抗原结合以保护机体。埃利希是最早应用化学反应解释免疫过程的人。他的第三个贡献是发明了为生产临床使用的标准化血清所必需的定量技术。1897 年，埃利希发表了他的《白喉抗血清的标准化及其理论基础》的论文，提出"无毒限量"和"致死限量"两个定量概念，这两个概念连同一系列的标定技术使标准化检验方法的建立成为可能，今天抗毒素血清的国家标准或国际标准都是从埃利希的最初创意发展而来的。

3. 吞噬现象的研究与细胞免疫理论的建立　吞噬现象在 19 世纪曾被许多研究人员注意到。1870 年，朗罕（T. Langhans，1839—1915）观察到白细胞具有清除伤口内红细胞的能力。1872 年，德国病理学家勃契－赫斯费尔德（F. Birch－Hisschfeld，1842—1899）发现注射到血流内的球菌被白细胞摄入。1874 年，丹麦病理生理学家帕纳（P. Panum，1820—1885）提出吞噬现象可能是摧毁细菌的一种方式。然而这一系列的研究当时并没有引起人们的重视。1882 年，俄国生物学家梅契尼科夫（E. Metchnikoff，1845—1916）在研究腔肠动物和棘皮动物的消化系

NOTE

统时，发现最原始的消化器官是肠内细胞对食物的直接吞噬。他在实验中将玫瑰刺刺入透明的海星幼体内，观察到玫瑰刺周围聚集着变形细胞，他为这些吞食外来物质的细胞取名"吞噬细胞"。由此他推测高等动物体内也可能具有这种细胞，他在兔子身上的实验证明了这一推测。1884 年他出版了著名的《机体对细菌的斗争》一书，建立了吞噬细胞理论——免疫学理论的两大支柱之一。1888 年，他应邀到法国巴黎巴斯德研究所继续研究工作，在此发展和完善了细胞免疫理论。1908 年，他因此荣获诺贝尔生理学或医学奖。

19 世纪建立的体液免疫和细胞免疫这两大学派相互论战了 20 多年，直到 1903 年赖特（A. Wright，1861—1947）和道格拉斯（S. Douglas，1871—1936）在研究吞噬作用时发现了调理素，证明在抗体参与下可使白细胞的吞噬作用大为增强，从而使人们认识到这两种理论的互补作用时，两大学派才统一起来。

第三节　预防医学的发展

预防医学是从预防观点出发，研究人类健康和疾病的发生发展规律，研究消除人体内外环境中对健康有害的因素和利用有益的因素，从而达到防止疾病发生、增进身心健康、提高劳动能力、延长人类寿命的目的。预防医学从它诞生之日起就具有明显的社会性，因此，预防医学与社会医学是两门不可分割的学科。预防医学与社会医学的兴起和发展，是近现代医学科学发展极其重要的标志之一。

一、卫生调查与研究

预防医学和社会医学的创立与资本主义的发展密切相关。18 世纪下半叶，伴随工业化的发展，欧洲和北美的大城市和大工业中心迅速形成，农村人口大量涌入城市，城市人口骤增。随之而来的是拥挤的居住条件、恶劣的工作环境、肮脏的街道、周期性的饥馑、营养不良和食品污染及流行病的广泛蔓延等一系列社会问题。恩格斯在《英国工人阶级状况》一书中指出："一个生活在上述条件下并且连最必需的生活资料都如此缺乏的阶级，不能够保持健康，不能够活得很长。"城市劳动阶层的这种恶劣生存状况逐渐引起了社会有识之士的重视，他们积极开展对城市居民生活状况的调查研究，并提出了改善卫生条件、消除有害于健康的因素的建议。

英国律师查德维克（E. Chadwick，1801—1890）在几位医生的协助下，对伦敦、曼彻斯特、格拉斯哥等城市的贫民窟进行了系统调查，研究了贫困、不良生活环境与疾病之间的关系。于 1842 年发表了《关于英国劳动人口卫生状况的报告》。这篇报告不仅分析了疾病的社会和经济代价，而且提出改进贫民的卫生状况及限制工厂雇佣童工等多方面的建议。1854 年，英国卫生学家西蒙（C. Simon，1824—1876）公布了《论伦敦市的卫生状况》的报告，建议改善城市下水道，成立卫生检查机构，开业医应负有卫生责任，应将防治疾病列为国家的主要任务之一。19 世纪中叶，欧洲空想社会主义者圣西门（Saint - Simon，1816—1904）、傅立叶（J. Frourier，1768—1830）等社会活动家，收集和公布了关于工人阶级状况的大量资料，为争取工人阶级的利益做了许多有意义的工作。

　　各国政府在工人阶级和社会舆论的压力下，出于维护自身生存和生产发展的需要，开始把兴办公共设施、建设城市供水排水系统、改善街道住宅、注重劳动卫生和实行防疫措施等问题提到了议事日程。正如恩格斯所指出的："霍乱、伤寒、天花及其流行病的反复不断肆虐，使英国资产者懂得了，如果不愿同国人一起成为这些疾病的牺牲者，就必须立即改善城市的卫生状况。"19 世纪 30 年代，英国成立了研究霍乱的特别委员会。1840 年英国国会对城市卫生尤其是工人住宅区的卫生状况进行了一系列的调查，并采取了许多加强城市卫生建设的措施。如：1847 年英国利物浦任命了第一个卫生官员；1848 年英国通过了社会保健法；1850 年英国成立了国家卫生局。有关童工、女工、孕妇、职业病和卫生保健的法规也逐渐颁布。法国在 19世纪初也成立了一批国家卫生机构。如：1802 年在马赛省成立了欧洲第一个卫生委员会；1810年法国通过了一系列调节工人劳动的法律，并成立了疾病自愿保险委员会；1822 年法国成立了最高卫生委员会。欧美的其他国家也先后采取了相应措施。

　　19 世纪 80 年代以后，一些国家相继成立了卫生研究机构。如：1885 年在柏林、罗马和巴黎成立了卫生研究所；1891 年成立了李斯特研究所；1899 年建立利物浦和伦敦热带病学校。这些机构在广泛开展卫生保健和流行病学调查的同时，也十分注重实验研究在预防医学和社会医学领域中的价值，从而促进了这些学科的形成和独立发展，有力地推动了现代预防医学和公共卫生的建立。

二、公共卫生学的建立

　　19 世纪，卫生学成为预防医学体系中一门最重要的学科。实验卫生学的奠基人、德国学者皮腾科费尔（M. Pettenkofer, 1818—1901），对空气、水、土壤与人体健康的关系进行了实验研究，他还研究了住宅的取暖、通风、防湿、卫生设备、供水排水系统及水源污染与霍乱、肠伤寒病流行的关系等问题，为现代实验卫生学奠定了基础。他还与弗以特（C. Voit, 1831—1908）共同研究了人体的营养和物质代谢，测定了空气中二氧化碳的含量及其卫生学意义，研究了住宅的通风与供暖设备。1882 年，其与他人合作，出版了巨著《卫生学指南》。皮腾科费尔是现代卫生学的主要奠基人之一，他的研究为当时城市卫生状况的改善提供了科学依据，促进了预防保健事业的发展。

　　这一时期，自然环境与疾病的关系也受到了人们的关注。芬克（L. Finke）出版了第一部医学地理学专著。1830 年，纽约医学会的一个委员会提出了"本州医学地志学调查"的计划，指出医学地志学的主要对象是"确定气候、土壤、不同职业及心身原因对疾病发生和发展的影响"。在这个时期，探讨自然地理学、地区自然学及流行病和地方病的专著、期刊和文章陆续问世。

　　在劳动卫生学方面，许多卫生专家对不同职业与疾病的关系进行了多方面的研究，如开展了对缝纫、烟草、火柴、炼铅等行业工人的职业病研究，职业中毒与粉尘的研究，肺结核对不同职业人群影响的研究等。德国学者洛伊布舍尔（R. Leubuscher）根据这些研究提出了减少危险工作日、改进工作环境的卫生设备、采用无毒材料预防工业中毒等建议。劳动卫生学在这一时期发展较快，逐渐从公共卫生学中分化出来成为独立的学科。

　　19 世纪中叶以后，欧洲的一些国家开始关注学校卫生问题。从 1890 年起，伦敦教育委员会制订规划，委派官员和医生对小学新入学的儿童进行体格检查，并逐渐开展了定期复查。20

世纪初，许多学校陆续设立了保健护理站、诊疗所和校医院，对儿童的眼、耳、鼻、喉、齿等器官的疾病进行预防和诊治。学校的取暖、照明和通风等条件也逐步改善。

数理统计方法随着这一时期人口、疾病、死亡、寿命调查的需要被引入了卫生保健领域。早在 17 世纪，英国医生格兰特（J. Grant，1620—1674）根据伦敦教区出生与死亡的报表，于 1662 年写出了第一部人口统计学著作《关于死亡报告书的自然与政治观察》，是人口统计学的开创性著作。1798 年，英国社会学和经济学家马尔萨斯（T. Malthus，1766—1834）在他的《人口论》一书中首先提出了资本主义社会的人口问题。比利时的凯特莱（L. Quetelet，1796—1875）把概率论引入人口统计研究，为人口统计的分析方法奠定了科学基础。英国的佛尔（W. Fart，1807—1883）鉴于死亡统计中的混乱状况提出拟定国际统一的疾病分类表，他的建议得到欧洲各国的普遍重视。与此同时，平均数、正态曲线方程、相关和回归、卡方检验、方差分析等数理方法和实验设计基本原则先后被运用到卫生调查和医学研究中，对预防医学的发展和医学研究的进步起到了极大的推动作用。

三、传染病和流行病学

传染性疾病的流行长期以来一直是人类健康和生命的最大威胁，尤其资本主义社会的早期，人口集中、城市管理不力、卫生设施落后更加剧了传染病的蔓延。鼠疫、天花、伤寒、霍乱等烈性传染病的暴发及猩红热、水痘、麻疹、疟疾的流行造成了数以百万计的人民病残和丧生。人们主要依靠中世纪以来沿袭的隔离方法控制传染病的流行，对于传染病的病因、传播途径和发病过程的科学理论尚未建立起来。

早在 16 世纪中期，帕多瓦大学教授伏拉卡斯特罗曾提出传染病的流行是由于某种"微粒子"自感染者移行到被感染者所致，但是他的观点并未被多数人接受。17 ~ 18 世纪，医学界盛行的观点认为，瘴气（miasmata）是导致疾病流行的根本原因。于是，传染论者与瘴气论者经历了长期的论争。1840 年，德国医学家亨勒（J. Henle，1809—1885）发表了《瘴气与传染病》一书，把传染病的流行分为三类：一是瘴气所致的流行病，即疟疾；二是大多数常见的传染性疾病，他认为这些病最初是由瘴气所致，而后由活的寄生虫在人体内生长、繁殖，通过感染把疾病传至其他人；三是梅毒与疥疮，这种病单独流行和传播。在病原微生物和寄生虫学说形成之前，亨勒提出的传染病病因的分类原则，对于医生诊断和鉴别疾病具有一定的价值。

19 世纪中期，由于巴斯德和科赫等人在致病的生物体内发现了病原微生物，并证实它们就是传染病的病因，从而奠定了近代传染病和流行病学的科学基础。与此同时，在流行病学中还分化出"热带病学"这一新学科。由于微生物学、免疫学和药物学的进步，使人们对传染病与流行病的预防和治疗取得了很大进展。18 世纪末，琴纳发明了牛痘接种法；19 世纪末，巴斯德发明了炭疽杆菌疫苗和狂犬病疫苗；1890 年，莱特和哈夫金制成了预防霍乱和肠伤寒的特种疫苗；1889 年，法国人鲁克斯在研究白喉和破伤风杆菌时发明了细菌毒素；1890 年，德国医生贝林（Behring）和日本学者北里柴三郎发明了白喉及破伤风抗毒素，制成预防白喉抗毒血清。传染病的预防方面出现的一系列革命性的变化，大大增加了人类预防和战胜疾病的能力，使许多传染病得到有效的控制，挽救了无数人的生命。人们把 19 世纪以来这一系列的医学成就称为"预防医学的第一次革命"。

四、社会医学的兴起

社会医学是伴随着近代预防医学的出现而兴起的。19 世纪末，社会医学从卫生学中独立出来，成为一门新的学科，其目的是研究社会人群的健康状况、患病率和死亡率及其原因，以及同社会因素的关系。1838 年，罗舒（Rochoux）首先提出了"社会卫生学"的概念，指出"人类是凭借社会才能生存的一种社会动物"，将卫生学划分为个人卫生和公共（社会）卫生两大类。

1848 年欧洲大革命时期，医学社会化的思想受到了人们普遍的重视。法国医生盖林（J. Gurin）积极倡导社会医学。他向法国公众呼吁，为了公众的利益采取相应的措施，建立新的社会医学体系。他把医学监督、公共卫生、法医学等学科归于一个有机整体——社会医学，并把社会医学分为四个部分：一是研究人群身体和精神状态，以及与法律及其社会组织制度、风俗、习惯等的内在关系的社会生理学；二是研究健康和疾病的社会问题的社会病理学；三是研究增进健康，预防疾病措施的社会卫生学；四是制定治疗措施和其他手段来应对社会可能遇到的不良因素的社会治疗学。盖林把社会医学看成是当时卫生改革中最重要的一个问题，号召医生自觉地运用社会医学的观点去观察和解决社会的卫生问题。后来人们将盖林称为"社会医学之父"。

在英国的大宪章运动中，激进的社会民主主义者倡导广泛的社会改革。面对当时霍乱严重流行的局面，人们认识到单凭医生和医院的努力是无法控制疾病流行的，必须采取社会措施才能解决一系列的卫生问题；必须从个体防治转向社会防治，从单纯的技术控制转向综合性的社会控制。英国随之开始制定有关保护母亲和儿童的卫生法规，建立规范化的城市供水体系。

效仿英国成功的经验，19 世纪中叶以后，德国的社会医学得到迅速发展。1847 年，德国医学家纽曼（S. Neumana，1810—1909）在《论公众保健和财富》一文中提出："医学科学的核心是社会科学。"他认为一个民族的健康是社会直接关切并负有义务的事情，而社会环境和经济状况对健康和疾病起着十分重要的，甚至往往是决定性的影响。1848 年，微尔啸也提出"医学是一门社会科学"的观点，认为流行病就是社会和文化失调的现象。他亲自到斑疹伤寒暴发流行区进行调查，认为其流行既有生物因素和客观原因，也有社会、经济和政治原因。因此，单靠医疗保健，不进行社会预防是不够的。他还创办了《医学改革》杂志，积极推动医学改革，要求政府采取行动改革社会的卫生保健。1848 年，纽曼向柏林内科与外科医师协会提交了《公共卫生法》草案，积极倡导政府采取行动改善穷人的医疗保健。诺尔曼和微尔啸等人发起的社会改革运动，标志着社会医学在德国的建立。在医学家和社会各界人士的努力下，限制工作日、禁止雇用 14 岁以下的童工、保护孕妇、改善工作环境以防止职业中毒和事故等措施被政府逐步采纳。1881 年，德国颁布了《工人伤残、疾病、养老社会保险纲要》，1883 年颁布了《疾病保险法》等，为世界最早的医疗保险计划。

除法、英、德之外，欧洲和北美各国的社会医学都有一定的发展。1865 年，比利时军医迈勒（A. Meynne）提出了一个完整的社会医学体系模式。在他所著的《比利时医学地志》的第六章中，对于较重要的疾病，都分析了其所涉及的因果关系和社会因素，是这一时期社会医学方面的重要著作。在意大利，政府颁布了《抗疟法令》，政府划出疟疾区，统一管理奎宁药，由基层行政机构免费发放给患者。美国的马萨诸塞州也建立了卫生总理事会，负责监督涉

NOTE

及家庭、工厂、公共场所、浴室、疯人院卫生及种痘与隔离、生命统计等多项事物。

1851 年，欧洲各国在巴黎举行第一次国际卫生学大会，制定了共同的检疫措施以防止鼠疫、霍乱和黄热病的传播。1892 年，又在威尼斯举行的国际医学会议上制定了防止霍乱的国际公约。人们已认识到传染病的流行是对世界各国的共同威胁，公共卫生事业的成功需要整个国际社会的团结协作。

第四节　近代西医传入中国

近代西医传入中国始于明末清初。1568 年葡萄牙天主教徒卡内罗（Melccior Carnero）到达澳门，设"癫病院"于澳门白马庙，成为西医传入中国的第一人。1582 年意大利天主教士利玛窦（Matteo Ricci）来华，传入了西方天文、数学、地理、建筑等方面的知识，在医学方面则介绍了西方的"脑主记忆说"。明清时期在中国传教并有医学著述的西方传教士还有意大利耶稣会士熊三拨（Sabbathinus de Ursis），其著作《泰西水法》中有"药露"篇；日耳曼耶稣会士邓玉函（P. Johann Terrentins），译有《泰西人身说概》二卷，崇祯八年（1635）由毕拱辰润色后付梓；意大利耶稣会士罗雅谷（Diego Rho），著有《人身图说》二卷。另外法国传教士医师罗德先（Bernard Rhodes），曾为内廷御医，为康熙治愈心悸症和上唇瘤。法国人刘应（Cladiusde Visdelou）和洪若翰（P. Joaude Fonlaney），曾于 1693 年用金鸡纳霜治愈康熙的疟疾。以上这些来华的传教士，虽然带来了一些西医学知识，但由于当时近代医学还未成熟，而且他们也不是医学专家，所以在中国影响不大。

1840 年鸦片战争后，中国的国门被迫对外打开，一系列不平等条约强制中国开设通商口岸，还规定了列强有在通商口岸建造教堂、医院和学校的权利，这为近代西方医学系统传入中国拉开了序幕。

一、开办医院和诊所

19 世纪来到中国传播西医学的，早期仍然以传教士为主体。1834 年，美国传教士医生伯驾（Peter Parker，1804—1888）（图 6-5）来到广州，并于次年设立了一所"眼科医局"，这是中国内地最早出现的西医诊所。伯驾凭借眼科手术，赢得了当地患者的信任。1856 年，医局在第二次鸦片战争中被毁。1859 年 1 月，伯驾的继任者、美国传教士医生嘉约翰（John Glasgow Kerr，1824—1901）在广州南郊重建医局，更名为博济医院（图 6-6）。此后博济医院一直存在到 1949 年，是在华历时最久的教会医院。

其他通商口岸如上海、宁波、厦门、福州等也同样有传教士医师开办西式医院或诊所。据调查，1859 年全国仅有教会医师 28 人，1876 年有教会医院 6 所、诊所 24 所，1897 年有教会医院 60 所，1905 年发展到医院 166 所、诊所 241 所、教会医师 301 人。这些医院分布在全国20 余省，其中较有名的有：

1844 年英国伦敦会传教士医师雒魏林（W. Lockhart，1811—1896）在上海南市建立"中国医院"，即后来的"仁济医院"，是上海最早的西式医院。

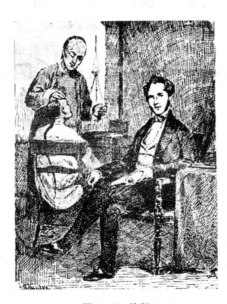

图 6-5　伯驾

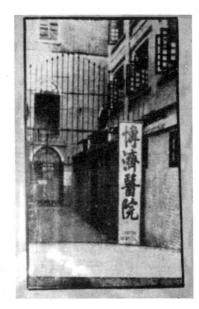

图 6-6　博济医院

　　1861 年雒魏林来到北京开设西医门诊，1864 年由英国传教士医师德贞（J. Dudgeon，1837—1901）接任，次年德贞选择东城米市大街的一座寺庙，改建成"双旗杆医院"，1906 年该院与其他几个医院合并为协和医院。

　　1906 年美国医学博士胡美（E. H. Hume，1876—1957）来到长沙，创办雅礼医院，1915 年移交给湘雅医学会后更名为湘雅医院。该医院的主要支持团体为美国的雅礼会（美国耶鲁大学的一个校友团体）。

　　近代有名的教会医院还有上海广慈医院（1881）和北京同仁医院（1867）、南京鼓楼医院（1892）、苏州博习医院（1883）等，教会医院占清末在华西医医院的绝大多数。

　　传教士医师来华的首要任务是传播宗教，医学作为行善手段之一，对吸引信徒很有帮助，因而被广为采用。客观上，教会医院的建立成为西医传入的重要基地，也为我国建立医院提供了示范。同时，教会医院带来了比较先进的西医技术，如 1847 年伯驾成功地在中国实施了首例采用乙醚麻醉进行的外科手术，其时距西方首例公开乙醚麻醉手术不过一年。

二、创办医学校和吸引留学生

　　早期传教士医师为培养医务上的助手，采取过培训学徒的方法，但不能充分满足临床需要。1866 年博济医院成立附设博济医学校，成为中国最早的西医教会医学校。该校开始只招收男生，1879 年招收了第一个医科女生入学，1904 年扩建后改称华南医学院（1917 年由广州博医会接管，1930 年改由广州岭南大学接办，后并入广州中山医学院）。其他陆续开办的有苏州医院医学校（1888）、上海圣约翰学院医学系（1896）等。《辛丑条约》签订以后，教会医学校迅速增多，几乎每省都有。较著名的有 1901 年设立的广州女子医学校（1902 年改名为夏葛医学校）、1903 年设立的北京协和医学校（1906 年批准立案，1908 年正式开学，成为当时第一个得到清政府承认且规模最大的教会医学院，1915 年洛克菲勒基金会接收后改为北京协和医学院）、1907 年在湖南长沙成立的湘雅医学院及 1910 年创立于四川成都的华西协和医学院等。这些教会医学院有的在外国注册立案。如上海圣约翰大学于 1906 年向美国哥伦比亚区注册；湘雅医学院在美国康乃狄格州立案，毕业生都由美国康乃狄格州直接颁发耶鲁大学学位。

在鸦片战争失利后，清政府开展洋务运动，《辛丑条约》后实施"新政"，开始向国外派遣官费留学生，而当时各国也有意识地吸引中国青年留学。因此，19世纪末20世纪初在我国近代史上掀起了第一次留学高潮。

中国留学欧洲学医的较早的有黄宽（1829—1878），字绰卿，号杰臣，广东省香山县人。黄宽年幼时父母双亡，后由美国教师布朗（Brown）带到澳门马礼逊（Marrison）学校学习。1847年跟随布朗夫妇抵美，进麻省曼松（Manson）学校，得文学士学位。1850年赴英国，入爱丁堡大学专攻医学，学制7年。回国后曾在博济医院及医校任职，当时被称为"好望角以东最负盛名之良外科"（容闳《西学东渐记》）。

1907年日本和清政府订立了接受中国留学生的办法，由各省公费派遣学生去日本留学，短期内赴日的留学生达万人以上。其中学医者为数不少，据不完全统计，仅在1911年以前学成归国的就有163人，这还不包括像鲁迅等中途转学或未毕业者。经由日本转输成为近代西医传入中国的又一重要渠道。

1909年，美国为吸引中国学生前来留学，提出"退款兴学"，即将1900年八国联军侵华后清政府向美国的赔款返还一半给中国，用于资助赴美留学者。此后留美人数逐年增加，其中有后来成为我国著名医学家的沈克菲、孟继懋等人。

留学生回国后，在各个医疗卫生机构担任重要职务，对于当时的医疗卫生事业具有很大的影响。

三、翻译西医书与出版刊物

1851年，主持广州金利埠惠爱医局的英国传教士医生合信（B. Hobsen），出版了中文西医书籍《全体新论》，这是第一部关于西方解剖学和生理学的中文专书，对中国医界产生很大影响。此书连同他后来出版的《西医略论》《内科新说》《博物新编》和《妇婴新说》，合称《合信医书五种》。博济医学校的嘉约翰从1871年起编译教材，先后成书34种，包括《西药略说》《割症全书》《炎症》《热症》《外科学》等，内容全面。此外，英国传教士傅兰雅（John Fryer，1839—1928）在上海江南制造局翻译馆与中国助手赵元益等也合作译述医书多种，有《儒门医学》《内科理法前编》《内科理法后编》《西药大成》《药品中西名目表》《济急法》《保生全命论》等，在近代流传颇广。

传教士医师还编辑各种中外文医刊。如嘉约翰主办的《西医新报》（1880，季刊），持续两年，共出8期，是中国最早的西医杂志。1887年，中华博医会主办外文刊物《博医会报》，影响更大（1932年与《中华医学杂志英文版》合并，更名《中华医学杂志外文版》）。以上这些医书和医刊，促进了西方医学在中国的普及和传播。

通过以上种种途径，西方医学逐渐在近代中国立足生根，与此相伴生的是西药也逐步进入中国市场。由此，中国出现了中、西两种医学并存的局面，这是近代中医药学所处环境的一个重大变化。

四、西医学在中国的发展

随着西医的传播，中国人由被动接受逐渐变为主动吸收，开始发展我国自己的现代医学。

陆续成立了中国药学会、中华护理学会、中国生理学会、中国解剖学会、中国微生物学会等。1915 年中华医学会成立，这是中国人的西医学术组织，同年开始出版《中华医学杂志》。1915 年还成立了以留日学医归国人士为主的中华民国医药学会。

医学基础研究也开始有所发展。解剖学、生理学方面，针对中国人的解剖和生理进行了研究，1929 年出版了蔡翘教授的《人类生理学》。药理学方面，1932 年陈克恢通过实验发现麻黄素的药理作用，引起国际关注。20 世纪上半叶约 40 年间，我国学者使用现代药理学方法共研究了中药百余种，如麻黄、当归、延胡索、贝母、鸦胆子、常山等，成绩可观。

在医学教育方面，国人自办的西医学校较早的有 1909 年郑豪等创办的光华医学堂（后改名为广东光华医学院）、广州士绅捐款创建的广东公立医科专门学校（1926 年并入广东大学，为纪念孙中山先生，后又改称国立中山大学医学院）、1912 年创办的江苏省立医学专科学校（1927 年由颜福庆等人改组成上海第四中山大学医学院，1932 年脱离大学部，独立为国立上海医学院，是当时唯一的国立医学院）。至 1949 年，共有西医院校 44 所，在校学生 15000 余人。

在卫生行政方面，民国以来逐步建立起中央到地方的各级卫生机构，颁布了一些关于尸体解剖、传染病报告、医学教育等方面的法规。至抗战前，我国约有公私医院 500 余所，病床 3 万张，战后医院达 2000 所，病床 9 万张左右，医药卫生技术人员 3 万余人。公共卫生工作在近代取得了一定的进步，但尚未能有效控制严重危害人民生命的传染病流行。在近代中国，有多次重大的传染病疫情，如 1910—1911 年、1920—1921 年和 1947 年东北地区的三次鼠疫大流行，1917—1918 年内蒙古、山西鼠疫大流行，1932、1938 和 1946 年的全国霍乱大流行等，死亡人数都在万人以上，最多超过 5 万人。1911 年 4 月，清政府在奉天组织召开了"万国鼠疫研究会"，出席会议的有来自英、美、法等 11 个国家的 34 位医学代表，中国代表伍连德当选为会长。这是近代在中国举办的第一次真正意义上的世界学术会议。

医药工商业方面，近代早期西药市场由外商控制。最著名的有 1828 年英国医生屈臣（A. S. Watson）在广州开设广东大药房，1841 年业务拓展到香港，后成立屈臣氏公司，在国内各地开设屈臣氏大药房，至 20 世纪成为远东最大的药房，其中以上海分号的营业额最大。1882 年旅美归侨罗开泰在广州创泰安大药房，则是中国人开设的第一家西药房。此后华商药店在各地陆续出现、增多，成为西药市场的主导。但是中国的西药工业远远跟不上形势发展。英商施德之（Star Talbot）1900 年在上海设施德之药厂，是我国最早出现的西药厂。1902 年广州的梁培基药厂则是国人自办的第一家西药厂。至中华人民共和国成立初期，据统计全国共有药厂 269 家，但制药技术相当落后，大多数仅是配制和加工进口原料药的基地。

近代中国西医学界还涌现出不少声誉卓著的学者、名医，像伍连德、颜福庆、林宗扬、汤飞凡、侯宝璋、林振纲、沈克非、黄家驷、张孝骞、吴英恺等。

第五节　中医学术革新和医政抗争

随着西医学的传播，中国出现了中西两种医学并存的局面。传统中医受到西方科学观念的冲击，于是尝试融通西医进行学术革新，开展"中西医汇通"和"中医科学化"等探索，成为近代中医发展的重要特征。但在民国时期，由于中医几度面临被政府取缔的威胁，不得不为争取生存权利而奋力抗争，导致事业发展受到阻碍，学术革新难以深入。

一、中西医汇通学派

"中西汇通"之名始于徐寿《医学论》，意为汇聚、沟通中西医学。近代最早进行这种尝试的是广东医家陈定泰及其孙陈珍阁。陈定泰生活于19世纪中期，他受王清任思想的影响，试图探究脏腑的真实面貌，在广州接触西医，学习解剖学，于1844年著成《医谈传真》，收录解剖图16幅，是第一本引用西医解剖图的中医著作。陈定泰受西医解剖学的影响，提出应修正传统中医脏腑理论，甚至否定经络的存在，但在治疗上仍以中医为主。陈定泰的孙子陈珍阁继承了他的思想，于1886年赴新加坡"英国王家大医院"实地学习西医三年，1890年著成《医纲总枢》，对西医学介绍更为详尽，并进行了针对西医疾病以中医药分证论治的尝试。

倡导"中西医汇通"影响最大的医家是唐宗海（1846—1897），彭县（今四川彭州）人。他自幼习儒，因父患血证而攻医，以血证论闻名于世（图6-7）。其医学著作主要有《血证论》（1884）、《医经精义》（1892）、《本草问答》（1893）、《金匮要略浅注补正》（1893）、《伤寒论浅注补正》（1894），后来合成《中西汇通医书五种》。唐宗海敏感地洞察到近代社会的变化，称之为"古今大变局"，认为医道应当兼采中西，才能有益于世。

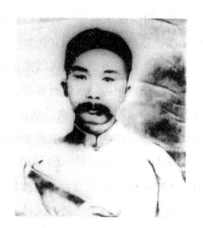

图6-7　唐宗海

唐宗海较有影响的汇通观点有二：

其一，中西医原理一致。唐宗海认为中西医汇通的目标是"不存疆域异同之见，但求折衷归于一是"，他主张吸收西医解剖生理知识，可以更好地印证《内经》的理论。《医经精义》比较了中西医脏腑理论，列举出不少医理一致的例子，如心主血、血管（脉）行血等。不过有些例子也存在争议，如他提出"三焦油膜说"，认为三焦"即人身之膜膈"，"俗所谓网油，并周身之膜，皆是也"，被认为比较牵强。

其二，中医长于气化，西医长于解剖。这是唐宗海对中西医方法差异的精辟总结，他指出：中医"气化"观念的优点是"能尽生人之妙""与天地同体"，亦即注重活体观察与整体观念；而西医建立在尸体解剖的基础上，"止知其形，不知其气"。

从唐宗海的整体汇通思想来看，他是以中医思想为本位的，时人评论他"以西医之形迹，印证中医之气化"，亦即有鲜明的"以西证中"倾向。

另一位广东近代汇通医家朱沛文，字少廉，广东南海人，生卒年不详，传世著作有《华洋脏象约纂》（1893）。朱沛文通读中西医书，还曾亲往西医院观看解剖过程，对中西医学均有深入了解。《华洋脏象约纂》从脏象入手，提出了有见地的汇通主张——"通其可通，并存互异"。所谓"可通"，指中西医学均以人体为研究目标，有许多共同的认识，例如五脏的基本功能，中西所论都有一致之处。而之所以要存"互异"，是因为中西认识方法不同，他说："大约中华儒者，精于穷理，而拙于格物；西洋智士，长于格物，而短于穷理。华医未悉脏腑之形状，而但测脏腑之营运，故信理太过，而或涉于虚……洋医但据剖验脏腑之形状，未尽达生人脏腑之运用，故逐物太过，而或流于固。"因此，朱沛文提出要以临床为标准以定取舍。

他举例说，中医云"肾精成而脑髓生"，西医无此观点，但中医临床通过治肾以疗脑病每每有效，故朱氏云："谓内肾非脑之原，脊髓非脑之本，吾不信也。"总体上朱沛文对中西医的评价不偏不颇，注重理据，态度客观。

由于西医在近代中国影响最大的是解剖生理知识，所以早期的中西医汇通都以脏腑为焦点，但中西医方法有根本差异，故对脏腑的认识无法完全统一。后来有的医家试图在临床上中西并用，以求互通，其中影响最大的是张锡纯。

张锡纯（1860—1933），字寿甫，河北盐山县人。著作有《医学衷中参西录》30 卷，从1918—1934 年先后刊出，颇为风行。该书主要内容为张锡纯的临床经验，但其中贯穿了他"衷中参西"的医学态度，认为既应保持中医理论特点，也要参考采用西医长处。他说："夫医学以活人为宗旨，原不宜有中西之界限存于胸中。在中医不妨取西医之所长（如实验、器械、化学等），以补中医之所短；在西医尤当精研气化（如脏腑各有性情及手足六经分治主六气等），视中医深奥之理原为形上之道，而非空谈无实际也。"张锡纯作为一名中医，在临床上就吸收应用了西医生理、病理及药理等知识。如他创制著名方剂"石膏阿司匹林汤"作为"寒解法"治疗发热，先用蔗糖水送服阿司匹林，继服石膏汤，药后饮粳米汤。此法既利用了西药阿司匹林发汗解热，又根据中医辨证予以寒凉清热，应用蔗糖水及粳米汤则体现了中医注意顾护正气的优点。这些都是他"衷中参西"思想的生动体现。

汇通医家以沟通中西医学为目标，限于时代条件和科技水平等因素的制约，他们并未能真正完成这一任务，但他们在思想和方法上的探索至今仍有借鉴意义。

二、"中医改良"与"中医科学化"

辛亥革命结束了中国的封建制度，"新文化运动"又批判了传统文化。在 20 世纪上半叶，中国社会从政治制度到科技文化等诸方面都在向西方学习，"德先生"（民主）和"赛先生"（科学）风行一时。此时，中医传统理论与近代西方科学观念的巨大差异日渐显著，因而成为一些学者抨击的对象。部分中医学者在维护中医的同时，也提出革新中医理论的主张，试图使之能与"科学"相容。较有代表性的人物有提倡"中医改良"的恽铁樵和提倡"中医科学化"的陆渊雷。

恽铁樵（1878—1935），名树钰，江苏武进人。他本以文学著称，曾任《小说月报》主编。中年以后转而业医，精于伤寒，还曾创办"铁樵中医函授学校"培养中医人才。恽铁樵提出改良中医的思想，主要体现在与余云岫等人的论战中。1916 年，留日医学生余云岫受日本明治维新废止汉医的影响，著《灵素商兑》，以西医为据肆意抨击中医，还主张立法废止中医。恽铁樵以他深厚的学识和丰富的中医实践经验，奋起反驳余氏之论，提出"西方科学不是唯一之途径，东方医学自有立脚点"。他尊重中医理论的历史性和实践性，客观对待中西医差异，在 1922 年著成的《群经见智录》中，恽铁樵对《内经》理论进行合乎实际的解释，如说："《内经》之五脏非血肉之五脏，乃四时的五脏。"指出中医五脏理论包含着古人对四时阴阳变化影响人体的综合认识，不能单从解剖角度来谈五脏。恽铁樵也认为中医不应故步自封，他说："中医不改良，亦终无自存之希望。"改良的途径之一是吸收西医长处，他说："中医有演进之价值，必须吸取西医之长，与之合化产生新中医，是今后中医必循之轨道。"但他强调改良不能偏离中医道路，"万不可舍本逐末，以科学化为时髦，而专求形似，忘其本来"。

20世纪30年代，为了促进近代西方科学在中国的普及，科学界人士发起了"中国科学化运动"。1935年中国科学化运动协会提出口号："以科学的方法整理我国固有的文物，以科学的知识充实我国现在的社会，以科学的精神创造我国未来的生命。"在这样的社会氛围下，也有人提出了"中医科学化"的口号，陆渊雷是其代表。

陆渊雷（1894—1955），名彭年，上海川沙人。他自幼颖悟勤学，中年专志医学，曾得国学大师章太炎、名医恽铁樵教益。陆渊雷认为："国医有实效，而科学是实理。天下无不合理之实效，而国医之理论乃不合实理。"（《生理补证·绪言》）"今用科学以研求其实效，解释其已知者，进而发明其未知者，然后不信国医者可以信，不知国医者可以知。"（《改造中医之商榷》）他还说："国医之胜于西医者，在于治疗，不在理论。《素》《灵》《八十一难》理论之书，多出于古人之悬揣，不合生理、解剖、病理。"他的主要思想是认为中医的疗效确实，但理论不合科学，故此要科学化，亦即要用近代西方科学的知识来解释中医疗效的原理，用科学实验来验证中药作用。

"中医科学化"的口号合乎当时潮流，所以响应者众，包括中央国医馆的学术规划也都受到一定程度的影响。但这一主张具有"废医存药"的倾向，对中医发展有不利的一面，实践中也未取得成果。

三、中医抗争运动与医政发展

中西医比较和中医革新的学术论争尚无定论，但民国政府成立后，却多次制定了不利于中医的政策，激起了中医界的反抗浪潮。

民国元年（1912），北洋政府颁布新学制，其中完全没有提及中医药学，摒中医于教育系统之外，这激起了全国中医界首次请愿抗议。政府表面上承认中医发展的权利，但仍以中医"不科学"为由拒绝将之纳入学制，导致此后成立的中医学校都得不到教育部承认。

国民政府定都南京后，废止中医论者得到当局的支持，并影响到卫生行政。1928年全国教育会议上，汪企张首次提出废止中医案，但未获通过。1929年2月，南京政府卫生部召开第一届中央卫生委员会议，会上余云岫提出《废止旧医以扫除医事卫生之障碍案》，将中医称为"旧医"，提出了彻底消灭中医的六条具体措施。此案在会上得以通过，形成了《规定旧医登记案原则》，要求限期登记全国"旧医"、取缔中医学校、禁止传播中医等，拟由卫生部执行。这就是中医近代史上著名的"废止旧医案"。

消息一传出，全国医界为之震动。上海医界组成了上海医药团体联合会，于1929年3月17日在上海组织召开了全国医药团体代表大会。会场上悬挂着巨幅对联"提倡中医以防文化侵略""提倡中药以防经济侵略"。出席大会的有江苏、浙江、安徽、江西、福建、广东、广西、湖南、湖北、四川、河南、河北、山东、山西等各省中医药团体的代表200余人。上海中医、中药界分别停业半天以示对大会的支持。本次大会推选了谢利恒、随翰英、蒋文芳、陈存仁、张梅庵组成晋京请愿团，张赞臣、岑志良为随行秘书，于会后奔赴南京，分别向国民党第三次全国代表大会、国民政府、行政院、立法院、卫生部、教育部等单位请愿，要求撤销废止中医提案。在全国中医界的据理力争及同情中医的社会人士支持下，南京政府不得不搁置废止中医案。

1929年4月底，国民政府教育部又称社会上的中医学校"不以科学为基础"，不得使用学制中的"学校"名称，要求一律改称传习所。这种歧称政策再次激起全国中医界抗议，为了团结抗争，各地中医团体组成了全国医药团体总联合会，12月1日在上海举行了第一次临时代表大会，出席者有17省及香港、菲律宾等地区233个团体，457位代表，会议历时5天，会后组织请愿团，于12月7日再次启程赴南京请愿。此次请愿争得蒋介石撤销教、卫两部政令的手谕，暂时缓解了废止中医的危机。

为了使中医药从根本上摆脱被废止的危机，中医界有识之士认识到，必须努力争取在政府的卫生行政机构中有一席之地。为此全国医药团体总联合会积极争取政府中同情中医人士的支持，具文呈请仿照中央国术馆之例，设立管理和研究中医的专门机构中央国医馆。经过多方努力，中央国医馆冲破重重阻力，终于1931年3月17日宣告成立（图6-8），由著名医家、社会活动家焦易堂担任馆长（图6-9）。此后几年中，国医馆在各省成立了分馆，各县成立了支馆，在海外成立了13个分馆。

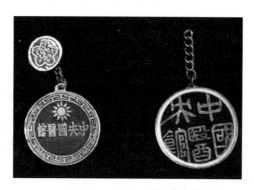

图6-8　中央国医馆徽章

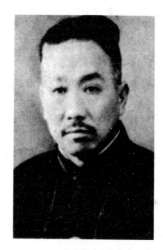

图6-9　中央国医馆馆长焦易堂

但与中医界期望不同的是，国民政府明确令中央国医馆仅为学术机关，不得参与卫生行政管理。因此中央国医馆实际主要工作是开展中医药学术整理。该馆拟定了一份详尽的学术整理计划——《中央国医馆整理医药学术标准大纲》，开展了统一中医病名、编审中医教材和著作等工作。这些工作虽未能完成，但也留下了一些有益的探索经验。

中央国医馆的另一成绩是推动了《中医条例》立法，确立中医的法律地位。国民政府在1930年公布了《西医条例》，但未为中医立法。中央国医馆成立后多次向行政院提出制订《国医条例》，1933年起草了《国医条例草案》提交至国民党中央政治会议，但一直遭到反中医人士的阻挠。时任行政院长的汪精卫不但在行政院否决《国医条例》，在该条例得到立法院通过后，又去信要求立法院院长孙科不予公布。1935年，《医界春秋》将汪精卫阻挠《国医条例》的言论公开，再次掀起中医界抗争浪潮。在1935年11月的国民党第三次全国代表大会上，冯玉祥等55名代表一致提案要求给中西医以平等待遇。1936年1月，国民政府将条例更名为《中医条例》，终于正式公布。这是历史上第一部关于中医的国家专门法规，尽管其内容仍有不足之处，许多条文在当时也未能真正落实，但毕竟使中医有了法律保障，因而有着积极的意义。根据《中医条例》及其后的《医师法》，1946年起开始实施全国中医考试，规范中医执业资格。

NOTE

中医抗争运动使中医避免了如日本汉医被废止的命运，同时也推动着中医主动适应国家卫生行政和法制，纳入近现代式的医政管理，从而为中医事业的继续发展打下基础。

第六节　近代中医的发展成就

近代中医是在中国历史文化的大背景下成长起来的，虽历经风雨，但仍然在学术上有长足的发展。由于国内外交流的进一步频繁，疾病谱有了新的变化，传染病的发病率和死亡率大大增加，医家对这些疾病的重视前所未有，临床各科都产生了一批论治专病的著作。如张山雷的《中风斠诠》专论内科中风，《疡科纲要》专论外科疮疡，金倜生《伤科真传秘抄》专论中医伤科，张山雷的《沈氏女科辑要笺正》、严鸿志所辑的《女科精华》等专论中医妇科，恽铁樵的《保赤新书》、徐方士的《儿科浅解》等专论中医儿科，其他尚有丁甘仁《喉痧证治概要》等论五官，承淡安《子午流注针法》等专论针灸。这些著作有不少独特的见解，充分反映了近代中医临证的发展成就。与此同时，近代中医学教育在承袭古代家传师授传统的同时，更突出地表现为各地近代中医院校教育的兴起。中医杂志、中医药社团也在全国各地蓬勃发展。

一、大型丛书、工具书及医史著作的编写

近代中国出版事业的发展，也带来了医学书籍编辑出版的兴旺。一些大型的医学丛书陆续面世。其中较著名的如裘吉生的《三三医书》（1923）和《珍本医书集成》（1936），两者共收医书189种；曹炳章的《中国医学大成》（1936）收医书128种；商务印书馆的《丛书集成初编》收有医书41种。按医学全书性质编写的蔡陆仙《中国医药汇海》（1936）和类编性医案著作何廉臣的《全国名医验案类编》（1929）也都有较大影响。

医学工具书的编写也是近代的一大特色。1921年谢观的《中国医学大辞典》是我国第一部综合性医学辞典，收录辞目7万多条，其收罗宏富、剖析详明、体例新颖，开我国中医药辞书之先河。1934年陈存仁的《中国药学大辞典》近300万字，影响甚大，并有英文版本。

现代意义的医学史研究，始自陈邦贤的《中国医学史》（1920），这是我国第一部医学通史，他还倡建"医史研究会"，为医史学科的建立做出重要贡献。近代我国另一部重要的医学史著作，是王吉民、伍连德合作撰写的《History of Chinese Medicine》（英文版），二人是中华医史学会的创始人，他们有感于外国医史著作极少谈及中国医学，因此用英文编写中国医学史著作，于1932年出版，在国内外产生较大影响。此外，谢观的《中国医学源流论》（1935）独具特色，李涛的《医学史纲》（1940）则是我国第一部中外医史合编的专著。1938年，中华医学会设立了中国医史博物馆，由王吉民任馆长，该馆是我国最早的医史专业博物馆。

二、临床各科的发展

（一）伤寒与温病学

伤寒学派和温病学派在近代既有论争也有融合，更有发展。伤寒名家陆九芝著《伤寒论阳明病释》，强调伤寒法亦可治温病，并且反对温病学家清淡用药、滥用滋阴之风。曹颖甫著《经方实验录》，其应用伤寒经方的确切疗效和独到思想为众多医家所推崇。温病方面，雷丰

著《时病论》（1882），以四时为主线，阐述不同季节外感病的特点，并大力推崇伏气学说，书中概括了时病62种，详载各种治法及验案。柳宝诒的《温热逢源》（1900）也专论伏气学说，同时亦推重伤寒六经辨证，认为可以用于温病。

近代以来，中外交流频繁，世界性的传染病大流行亦影响到中国，如1894年广东、香港一带鼠疫大流行，患病死者甚多。中医界积极研究相应治法，如广东罗汝兰著《鼠疫汇编》（1895），善用王清任解毒活血汤治疗鼠疫，曾取得相当效果，该书是现存最早的中医治疗鼠疫专著。另一种烈性传染病霍乱在近代中国也曾多次爆发流行，王孟英在《霍乱论》（1838）中拟订的蚕矢汤等方剂有较好疗效，被众多医家沿用。

（二）内科

内科名著，有王泰林（字旭高，1798—1862）的《西溪书屋夜话录》（1897陆晋笙、周小农搜集刊刻），书中提出"治肝三十法"影响甚大。王泰林认为肝病最杂而治法最广，他以肝气、肝风、肝火为纲，概括了常见肝脏证候的治法和常用药物，临证颇为实用。江苏孟河医家费伯雄的《医醇賸义》（1863），则以"醇正""缓和"为学术特色。费氏认为："疾病虽多，不越内外伤感。不足者补之，以复其正；有余者去之，以归于平，是即和法也，缓治也……天下无神奇之法，只有平淡之法，平淡之极，乃为神奇。"主张兼采众家之长而不从其偏，治病贵在药能切病，不喜炫奇。

唐容川的《血证论》专论血证，列"血上干"证治十四条，"血外渗"证治七条，"血下泄"证治六条，"血中瘀"证治五条，"失血兼见诸证"四十条，提出"止血""消瘀""宁血""补血"四法，为通治血证的大纲。张锡纯的《医学衷中参西录》结合中西医学理论和作者的医疗经验阐发医理，颇多独到见解，销量巨大，成为近代中医医家必读书之一。

（三）外科与骨伤科

外科著名的著作有马培之《外科传薪集》、余听鸿《外证医案汇编》等。马培之（字文植，1820—1898），江苏武进孟河人，精于内、外各科，尤以外科见长，曾因1880年进京为慈禧治病而扬名于世。他主张外证需内外同治，将自己的外科常用验方、外用药，以及膏药的配制法、有关外科器械的使用等，总结写成《外科传薪集》（1892）；又撰《马培之外科医案》（1893），记载42种外科病证治法，介绍临证经验。余景和（字听鸿，1847—1907），主张"治外科必须通内科"，当遇到内外兼证时，医生可以综合调治，其《外证医案汇编》（1891）汇集了个人及其他医生外证医案数百例。

骨伤科在近代发展迅速，一方面总结传统正骨理伤经验的著作大为增多，出现了骨伤科流派，另一方面西医解剖学的引入也对骨伤科有一定促进。著作以江考卿的《江氏伤科方书》（1840）和赵廷海的《救伤秘旨》（1852）较为有名。《救伤秘旨》内容丰富，书中叙述因拳脚所致损伤及骨折的辨证、整复手法和治疗验方，还有34个大穴伤损的治疗方药，治疗创伤骨折的验方14首。骨伤科流派如江南石氏伤科、河南平乐郭氏、北京双桥罗家等，都是有名的骨伤世家。西医解剖学中的肌肉、韧带和骨骼等知识开始为部分骨伤医家所重视，尤其进入20世纪，X线等物理诊断技术传入，有条件的中医骨伤医生都尽可能利用X光拍片辅助诊断疾病，大大提高了骨伤病诊断的准确性，也使中医传统的骨伤治疗手法定位更准，提高了疗效。

NOTE

（四）妇科

妇科方面，近代医家顾鸣盛著《中西合纂妇科大全》（1918），分调经、杂证、胎前、产后4门，悉以中医学说为经，西医学说为纬，分列"中医学说"和"西医学说"，汇集中西妇科要论。朱南山（1872—1938）亦精于妇科，制订有《妇科十问口诀》："一问年月二问经，及笄详察婚与亲；三审寒热汗和便，四探胸腹要分明；头痛腰酸多带下，味嗅辨色更须清；五重孕育胎产门，崩漏注意肿瘤症；六淫七情括三因，八纲九候祖先问；本病杂症弄清楚，十全诊治方得准。"有较强实用性。张山雷的《沈氏女科辑要笺正》为浙江兰溪中医专门学校妇科读本，也曾多次印行，广为流传。

（五）针灸学

近代针灸学影响最大的著作为承淡安的《中国针灸治疗学》（1931），主张衷中参西，强调临床实践。该书采用西医知识讲述穴位局部解剖，并将穴位编成号码，用照片指示定位，有利于初学者学习和运用。承淡安对经穴考证、针灸治疗均有具体探讨，对针刺手法独具见解，提倡简化针灸手法，仅取补泻，不取其他。此书出版后流传甚广，承氏亦不断予以修订，短短6年中，该书连出8版，更名为《增订中国针灸治疗学》。承淡安于1929年在江苏望亭发起成立我国第一个针灸研究机构——中国针灸学研究社，并以函授通讯研究的形式在全国范围发展社员。该社创办《针灸杂志》，设立针灸疗养院，推动了针灸学的传播。

此外，清末还出现了一部重要外治法专著，即吴尚先的《理瀹骈文》。吴尚先（1806—1886），浙江钱塘人（图6-10）。其行医于江苏泰州，善用膏药治病，于1864年著成《理瀹骈文》。该书以内科理法方药理论为依据，将传统用于外伤科的膏药等外治法发展到广泛用于内外诸证的治疗。提出"外治之理即内治之理，外治之药即内治之药"，"凡汤丸之有效者皆可熬膏"；将药物制成膏药外治，便于应用，药力专一，并可避免口服容易出现的副作用。对于某些疾病，如应用得当，外治的效果甚至优于内治，"诚以服药须从胃入，再由胃分布，散而不聚，不若膏药之扼要也"。所列外治方法很多，吴尚先总结出敷、熨、罨、涂、熏、浸、洗、擦、搭、抹、搐、嚏、吹、吸、捏、呵、坐、塞、踏、卧、刷、摊、点、

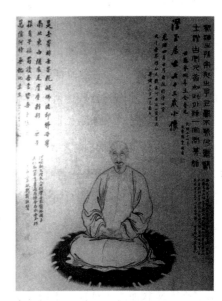

图6-10　吴尚先画像

滴、烧、照、缚、扎、刮痧、火罐、按摩、推拿等数十种，丰富了中医的治疗手段。书中共收录方药1500余首，涉及内、外、妇、儿、五官各科，被后人尊称为"外治之宗"。

三、中医学校、刊物和社团

随着时代的进步，近代中医的发展出现了多种利于学术研究的新形式，如兴办学校教育、创办学术交流刊物和成立中医社团组织。

受北洋政府教育系统漏列中医的影响，近代的中医学校多为民间私立。较早的有上海中医专门学校，名医丁泽周等于1915年筹建，1917年正式开学，谢观首任校长，名医陆渊雷、余

听鸿、时逸人等执教，至 1931 年，该校改名"上海国医学院"（图 6 - 11）。浙江中医专门学校由杭州中药行业发起筹建于 1916 年，1917 年正式招收学生，近代著名中医学家傅懒园首任校长兼医务主任。广东中医药专门学校早在 1913 年就由省港药材行暨广州中医知名人士共同倡议筹建，但迟迟未获政府批准，直到 1924 年 9 月才得以开学。首任校长卢乃潼在开学日演讲指出："中国天然之药产，岁值万万，民生国课，多给于斯，傥因中医衰落，中药随之，其关系至大。本校设立之宗旨，习中医以存中药，由中医以通西医，保存国粹，维护土货，以养成医学之人才。"反映了该校的办学宗旨。

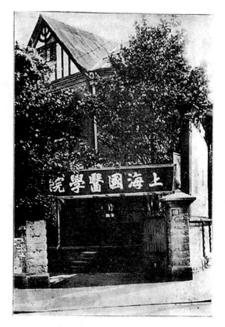

图 6 - 11　上海国医学院

近代中医教育多由各地名医发起或主持，一方面继承重视经典著作、重视随师临证的中医传统教育；另一方面运用近代教育方式，如教材、教学大纲、课程、学时等方法，并安排西医学及自然科学课程的学习，使之更具社会化、规模化，在极其艰难困苦的条件下为中医学培养造就了一批承前启后的学术骨干。

近代刊物《绍兴医药学报》是医学史上较早的中医刊物，由绍兴医药学研究社创办于 1908 年，到 1923 年改组为《三三医报》。《中医杂志》由上海中医学会于 1921 年创办，《医界春秋》由上海医界春秋社创刊于 1926 年，中央国医馆成立后也于 1932 年 10 月出版机关刊物《国医公报》。以上都是近代较有名的中医刊物，它们反映出中医药界传播发展动态，是维护中医学术和进行经验交流的阵地。但限于当时的社会环境，这些刊物处境艰难，难以长期维持，故在全国呈此起彼伏之势。

中医社团组织的建立始于 20 世纪。1902 年余伯陶、李平书、陈莲舫、蔡小香、黄春圃等发起组织"上海医会"。1906 年 6 月成立"上海医务总会"，入会者达 200 余人，是我国近代影响较大的中医学术团体。1907 年，周雪樵、蔡小香、丁福保、何廉臣等在上海创办"中国医学会"。1910 年北京成立了"医学研究会"。1912 年中华民国成立后，有关的学会团体发展更多，较有影响的如神州医药总会、武进中医学会、中医改进研究会、中西医学研究会、全国医药团体总联合会、中央国医馆医药改进会等。这些学会和学术团体，在研究交流及团结抗争等方面均发挥了重要作用。

【复习思考题】

1. 近代外科学发展的基础是什么？

2. 西方的公共卫生学是怎样建立和发展的？

3. 巴斯德在医学上有何贡献？

4. 近代西医传入中国有哪些主要途径？

5. 如何评价近代中医学术革新？

6. 试述中西医汇通派的代表人物及其学术思想。

NOTE

第七章　现代医学的重大成就

20世纪以来，医学科学取得的成果比以往任何一个时代都多。在基础医学方面，对生命和疾病的认识已进入到从宏观、微观到超微水平的多层次研究阶段；同时，基础医学的巨大进步也带动了临床医学发展。

第一节　对生命和疾病认识的深化

一、从分子生物学的建立到人类基因组计划实施

（一）分子生物学的建立

1908年，丹麦生物学家约翰森（W. Johannsen，1857—1927）以"基因"（gene）一词取代了"孟德尔因子"（Mendelian factor），从此，生命科学领域开始了对基因本质的探求。第一位对基因研究做出贡献的是美国遗传学家摩尔根（T. Morgan，1866—1945），他利用果蝇作材料进行了大量实验，经过十几年不懈努力，于1926年出版《基因论》（The Theory of the Gene），提出了对基因的最初理论描述。20世纪30年代到50年代初，众多科学家以基因论为出发点对基因本质进行探索。1951年，美国生物学家沃森（J. Watson，1928—）和英国理论物理学家、生物学家克里克（F. Crick，1916—2006）在英国剑桥大学所属的著名实验室卡文迪什不期而遇，开始了对DNA结构的探索。1953年4月25日他们在英国《自然》（Nature）杂志上发表了被誉为20世纪生物学最伟大发现的科研成果，即DNA双螺旋结构分子模型（图7-1）。一个多月以后，他们又发表了第二篇论文，提出DNA分子结构的遗传含义，并设想DNA双螺旋结构就是携带遗传密码的分子基础。

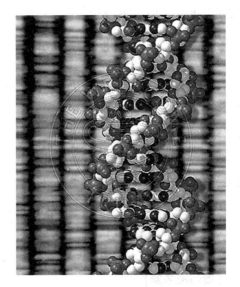

图7-1　DNA分子模型

此后，许多科学家用实验对DNA双螺旋结构分子模型进行验证。1956年，美国生化学家科恩伯格（A. Kornberg，1918—2007）用DNA做模板实验；1958年，梅塞尔森（M. Meselson，1930—）等用大肠杆菌进行了DNA复制实验；1959年，美国生化学家泰勒（J. Taylor，1916—1998）用氚标记碱基追踪DNA复制。以上研究都证明了DNA分子模型及对其遗传含义推断的

正确。由此，科学史将1953年定为现代分子生物学诞生之年。

（二）人类基因组计划实施

自20世纪50年代以来，与基因研究有关的新成果、新技术不断涌现，将基因进行分解、合成及测序的方法和手段日益丰富。特别是20世纪80年代以来，聚合酶链反应技术（PCR技术）、转基因技术、DNA指纹技术等的发明，为人类基因组计划的提出奠定了基础。

1986年美国能源部的德利西（C. Delisi）和史密斯（D. Smith）首先提出人类基因组计划，即把人类基因组全部碱基序列分析清楚。同年，美国宣布建立人类基因组启动计划（Human Genome Initiation，HGI）。1990年，美国率先提出了"人类基因组计划"（Human Genome Project，HGP），美国国会当年10月批准了这项总耗资30亿美元、计划15年完成的庞大研究项目。这项计划一出台，国际舆论界就将其与当年的曼哈顿原子弹计划和阿波罗登月计划相提并论，认为生命科学的"大科学"时代已经到来。1988年，国际人类基因组组织（HGO）成立，从此开始了人类基因组研究的国际合作。到1996年，包括中国在内共有16个国家加入了该组织。在国际人类基因组计划启动8年后的1998年，美国科学家文特尔（J. C. Venter，1946—）创办了一家名为塞雷拉基因组（Celera Genomics）的私立公司，开展自己的人类基因组计划。与国际人类基因组计划相比，公司希望能以更快的速度和更少的投资（3亿美元，仅为国际计划的1/10）来完成。塞雷拉基因组的另起计划被认为对人类基因组计划是一件好事，因为塞雷拉基因组的竞争促使国际人类基因组计划不得不改进其策略，进一步加速其工作进程，使得人类基因组计划得以提前完成。2001年2月15日出版的英国《自然》（Nature）杂志和2001年2月16日出版的美国《科学》（Science）杂志，分别正式公布了人类基因组计划和塞雷拉基因组计划的人类基因组全序列数据，人类基因组草图诞生。2001年国际人类基因组组织（HUGO）又启动了一项十分艰难、但非常必要的"纠错补漏"程序，用了2年多的时间将草图一点点地丰满起来，最终将此草图转化为一张既高度精确又相当完整的人类基因组图。2003年4月14日，中、美、日、德、法、英6国科学家宣布人类基因组序列图绘制完成。

二、传染病研究与新的病原微生物的发现

在19世纪末细菌学建立后，20世纪很快又有新的病原体被发现，这些发现也导致人们对传染病的认识不断更新，这些病原微生物包括立克次体和病毒等。

（一）立克次体

19世纪末20世纪初，美国微生物学家立克次（H. Rickets，1871—1910）在研究落基山斑疹热（Rocky Mountain spotted fever）时，发现蜱是斑疹伤寒传播的媒介。后来，他到墨西哥研究斑疹伤寒时不幸感染此病身亡。1916年，他的继任者利马（R. Lima，1879—1956）从患有墨西哥斑疹伤寒的患者携带的蜱中发现了病原体，为纪念因研究此病献身的立克次，科学家们将该病原体命名为立克次体（Rickettsia）。

（二）病毒

20世纪初，随着显微镜和其他相关技术的进步，人们还发现了除细菌之外的另一类病原微生物——病毒，并开始了对病毒结构及其致病性的研究。1898年，荷兰学者贝耶林克（R. Beijerinck）首先从烟草花叶病的植物叶子中提取到一种能够通过滤菌器的病原并将其命名为病毒（virus），这是最早关于病毒的研究。此后，关于病毒的研究进入到对各种病毒的发现

阶段，如 1905 年德国微生物学家肖丁（F. Schaudinn，1871—1906）和霍夫曼（E. Hoffmann，1868—1959）发现梅毒螺旋体并制备了相关的血清，1911 年日本细菌学家野口英世（1876—1928）成功进行了梅毒螺旋体的人工培养。到 20 世纪 50 年代，由于电子显微镜技术的发明和分子生物学建立，人们可以在电镜下观察到病毒结构，对病毒研究也达到分子水平。

尽管对病毒的研究不断发展，人类对病毒性疾病对人类生命和健康的危害却无法从根本上进行控制。由于病毒生物学上特有的变异性问题，很多病毒引发的疾病大流行无论是在历史上还是在今天都给人类健康带来极大威胁。1918 年由流感病毒引发的欧洲流感大暴发几乎传遍全球，全世界一半以上的人口受到侵袭，几千万人因 1918 年大流感死亡。2003 年非典在中国流行，在短短几个月蔓延 25 个省、市、自治区，世界 27 个国家和地区也都发现疫情。据世界卫生组织（WHO）公布的资料显示，自 1973 年以来，在人和动物身上发现的新病原体和传染病已达 30 余种，很多都没有有效办法进行控制。影响比较大的有：

1. 埃博拉病毒　1976 年，位于非洲扎伊尔共和国埃博拉河两岸的一些村庄暴发了一种高致命性的出血热，引起医学界关注。该病暴发后不到 6 个月，研究人员发现其致病因子——埃博拉病毒（Ebola Virus），该病毒与 1967 年德国报道的马尔堡病有亲缘关系，后又证实埃博拉病毒和马尔堡病毒同属纤丝病毒属，可引起相同的疾病，即出血热，而且死亡率都很高。目前，医学界仍未找到预防埃博拉病的疫苗，也没有发现有效的治疗方法。

2. 疯牛病、库鲁病和克雅氏病　1985 年，英国暴发了疯牛病（mad cow disease），即牛的海绵状脑病（bovine spongiform encephalopathy，BSE）。病牛病典型的中枢神经症状不得不使人联想到 20 世纪中叶在新几内亚境内流行于美拉尼西亚人中的一种传染病——库鲁病（Kuru）。1955 年，美国科学家盖杜谢克（D. Gajdusek，1923—2008）在当地医生齐加斯（V. Zigas）的帮助下进行人类学研究，发现当地土著人有一种习俗，即将死去亲人的血和内脏涂抹在自己身上，并生吃死者的肉和脑组织，以此祭奠亡灵。盖杜谢克研究发现，该病是由一种慢病毒（slow virus）所致，土著人因食用病死者的脑组织而感染此病。盖杜谢克因此研究荣获 1976 年诺贝尔生理学或医学奖。早在 20 世纪 20 年代，德国精神病学家克罗伊茨费尔特（H. Creutzfeldt，1885—1964）和雅各布（A. Jakob，1884—1931）就描述过数例与库鲁病类似的发生于人类的海绵样脑病，后被称为克雅氏病（Creutzfeldt‑Jakob disease，CJD）。1982 年，美国生物学家普鲁辛那（S. Prusiner）确认该病病原是一种蛋白质致病因子，定名为“毒朊”（Prion），普鲁辛那因此研究荣获 1997 年诺贝尔生理学或医学奖。疯牛病、库鲁病和克雅氏病在病理学方面有很大的相似性，可能与 20 世纪后人们的社会进步和生活方式有关。20 世纪 80 年代，英国和欧洲各国流行的疯牛病，正是由于畜牧业的工业化，大量使用相同种属的牛羊等动物骨粉饲料，而这些饲料可能含有致病的毒蛋白，人食用了患疯牛病的牛肉及其制品，即会患克雅氏病。然而，到目前为止，是什么原因导致动物及人体产生这种具有传染性的毒蛋白（即毒朊）目前尚不清楚，所谓的“慢病毒”究竟是否存在尚为悬案。

3. 艾滋病　全称为“获得性免疫缺损综合征”（acquired immune deficiency syndrome，简称 AIDS）。1981 年美国疾病控制中心在《发病率与病死率周报》上公布了第一批后来被确认为艾滋病的病例报告，报告上提到的 5 名患者均为感染卡氏肺囊虫病的男同性恋者，所以艾滋病最初被认为是男性同性恋患者综合征。1982 年，美国疾病控制中心和美国医学会的学术刊物上首次使用“艾滋病”（AIDS）一词，1983—1984 年，法国巴斯德研究所和美国国立癌症研究院分别公布了对艾滋病病毒（HIV）的发现性研究成果。鉴于艾滋病在全球有蔓延之势，世界卫生组织于 1987 年成立"全球艾滋病规划机构"（GPA）。1988 年，联合国大会通过决议将每年的 12 月 1 日定为"世界艾滋病日"（World AIDS Day），艾滋病的防治成为当今世界传染性疾病防治的重大课题。

三、维生素的发现及其缺乏症的研究

维生素的发现是 20 世纪医学所取得的重大成就之一，对人体内这一类物质的发现和研究打开了有关营养学方面研究的大门。

（一）对维生素的最初认识

自 1890 年起，荷兰科学家艾克曼（C. Eijkman，1858—1930）做了一系列试验，他首先发现啄食糙米和米糠的小鸡可以避免罹患类似人类脚气病的多发性神经炎。此后，他发现用酪蛋白原、蔗糖、淀粉、猪油和盐喂老鼠不久后便发生发育停止和死亡，但如果每天加入少量牛乳则老鼠发育极好，因此他认为糙米和牛奶中存在一种"辅助的食物因子"。1906 年，英国生物化学家霍普金斯（F. Hopkins，1861—1947）通过实验发现仅有蛋白质、碳水化合物和脂肪是不能维持生命的。艾克曼和霍普金斯的工作确认食物中含有某些生命必需的微量物质（后来被称为维生素）。鉴于他们两人对维生素研究的这些早期开创性工作，1929 年被授予诺贝尔生理或医学奖。1912 年，日本的生化学家铃木梅太郎（1874—1943）从稻米壳中提取出一种抗脚气病的物质。同年，波兰裔美籍化学家冯克（C. Funk，1884—1967）从 1 吨稻壳中提炼出 16 盎司的结晶粗制品，他还发现从酵母中也可以制备出同样的化合物。由于这种化合物被证明是一种胺，冯克将其命名为生命胺（vitamine），中文翻译为维生素。从此之后，各种维生素陆续被发现。

（二）各种维生素的发现

1913 年，美国化学家麦科勒姆（E. V. McCollum，1879—1967）和戴维斯（M. Davis）在黄油和蛋黄中发现另一种生命必需的脂溶性微量因子，把它叫作"脂溶性物 A"，把抗脚气病因子叫作"水溶性物 B"。1920 年英国生化学家德拉蒙德（J. C. Drummond）将这两个名词改为维生素 A（Vitamin A）和维生素 B（vitamin B）。1913 年麦科勒姆报告用奶油、蛋白和鱼肝油治愈了眼干燥病。1929 年英国生化学家穆尔（T. Moore）用含胡萝卜素的食物喂大鼠，发现肝内贮藏维生素 A。由此知道胡萝卜素可以转变为维生素 A。1937 年美国化学家霍姆斯（H. Holmes）从鱼肝油中得到维生素 A 的晶体。1938 年美国的沃尔德（G. Wald）证明食物中维生素 A 缺乏会导致视黄醛供应不足，使视网膜上视紫红质含量降低，从而产生夜盲。

1930 年人们知道维生素 B 是包含多种成分的一种复合体，按字母排列从 B_1 到 B_{14}，然而其中有些后来被证明不属于维生素，还有一些 B 族维生素是以化学名称来命名的。常见的 B 族维生素包括维生素 B_1、B_2、B_6、B_{12} 和泛酸、烟酸、叶酸、生物素等。维生素 B_1 是艾克曼（C. Eijkman，1858—1930）发现的，缺乏时引起脚气病。1933 年，美国化学家威廉斯（R. Williams）经过 20 年的艰苦研究，分离得维生素 B_1，并阐明了化学结构。因其含有硫原子，又称为"硫胺"。1936 年威廉斯和克莱因（Cline）合成了硫胺。20 世纪初惠普尔（G. Whipple，1878—1976）发现能促使实验狗制造血红蛋白速度增快的食物是肝。1926 年，波士顿的医生迈诺特（G. R. Minot，1885—1950）和墨菲（W. Murphy，1892—1987）给患者吃

NOTE

动物肝脏，治愈了恶性贫血。1948 年立克斯（Rickes）等从肝脏浓缩液中分离出微量的红色结晶化合物维生素 B_{12}。1955 年，英国化学家霍奇金（D. Hodgkin，1910—1994）测定了维生素 B_{12} 的结构。随后美国的伍德沃德历时 11 年之久，合成了维生素 B_{12}。

维生素 C 又称抗坏血酸，1928 年美国化学家圣乔其（A. Szecnt - Gyorgyi）从卷心菜中分离获得。1933 年美国匹兹堡大学的金（C. King）确定了维生素 C 的结构。20 世纪 70 年代有人报道维生素 C 能预防和治疗动脉硬化症及能降低血液中胆固醇的含量，并有防止感冒和预防癌症的功效。美国化学家鲍林（L. C. Pauling，1901—1994）著文说明用大量维生素能防止感冒，于是全世界维生素 C 销售量猛增。但也有人提出异议，认为过量服用维生素 C 会造成贫血，若一旦停用或仅维持普通剂量，也可能得维生素 C 缺乏症。

1913 年，美国的麦科勒姆及其同事在鱼肝油中发现了维生素 D。1921 年麦科勒姆指出，即使食物中缺乏维生素 D，如果经常晒太阳也不会出现佝偻病。1926 年英国的生物化学家罗森海姆（O. Rosenhelm）和韦伯斯特（T. Webster）发现阳光能将麦角甾醇转变为维生素 D。现称维生素 D 为维生素 D_2，其作用是促进钙的吸收及骨骼形成。

此外，维生素 E 由美国学者伊文斯（H. Evans，1882—1971）和毕晓普（K. Bishop）在 1922 年发现。维生素 K 由美国生化学家（E. A. Doisy，1893—1986）和丹麦科学家丹姆（H. Dam，1895—1976）在 1929 年发现。1929 年，他们在研究低胆固醇饮食对鸡的影响的实验中发现，低胆固醇饮食可以使鸡发生溶血和出血，单纯补给胆固醇饮食无效，必须添加另一种物质，后来这种物质被称为维生素 K，可以有效促进凝血。二人因此项研究获得 1943 年诺贝尔生理学或医学奖。各种维生素的发现和研究，使人们对生命必需的营养物质有了更深入的认识，对现代化学和营养学的发展奠定了基础。

四、激素的发现与现代内分泌学的发展

内分泌学的创立是 20 世纪人体生理学研究所取得的重大成果之一，它为人体功能调节理论的丰富和发展提供了重要依据，并成为医学科学的前沿领域之一。现代内分泌学的创立开始于对人体内各种激素的发现与研究。

（一）激素的研究和激素概念的提出

1902 年，英国生理学家贝利斯（W. Bayliss，1860—1924）和斯塔林（E. Staling，1866—1927）首先从小肠黏膜提取液中发现了一种能够促使胰脏分泌的微量物质，即促胰激素，从此揭开了对这类微量物质研究的序幕，并最早使用了"激素"（hormone）一词。

1. 甲状腺素的发现与甲状腺功能低下的治疗 1895 年，德国化学家堡曼（E. Baumann，1846—1896）发现甲状腺内有一种含碘的有机化合物。1914 年，美国生化学家肯德尔（E. Kendall，1886—1972）经多年工作，从数吨牛的甲状腺体中分离并提取出甲状腺素。不久，甲状腺素的功能被阐明。1926 年，英国生化学家哈林顿（C. Harington，1897—1972）进一步分析出其化学成分是酪氨酸衍生物。1927 年，英国化学家巴杰（G. Barger，1878—1939）又成功地人工合成了甲状腺素，甲状腺素由此开始成为临床治疗甲状腺功能减低的有效制剂。

2. 胰岛素的发现与合成 1899 年，德国医生冯·梅林（J. von Mering，1819—1908）和俄裔同行明可夫斯基（O. Minkowsky，1858—1931）通过对狗的实验，证实胰脏功能低下与糖尿病密切相关。1909 年，法国生理学家梅耶尔（J. de Meyer，1878—1934）将推测的胰腺激素命

名为"胰岛素"（insulin），1920 年加拿大学者班廷（F. Banting，1891—1941）在多伦多大学英籍生理学家麦克劳德（J. Macleod，1876—1935）帮助和指导下，与另外两位助手贝斯特（C. Best，1899—1978）和柯利普（J. Collip，1892—1965）一起对胰岛素进行了提取、鉴定和制备。此后，又经美国生化学家艾贝尔（J. Abel，1857—1938）等人努力，完成了对胰岛素的结晶。20 世纪 50~60 年代对胰岛素的研究工作主要是进行氨基酸序列分析和人工合成。1945年，英国生化学家桑格（F. Sanger，1918—）等人开始研究胰岛素化学结构，1955 年完成了胰岛素 51 个氨基酸的序列分析。1958—1965 年，中国科学家经过 8 年的艰苦工作，首先人工合成了牛胰岛素。

3. 性激素的发现与研究　有关性腺的功能已久为人知，但真正对其有效成分进行提取和分析则是 20 世纪的事。1923 年，美国科学家艾伦（E. Allen，1892—1943）和多伊西（E. Doisy，1893—1986）在卵泡液中发现雌激素。此后，人们又在羊水、胎盘和孕妇的尿中发现雌激素。1930 年前后，美国生化学家科克（F. Koch，1876—1948）从睾丸中发现雄激素。20 世纪20~30 年代，性激素的提取和结晶工作取得了很大成绩：1929—1930 年，多伊西分离雌激素成功，德国生化学家布泰南特（A. Butenandt，1903—1995）也几乎在同时提取和纯化了雌激素。1931 年，布泰南特和合作者运用隔离法从 15000 升尿中提炼出 15mg 雄激素。1933 年，他前往波兰任格但斯克研究所担任所长。1934 年，他成功提取了孕酮（黄体酮）。该激素的发现和提取为口服及注射避孕药的研制奠定了基础，布泰南特也于 1939 年获诺贝尔化学奖。

4. 甾体类激素的发现与研究　1855 年，英国医生艾迪生（T. Addison，1793—1860）发现一种可以导致人体多种系统功能紊乱的致死性疾病，后人将其称为艾迪生病，并发现该病与肾上腺皮质功能减退有关。1930，哈特曼（F. A. Hartman）提取出肾上腺皮质激素。从 20 世纪30 年代起，美国科学家亨奇（P. Hench，1896—1965）和肯德尔（E. Kendall，1886—1972）及瑞士籍波兰学者莱希斯坦（T. Reichstein，1897—1996）等人先后从上千吨的牛肾上腺组织中提取和纯化了 30 余种肾上腺皮质激素。到 20 世纪 50 年代，世界上有 9 个重要的实验室从事这方面的研究工作；到 70 年代末 80 年代初，分离出的肾上腺皮质激素已多达 50 余种，其中可的松、氢化可的松等已被开发成为药物，用于临床治疗。

5. 神经激素的发现与分离　对脑垂体作为内分泌腺的研究开始于 20 世纪初，在这方面做出开拓性贡献的是阿根廷科学家豪塞（B. Houssary，1887—1971）。1907 年，当他还在大学攻读学位的时候，就对研究脑垂体产生了兴趣。1911 年，豪塞关于脑垂体激素对动物新陈代谢影响的博士论文，被评为当时该领域水平最高的研究。1923 年，豪塞进行了一系列与垂体功能研究相关的实验。他采用手术方法，先后摘除了狗和蟾蜍的脑垂体，发现均产生类似切除肾上腺的效应。在实验中，他先将实验狗的胰腺摘除，使狗患糖尿病，再切除病狗的垂体或垂体前叶，则狗的糖尿病得到缓解，再注入足够量的脑垂体提取液，又引起糖尿病。豪塞的上述实验证明了垂体能分泌某种物质，调节和控制着其他激素的分泌。20 世纪 20 年代，人们开始尝试提取垂体分泌的各种激素，但由于垂体小，所含激素量极少，提取工作非常困难。1943 年，美籍华裔生化学家李卓浩（1913—1987）和美国学者埃文斯（H. Evans，1882—1971）等从上万个垂体中提取出促肾上腺皮质激素（ACTH），大大促进了该领域的工作。

在激素的研究中，最激动人心的是 20 世纪后半叶对神经激素的发现和认识。20 世纪前半叶，人们一度认为脑垂体是调控体内各种激素分泌的中枢，1939 年英国内分泌学家哈里斯

NOTE

（G. Harris）在发现垂体门脉系统后，曾提出下丘脑可能产生某些化学物质，并经门脉系统输送到垂体，以控制其功能的假说。自 1954 年起，美籍法裔生化学家吉尔曼（R. Guillemin，1924—）等证实了脑垂体前叶只有与下丘脑的提取物一起培养时，才会产生促肾上腺皮质激素。1962 年，美籍波兰生化学家沙利（A. Schally，1926—）与吉尔曼合作研究下丘脑激素。5 年后，成效甚微，二人分道扬镳，开始领导各自的实验室进行激素的分离工作。吉尔曼的实验室到 1968 年共用 530 多万头羊提取了重达近 50 吨的羊脑组织，最后分离得到 1mg 的促甲状腺素释放因子（TRF）。自 1969 年起，沙利实验室集中精力分离促黄体激素释放因子（LRF），他们分离了近 30 万头猪的下丘脑，得到了 11mg 促黄体激素释放因子。不久，沙利实验室请到两位客座日本化学家，在他们的帮助下，使用新的分析方法，鉴定了激素的化学结构。到 1976 年，经过 20 多年的奋斗，吉尔曼和沙利两个实验室在前后几十位科学家的参与下，共分离、鉴定了 3 种神经激素，即促甲状腺素释放因子（TRF）、促黄体激素释放因子（LRF）和生长激素抑制因子（GIF）。他们终于获得了这一来之不易的成功，二人因此共同获得了 1977 年诺贝尔生理学或医学奖。

（二）现代内分泌理论的建立和发展

伴随着对各类激素的发现和鉴定，有关内分泌在人体功能调节方面的理论逐渐形成，并随着新发现不断地更新和完善。

1. 第一信使理论　1902～1905 年，英国科学家贝利斯和斯塔林自小肠黏膜提取液中发现了促胰激素，他们同时深入研究了这种物质的作用方式，证明在没有神经系统参与的情况下，胰脏通过分泌激素对机体进行化学调节，并进一步推论，人体中某些腺体可释放化学因子，此类因子进入血液循环并远距离调节靶器官和组织的活动。这一推论首次明确了激素在人体中起化学信使作用的概念，化学信号也被称为第一信使，它使人们认识到激素是调控人体各种生理功能的重要物质，内分泌系统是除神经系统之外另一个调控人体功能的重要系统，从而激发了人们进一步研究这一系统的热情。

2. 激素作用方式　在贝利斯和斯塔林提出"激素"概念时，他们只观察到激素的激活作用。1915 年，阿奇博尔德（Archibald）曾预言将会发现兴奋性和抑制性两种类别的激素。这意味着激素对人体各种生理功能的调节存在正负两种作用方式，这一有关激素调节功能的理论假说很快就被一系列的研究发现所证实。当然，抑制作用不是通过所谓抑制激素，而是通过负反馈作用来实现的。20 世纪 60 年代发现的神经激素的调节作用就是十分生动的例证。

3. 神经内分泌概念　传统上，人们一直认为神经系统与内分泌系统是两个并无关系的截然有别的系统。神经细胞通过电冲动传递电信息，而激素则通过血液循环以化学递质的方式传递化学信息。1928 年，这一传统观念被中国学者朱鹤年打破，他在研究美洲袋鼠时，首次提出室旁核具有内分泌特征。德国学者沙勒（E. Scharrer）也证实神经元可分泌激素，并于 1954 年所著《神经分泌》一书中提出了神经内分泌（neuroendocrine）的概念。然而，神经内分泌理论的真正确立是 20 世纪 50～60 年代对人体下丘脑神经激素的发现。

4. 第二信使理论　1956 年，美国科学家萨瑟兰（E. Sutherland，1915—1974）在从事与糖代谢有关的酶和激素的研究中发现了环磷腺苷（cAMP）。1958 年，华盛顿大学的李普金成功地进行了化学合成，验证了这一结果。1957—1962 年，萨瑟兰等人发表了一系列研究报告，对 cAMP 在激素调节过程中的作用进行了深入探讨，提出了第二信使理论，继而从分子水平上阐明了激素的作用机理。萨瑟兰也因此荣获 1971 年度诺贝尔生理学或医学奖。

5. 异位内分泌概念 20 世纪初，有人还观察到异位内分泌现象。1928 年布朗（W. Brown）发现患支气管肺癌的女患者出现男性汗毛增生及糖尿，1931 年莱顿（O. Leyton）报告患胸腺癌的 11 岁男童伴有后来称之为库欣综合征的一系列性早熟和糖尿病症状，1932 年著名神经外科医师库欣（H. Cushing，1869—1939）详细描述了"库欣综合征"。此后，人们不断地发现肿瘤与库欣综合征的密切关系。到 20 世纪 60 年代，内分泌学家利德尔（G. Liddle）和米多尔（C. Meador）等人进行的大量实验证明：两者的关系是肿瘤并发库欣综合征，而不是库欣综合征患者好发肿瘤，其原因是肿瘤组织可以分泌促肾上腺皮质激素，从而刺激肾上腺增生并分泌大量糖皮质激素。1963 年，利德尔等总结了前人的观察和自己的实验研究，详细阐明了上述关系，并首次提出了异位内分泌的概念，从此为内分泌学研究又开辟了一个新的领域。

6. 激素分泌方式理论 到 20 世纪 50 年代，关于激素分泌的方式，产生了旁分泌、自分泌、胞内分泌及循环分泌等概念，1962 年皮尔斯（A. Pearse）等又在研究了神经内分泌中的胺前质吸收与脱羧系统（APUD）基础上提出了弥漫性内分泌的概念。1981 年，日本学者宫坂（K. Miyasaka）报道胰腺酶也可透过细胞基质和侧膜，进入细胞间隙，进而弥散入血，因此有人称内分泌学进入了弥散内分泌学新时期。1980 年，特拉克（N. Track）等人证实胃泌素、胰多肽等胃肠激素除进入血液循环外，也可沿细胞间隙释放到胃肠道，因此，提出了内、外分泌并存的概念。现已证明，内分泌与外分泌之间没有不可逾越的鸿沟。此外，现代内分泌学的进展还证明：传统上一直认为不可能有分泌功能的一些组织和器官具有分泌激素的能力。20 世纪 70 年代末 80 年代初心钠素的发现，是继肿瘤组织和神经组织被发现具有激素分泌功能之后的又一个突破性发现。经典理论认为心脏只是一个动力泵，但 1979 年加拿大病理学家博尔德（De Bold）证明心房组织存在一种利尿利钠的因子，发现心脏具有内分泌功能，进而丰富了内分泌学理论。1983 年，博尔德从大鼠的心房组织中分离、纯化出心钠素。以上进展说明，激素分泌的现代理论在不断地更新发展，一个多途径多方式的激素分泌、输送的新理论体系在 20 世纪后半叶逐渐丰满起来。

五、免疫理论与技术的重大突破

现代免疫学在 19 世纪末 20 世纪初已经建立起自己的两大理论体系，即细胞免疫和体液免疫理论，尤其是 19 世纪末的最后 10 年里，大批学者将研究重点投入到寻找血清中的各类杀菌物质的工作中，对血清中的抗原－抗体反应进行了大量实验研究，因而又形成免疫学的一个重要分支，即血清学。由此，免疫学在传染病预防、诊断和治疗方面发挥了重要作用。

（一）抗体形成理论

在免疫学研究中，肩负着免疫功能的抗体形成机理始终是一个争论不休的重要问题，伴随着科学家们的研究，旧的学说不断地被新的学说所取代，抗体形成机制的理论也逐渐被阐明和完善。

1. 侧链学说（side chain theory） 体液免疫理论体系的奠基人之一是德国医学家埃利希（P. Ehrlich，1854—1915），他在建立一项定量测定抗体的技术时揭示了免疫反应就是机体接触抗原（某种感染因子）后抗体爆炸性剧增的过程。1897 年，他以"锁"和"钥"结构作比喻，提出了最早的抗体形成学说——侧链学说。该学说认为：能够产生抗体的细胞预先就具备合成与一切外来异物结合的抗体（当时称作"受体"）的能力，这种抗体具有与抗原结合的侧链或结合簇。抗体的生成是受抗原刺激的结果，抗体一旦与抗原结合即失去正常功能，细胞就产生更多的抗体。然而，从1906年开始，奥地利免疫学家兰德斯坦纳经30年的努力，设计合成了300多种自然界不存在的人工抗原，并用这类抗原诱发机体产生了多种特异性极强的相应抗体，这使埃利希的侧链学说受到严重挑战，问题的提出呼唤着新理论的产生。

2. 直接模板学说（direct template theory） 1930年，在布拉格工作的布赖诺（E. Breinl）和豪罗维茨（F. Haurowitz）首先提出抗体形成是由于抗原进入机体后，作为一种模板为抗体生成细胞合成抗体提供了模具，这就较合理地解释了人工抗原刺激机体产生特异抗体的机制。1930年，美国著名化学家、诺贝尔化学奖得主鲍林和德尔布鲁克（M. Delbrück，1906—1981）一起在《科学》上撰文阐述了直接模板学说。10年后，鲍林进一步发展了该学说，认为抗体复杂的特异性是由于同一抗体蛋白不同的空间构型所致。鲍林虽然从化学的角度解释了抗体产生的机理，却忽视了机体的生物学因素。

3. 间接模板学说（indirect template theory） 1949年，澳大利亚免疫学家伯内特（F. Burnet，1899—1985）和芬纳（F. Fenner，1899—1985）在他们的著作《抗体的生成》中阐述了对抗体生成的研究和认识，认为：机体的一切自身物质均有"我"的标志，机体对抗原的认识可以有两个不同阶段。在胚胎期机体有一个对自身组织进行自我识别的阶段，如果在这一阶段将特异抗原引入，机体就会将异物当成自身物质去识别，从而产生免疫耐受性，不产生抗体。当胎儿成熟出生后，再将特异抗原引入，机体经识别后，就会产生相应抗体，而有效抗原从体内消失后，抗体仍能继续产生。伯内特的这一理论显然考虑到了抗体产生的生物学因素，但该学说仍然没有超越出模板学说的范畴。

4. 克隆选择学说（clonal selection theory） 20世纪50年代以后，随着分子生物学的建立和分子免疫学的崛起，人们对间接模板学说也提出了疑义。第一位向模板学说提出挑战的是丹麦免疫学家耶内（N. Jerne，1911—1994）。1955年，耶内在《抗体形成天然选择学说》中列举了研究中不能用模板学说解释的观察结果，并提出正常人血清中存在不具特异性的抗体蛋白，当某一抗原引入后，抗原和上述非特异性抗体形成复合物，刺激白细胞，从而使白细胞产生并释放大量相同的特异性抗体。1957年，美国科罗拉多大学医学院的塔尔梅奇（D. Talmage，1919—2014）进一步提出，当某一细胞合成的抗体与入侵的抗原相匹配时，这类细胞将被特别选出来进行繁殖。这样就为克隆选择学说的建立奠定了基础。与此同时，间接模板学说的创建者伯内特也对他的学说在对抗体产生机制方面的解释感到不满。他综合了耶内、塔尔梅奇等人的观点，并在此基础上形成了自己的新思路。1957年，他首次采用"克隆选择"（clonal selection）这一术语阐述他的新观点。1959年，他正式发表了自己的专著《获得性免疫的克隆选择学说》，系统地论述了抗体形成的克隆选择学说。此后的10多年中，经历了大批学者的研究论证，到70年代，一系列的验证实验终于使这一学说逐渐得到公认。

（二）免疫学的其他成果与技术应用

1. 腔上囊和胸腺免疫功能的发现 腔上囊是禽类特有的淋巴器官，该器官具备免疫功能，是美籍华人科学家张先光（T. Chang）最早发现的。1954年，张先光在美国俄亥俄州立大学用小鸡做实验，制备沙门菌的抗体。接种细菌后大多数小鸡都产生了高效价的抗体，但其中11只小鸡，7只无抗体，4只产生效价极低的抗体。经调查发现，这11只小鸡均被人在上一次实验中摘去了腔上囊。张先光意识到腔上囊可能与抗体的产生有关。以后的实验发现，腔上囊在体液免疫中确有重要作用。

20 世纪 50 年代中期，对免疫缺陷病的研究使人们开始注意到人体的胸腺功能，如有人发现联合免疫缺陷病的患者几乎都伴有胸腺发育不良。对胸腺免疫功能的研究做出最重要贡献的是免疫学家米勒（J. Miller，1931—）。1958 年，他在伦敦的一个癌症研究所进行胸腺免疫功能的实验研究。1961 年，他在《柳叶刀》（Lancet）上发表论文，揭示出胸腺是体内产生免疫功能最主要的器官之一，具有终生促进全身细胞免疫的功能。

2. 组织相容性研究与器官移植　20 世纪初，人们在鼠身上进行肿瘤细胞移植时发现不同品系的小鼠不能成功地进行移植。20 世纪 30 年代，英国科学家格雷尔（P. Gorer，1907—1961）用小鼠研究肿瘤移植问题时发现了与肿瘤移植排斥有关的血型抗原 H－2。1938 年，格雷尔提出与肿瘤移植相关的抗原因子受遗传控制的观点。格雷尔的发现无疑是组织相容性研究的重大突破。另一位研究组织相容性问题的重要人物是美国哈佛大学遗传学家斯内尔（G. Snell，1903—1996）。1935 年，他开始研究小鼠组织器官移植中的免疫和遗传问题。这期间他受到格雷尔研究的启示，开始培养纯系小鼠，希望能发现 H－2 在染色体上的特定位置。他在小鼠的染色体上，找到了 11 个位点与组织相容性相关，其中一个就是 H－2。对 H－2 的进一步研究发现，H－2 并不是一个单一位点，而是由三个密切相关的多形位点组成，是一个复合体。由此，斯内尔提出了一个重要概念，即"主要组织相容性复合体"（MHC）。1946 年，格雷尔来到美国与斯内尔合作研究小鼠组织相容性基因，将其定位于 17 号染色体上，编码 H－2 抗原。1948 年，他们联名发表论文公布了这一结果。斯内尔还预言人类也有类似小鼠的 H－2 基因复合体，此后的研究证明了这一点。

1945 年，英国免疫学家库姆斯（R. Coombs）建立了一项新的检测血型抗体的实验技术。该技术不仅为诊断人类溶血性综合征提供了新手段，而且也引起了人们探讨白细胞和血小板减少症的病因的兴趣。20 世纪 50 年代，法国医生杜塞（J. Dausset，1916—2009）开始就人类白细胞和血小板上可能也存在抗原进行研究。1958 年，经过大量实验研究，杜塞发现了人类第一个白细胞抗原（MAC），即后来被称为 HLA－A_2 的抗原。1965 年，又发现了 10 种不同的白细胞抗原，杜塞认为这些抗原从遗传学角度看属于一种复合系统，他建议称 Hu－I 系统，后被称为人类白细胞抗原系统（HLA）。杜塞后来将这些成果与临床实践结合，进行了提高器官移植成功率及个体对感染、疾病、肿瘤敏感性的研究，创立了可简便、迅速地判断组织或器官相容性的 HLA 组织分型的血液试验法。1980 年，杜塞和斯内尔共同荣获了诺贝尔生理学或医学奖。

3. 单克隆抗体杂交瘤技术的建立　在临床应用中，以血清方法制备的抗体都是混合抗体，应用中常出现交叉反应，抗体的纯化一直是一个难于解决的问题。理论上要制备单一的纯净抗体，应由单个 B 淋巴细胞克隆产生。细胞融合技术的发明为单克隆抗体的诞生奠定了基础。1958 年，日本学者冈田利用仙台病毒成功融合了小鼠的癌细胞。1965 年，哈里斯（A. W. Harris）又将小鼠的癌细胞与人的细胞杂交成功，证明不同种系的细胞也可融合。1964 年，里特菲尔德（Littlefield）发明了筛选杂种细胞生长的 HAT 选择培养基。1965 年，萨斯克斯（Sasks）在体外培养成可长期传代并大量分泌免疫球蛋白 G 的小鼠骨髓瘤细胞系，但因保存技术不过关而失败。1970 年，哈里斯等人解决了有关技术问题后，重建了这一细胞系，成为细胞融合技术史上的里程碑。1973 年，英国剑桥大学的米尔斯坦（C. Milstein，1927—2002）和他的同事在研究免疫球蛋白合成的遗传控制时，将两个不同株系的大鼠和小鼠的骨髓细胞进行了融合，结果杂交细胞竟合成了一种杂交免疫球蛋白，这说明杂交细胞合成抗体不存在相互排斥。这个实验使米尔斯坦相信，利用细胞杂交方法能使亲代细胞的某一特性永久化，如产生特异性抗体。

此后不久，德国免疫学家克勒（G. Koehler，1946—1995）在米尔斯坦工作的基础上，培养出新的骨髓杂交瘤细胞。这时，米尔斯坦建议克勒要设法查明杂交瘤细胞产生的抗体是针对哪一种抗原。经过两年多的努力，他们于 1975 年，用已知的抗原免疫脾细胞（即给小鼠注射绵羊红细胞作为已知抗原，使小鼠脾细胞获得免疫）和骨髓瘤细胞杂交，培养出生长良好，并可大量繁殖的杂交瘤细胞。同时，他们从这种细胞的培养液中成功地得到预想的抗绵羊红细胞抗体，这是按人的意愿定向生产的第一种单克隆抗体。单克隆抗体技术可用于激素、酶等生物活性物质的鉴定、纯化，早期癌症诊断和治疗，艾滋病的检查等许多领域，其应用和开发前景十分广阔。因此，人们称 1975 年为生物学和医学技术发生重大革命的一年。

第二节　疾病诊断与治疗的主要进步

20 世纪以来，在疾病诊断与治疗方面取得的成就极为丰富，现在的临床医学与 100 多年前相比，已经发生了根本性变化。本节择其主要方面概述如下。

一、物理诊断技术的进展

19 世纪末 20 世纪初，物理学的发展开始逐渐影响到医疗，物理学的科学技术成果不断应用到医学领域，产生了许多物理诊断技术。

（一）X 射线诊断与 CT 技术

自 1895 年伦琴（W. Röntgen，1845—1923）发现 X 射线后，X 射线立即成为诊断疾病的新技术。X 射线应用的最初 20 年间，人们主要致力于研制适用于人体透视和照相的仪器，如第一次世界大战时广泛应用于检查骨折和子弹在体内的位置。同时，为了解决体内各种器官被 X 射线穿透而不能显影的问题，19 世纪末人们又发展了显影对比技术，从最初用铋餐做胃肠道造影到后来改用效果更好的钡餐造影。到 20 世纪初，人们又开始使用碘油在不同部位静脉注射，使 X 射线造影技术应用的范围逐渐扩大，从而可以对血管、胆囊、尿道、肾脏等许多器官进行 X 射线检查。20 世纪 30 年代初，已经可以对大脑进行造影。此后，随着安全性提高和清晰度方面的改进，X 射线诊断水平不断提高。20 世纪 70 年代后，科马克（A. Carmark，1924—1998）和豪斯菲尔德（G. Hounsfield，1919—2004）发明了电子计算机辅助的 X 射线断层照相技术，即 CT，使 X 射线诊断技术的应用范围进一步扩大，诊断的精确性也有了极大的提高。

（二）心电图诊断技术

心电图诊断技术是在 19 世纪心电研究的基础上发展起来的一项检测技术。20 世纪初，荷兰医学家爱因托芬（W. Einthoven，1860—1927）设计制造了第一台现代意义上的心电图仪，并于 1924 年荣获诺贝尔生理学或医学奖。在爱因托芬之后，心电图仪又经过近半个世纪的发展，其设计不断小型化，灵敏度也不断提高，到 20 世纪 40 年代，心电图仪已经可以由一个医生手提到患者家里使用。20 世纪 60 年代以后，由于计算机技术在医学领域的不断应用，心电图检测技术进入了数字化及与其他检测技术融合发展的阶段。心电图诊断技术不仅成为现代临床诊断的重要技术，还形成了对心脏病患者进行自动监测的主要系统。

（三）心脏导管插入术

对心脏各室压力进行插管检测的方法，在 20 世纪以前就有许多学者进行过动物实验。德国学者布莱希罗德（F. Bleichroder）于 1905 年为获取代谢研究的血样，曾把导管从患者的腿部静脉插入到下腔静脉。1929 年，德国医生福斯曼（W. Forssman，1904—1979）在自己身上进行了导管插入实验，当导管从腋静脉一直插入到右心房时，他请放射科医生为他拍下了人类第一张心脏导管的 X 线片。1930 年，福斯曼又首次在活的狗身上进行了心血管造影。然而，他的研究成果不但没有受到重视和支持，还反而招来了指责和非难，有人认为他用人做实验是不道德的（尽管他是在自己身上做实验）。更有甚者，有人认为他的实验不过是马戏场上的一种杂技而已。10 年以后，美国的两位医生库尔南（A. Caurnand，1895—1988）和理查兹（D. Richards，1895—1973）在福斯曼的基础上进行了一系列实验研究，确立了心脏导管术的临床应用价值，提高了心脏病诊断的精确性，使心脏导管插入术和造影术成为现代临床医学的重要诊断技术。

（四）脑电图诊断技术

现代脑电图术的创立者是德国精神病学家伯杰（H. Berger，1873—1941）。1929 年，伯杰记录到脑的电活动。经过数年研究，他于 1934 年确认脑有自发电信号。此后，脑电图作为一种诊断脑部疾病的工具得到了公认，"脑电图"（electrocerebrogram）一词也是由伯杰用希腊语和拉丁语拼合创造而成。1946 年，法国神经生理学家费萨尔（A. Fessard）将脑电图技术引进到法国医学中，使脑电图技术在欧洲大陆有了进一步应用。20 世纪 60 年代，由于制造脑电图仪的制造工艺和元器件的不断革新，脑电图仪的性能有了更大的提高，脑电图诊断技术在临床诊断和科研工作中的应用也有了进一步的发展。

（五）磁共振成像技术

磁共振成像技术（magnetic resonance imaging，MRI）是 20 世纪 80 年代初发展起来的一种新的成像技术。早在 1946 年，美国斯坦福大学物理学家布洛赫（F. Bloch，1905—1983）和哈佛大学物理学家柏塞尔（E. M. Purcell，1912—1997）通过实验分别发现了核磁共振（NMR）现象。1971 年，美国纽约州立大学的达马迪安（R. Damadian，1936—）首次提出用磁共振波谱仪检测人体正常组织和癌变组织，并在《科学》杂志发表了相应的研究论文，为核磁共振成像技术在医学诊断方面的应用开了先河。1973 年，纽约州立大学的劳特布尔（P. Lauterbur，1929—2007）提出了利用磁场和射频相结合的方法获得磁共振图像的技术开发设想，并用此法获得了最初的二维磁共振图像。1974 年，英国诺丁汉大学的曼斯菲尔德（P. Mansfield，1933—）先后提出了脉冲梯度法选择成像技术和选择激发序列成像法。1980 年，另一位学者迪恩（R. A. Hedeen）发展了一种更优越的方法——二维傅立叶变换成像法，使核磁共振成像技术真正走上应用开发之路。20 世纪 80 年代后，磁共振成像技术（MRI）逐渐成为临床诊断的重要技术手段。劳特布尔和曼斯菲尔德也因在这一技术发展中做出的重大贡献而荣获 2003 年度诺贝尔生理学或医学奖。

NOTE

二、化学疗法的创立和抗生素的发现

化学疗法的创立开始于 20 世纪初，抗生素的发现和应用则是 20 世纪化学疗法最典型的代表。化学疗法的出现，一方面开辟了疾病治疗的化学疗法新领域，另一方面也为现代医药化学发展打下了基础。

（一）化学疗法的创立

化学疗法的创立归功于德国医学家埃利希。1904 年，埃利希从化学杂志上看到有人用一种称作"阿托克希尔"（又名"锥虫红"）的染料治疗非洲昏睡病的报道。此药虽能治病，但毒副作用极大。埃利希由此开始对其化学结构进行研究，在 5 年中检测了数百种与此药化学结构类似的苯砷类化合物，终于在第 606 号测试品中找到了一种疗效高、毒副作用小的化合物。在实验中，他发现此化合物不仅能治疗锥虫引起的昏睡病，而且对梅毒也有极好的疗效。1909 年，埃利希将此药命名为"606"，后又命名为"洒而沸散"，意为"安全的砷剂"。"606"的发现和应用是人类运用化学疗法治疗由病原微生物引起的疾病的第一个重大胜利。

（二）抗生素的发现

青霉素的发现可谓 20 世纪最伟大的发现之一，也是抗生素发现历史上第一个被发现并广泛应用的抗生素。1906 年，英国细菌学家弗莱明（A. Fleming，1881—1955）来到伦敦圣玛丽医学院预防接种部门工作，从此开始了细菌学研究。第一次世界大战的爆发，使传染性疾病大流行，战场上伤亡的士兵许多是由细菌感染所致。弗莱明在前线看到这一切，使他萌发了寻找像"606"那样的抗菌药物的设想。从 1919 年开始，他进行了近 10 年对细菌的持续观察和研究。1928 年，他终于发现了具有极强杀菌力的青霉菌分泌物（图 7 - 2）。1929 年，弗莱明在《实验病理学》杂志发表了相关论文，并将这种稀释 1000 倍后仍具杀菌力的物质命名为"青霉素"（penicillin）。

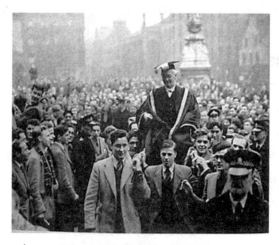

图 7 - 2　弗莱明被视为科学英雄

由于分离技术的限制，青霉素被发现后并没有马上获得广泛应用。1935 年，牛津大学的病理学家弗洛里（H. Florey，1892—1968）和钱恩（E. Chain，1906—1979）开始纯化青霉素的研究，经数年努力终于在 1941 年研制出纯青霉素制品。此时的美国由于战争需要早已组织大批技术人员、投入巨资进行了批量生产青霉素工艺的研制工作。第二次世界大战后期，青霉素大量应用于前线的伤员救治，拯救了大量战伤人员的生命。据统计，仅1944年诺曼底战役中，就有95%的伤兵（约61940人）靠注射青霉素治愈了创伤。

与青霉素同时代还先后发现了磺胺类药物和链霉素等，这些药物的研制和应用使一些多年来严重威胁人类健康的传染病和感染性疾病有了有效的治疗手段，人类的平均寿命也因此大大提高。20世纪以青霉素为代表的一系列抗菌药物的批量生产和广泛应用，宣告了抗生素时代的到来。

三、现代外科技术的主要进步

20世纪后，外科技术在许多领域突破了以往的传统禁区，扩大了临床治疗的应用范围。其成就主要表现在以下几个方面：

（一）麻醉技术的发展

19世纪以前，疼痛一直是困扰外科发展的重要问题。19世纪，麻醉剂的出现解决了这一问题。到了20世纪，随着各种麻醉仪器、麻醉方法和麻醉剂的发明及应用，使得外科手术开始得心应手，麻醉技术的巨大进步成为支撑外科学发展的重要技术。

1. 麻醉技术相关设备的发展　1900年，美国外科医生库欣（H. Cushing，1896—1939）和克赖尔（G. Crile，1864—1943）首先使用了外科手术全程监测血压的方法，以保证麻醉患者的安全。20世纪后半叶，心电监测仪、呼吸末二氧化碳监测仪、血气分析仪、脉搏血氧饱和度仪、呼吸机等仪器相继出现。随着麻醉方法的不断发展，还不断有新的仪器被发明和应用，如气管和支气管插管、气动式通气机、呼吸压力测量仪、喉镜、喉罩等配套仪器的发明和应用。

2. 麻醉方法与麻醉剂　麻醉剂的发明及应用是与各种不同麻醉方法的出现和发展相伴而生的，主要的麻醉方法有吸入麻醉、静脉内麻醉、局部麻醉及气管内麻醉等。20世纪后，吸入麻醉药乙烯、环丙烷、乙烯醚、三氯乙烯、恩氟烷、异氟烷、七氟烷合、地氟烷等相继应用于临床。静脉全麻药物包括长效巴比妥酸盐——二乙基巴比妥酸、溶性巴比妥酸盐、硫喷妥钠、氯氮卓（利眠宁）、地西泮、咪达唑仑、氯胺酮、丙泊酚等。在全麻药物发展的同时，麻醉相关技术也在不断被提高，气管内插管、喉镜及喉罩等麻醉工具相继出现。局麻药物最早应用的是可待因，后有奴佛卡因、普鲁卡因、利多卡因等相继合成。

3. 低温麻醉技术　低温麻醉是20世纪麻醉学领域的另一个重要进展。1940年，史密斯（L. Smith）等人最早将低温麻醉应用于临床，他们用低温方法对恶性肿瘤患者行截肢手术获得成功，但该报告没有引起人们的重视。1950年，美国研究人员比奇洛（W. Bigelow）对数百例动物进行了低温生理变化的实验研究，提供了动物在低温麻醉下的一系列实验数据，从而为低温麻醉的发展打下了基础。1952年，美国明尼苏达大学医学院以刘易斯（F. Lewis）为首的一个手术小组经过充分准备，在低温的情况下停止循环，为一个5岁儿童成功地施行了心内直视房间隔缺损修补术。低温麻醉的成功，为心脏外科的发展打开了大门。此后，这一技术在更广泛的外科领域得到应用。

（二）外科领域的几个重大突破

到19世纪末20世纪初，外科手术中的疼痛、感染和失血问题已经得到解决，尤其是20世纪后麻醉技术的迅速发展，更是为外科手术发展开辟了更大空间，除了传统的普通外科手术之外，在很多新的领域取得了重大突破，如心脏外科、器官移植和显微外科等。

1. 心脏外科   心脏是人体既重要又非常脆弱的器官，很长时间以来，人们一直认为在跳动的心脏上动手术是不可思议的。然而，"禁区"往往就是科学探索者的乐园。1896 年，德国法兰克福的一位外科学教授雷恩（L. Rehn，1849—1930）接诊了一位 22 岁的遇刺伤员，伤口深及心脏。雷恩对其施行了心脏缝合手术，获得成功。此后，类似的手术越来越多，到 1920 年，已报道的成功手术有 700 余例。1913 年，雷恩又成功地为一位缩窄性心包炎患者做了心包剥离术。20 世纪 30 年代以后，毕业于哈佛大学医学院的美国外科医生格罗斯（R. Gross，1905—1988）开创了手术治疗先天性心脏病的先河，他于 1938 年成功地为 1 例动脉导管未闭的患者做了结扎手术。20 世纪 40 年代，另一个成就大大刺激了心外科的发展。1944 年，美国约翰·霍普金斯医学院外科学教授布莱洛克（A. Blalock，1899—1964）与小儿心脏病学家陶西格（H. Taussing，1898—1986）合作治疗法鲁四联征，创造了著名的体 – 肺动脉吻合术（即 Blalock – Taussing operation）。然而，现代心脏外科的真正快速发展则始于 20 世纪 50 年代后，由于低温麻醉和体外循环技术的创立，以及心脏停搏液的研制和发展，外科医生征服心脏"禁区"的梦想变为现实（有关心脏和肺脏移植的内容将在后面阐述）。1961 年，美国俄勒冈州波特兰市的斯塔尔（A. Starr，1926—）和艾德华兹（M. Edwards）设计和制造了最初的人工心脏瓣膜，并成功地为一名瓣膜病患者做了二尖瓣置换术，以此为开端，斯塔尔等人后来又研制出一系列各种类型的人造瓣膜。法国科学家卡尔庞捷（A. Carpentier）等人几乎在同一时期创用戊二醛法保存生物瓣膜，这类进展也促进了人造心脏瓣膜在外科手术中的应用。

2. 移植外科   现代器官移植的早期研究工作以法国生理学家兼外科医生卡雷尔（A. Carrel，1873—1944）的血管缝合术最为著名，血管吻合技术的研究初步解决了器官移植的血液循环重建问题。1915 年，卡雷尔发表了他的研究结果《血管的缝合与移植》《静脉血管与器官移植》等论文，并因此荣获 1912 年度诺贝尔生理学或医学奖。卡雷尔曾经应用他的方法进行了狗与狗之间的心脏移植，可惜只活了 2 小时左右。此后人们又进行了许多实验，但器官移植的最大问题——异体排斥不能解决，移植的器官无法在受体上长期存活。

20 世纪 50 年代以后，由于免疫学和分子生物学的进展，外科学界在总结以往经验的基础上，酝酿着新的突破。1967 年 12 月，南非开普敦大学医学院附属医院进行了第一例人体同种心脏移植手术，手术由该院外科教授巴纳德（C. Barnard，1922—2002）主持，心脏取自一位因车祸死亡的年轻女子，手术获得成功，患者恢复得很快。为了预防排斥反应，术后患者开始接受免疫抑制治疗，但由于对免疫抑制的副作用——术后感染估计不足，患者只存活了 18 天就死于肺炎。然而，令人鼓舞的是直到患者临终，移植的心脏始终工作正常。1 年以后，全世界接受心脏移植的患者就超过了 100 人。到 1997 年，全球心脏移植已超过 5 万例。1978 年上海第二医科大学附属瑞金医院张世泽教授等成功完成中国第一例原位心脏移植，患者存活 109 天。哈尔滨医科大学第二临床医学院于 1992 年完成的一例心脏移植手术患者存活了 18 年，是目前中国心脏移植术后存活最长的 1 例。

纵观 20 世纪的器官移植，进入 80 年代后有了较大发展。到目前为止，全世界已有 40 余万重症患者因器官移植而获新生，其中肾移植有功能的 5 年存活率达 75%，肝移植为 70%。但是，器官移植在其发展中也遇到了诸多问题，如免疫排斥、器官来源、伦理争议等，这些问题仍在影响该领域的发展。

3. 显微外科   由于光学放大系统的引入，外科手术在 20 世纪 20 年代开始进入微观世界，手术的精确性随着这一领域的发展而不断提高，外科手术的适用范围明显扩大，尤其在小血管的吻合方面，已臻完美（图 7 – 3）。

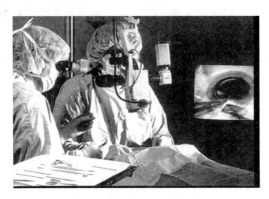

图 7 – 3　显微外科手术

显微外科手术首先开始于耳鼻喉科，瑞典耳鼻喉科医生尼伦（C. S. Nylén，1892—1978）被认为是显微外科之父。1921 年，尼伦发明了第一台用于外科手术的显微镜，并首先用于对动物进行手术。同年，他首次使用单目手术显微镜为耳硬化症患者行内耳开窗手术。1922 年，他的同事霍尔姆格伦（G. Holmgren，1875—1954）将单目显微镜改为双目显微镜。此后，这种显微镜在耳科得到推广。20 世纪 50 年代，很多耳鼻喉医生用它进行内耳开窗术。

手术显微镜在现代神经外科中应用非常广泛，它的应用也始自 20 世纪 50 年代，首先开始于土耳其医生豪斯（G. Yasargil，1925—）在瑞士的研究。到 1967 年，他的著作《微血管外科》和《显微外科在神经外科的应用》为他赢得了国际声誉。他一生最重要的成就都收录在一部四卷本《显微外科学》教科书中。

微血管外科技术是开始于 20 世纪 60 年代早期的显微外科技术，除了豪斯的贡献之外，还有美国的雅各布森（J. Jacobson）。1960 年，他在手术显微镜帮助下完成了 1.4mm 的血管修复手术。1963 年，还有美国医生报道了部分手部血管重建。

显微外科再造技术的发展主要是在 20 世纪 60 年代末和 70 年代初，促使显微外科真正迅速发展的则是断肢再植的成功。1963 年，中国医学家陈中伟等人接活完全断离的右前臂，成为世界首例断肢再植的成功病例。1964 年，美国医生邦奇（H. J. Buncke，1922—2008）报告了兔子的耳部重建，也是首例 1 微米的血管重建。1966 年，他又完成了灵长类动物大脚趾到手的移植。同年，中国的杨东岳等人完成了人体第二足趾游离移植再造，这一成功开拓了显微外科的再造领域。20 世纪 70 年代以后，显微外科又向植皮、植骨等新领域发展。1973 年，美国的丹尼尔（R. K. Daniel）首次在显微镜下将髂腹部皮瓣游离，并移植于小腿后内侧创面获得成功。同年，杨东岳等进行游离皮瓣移植也获成功。1975 年，美国的泰勒（G. I. Taylor）应用手术显微镜，将长 22mm 带血管蒂的腓骨进行了移植，用于治疗对侧胫骨巨大缺损的患者，获得成功。

显微外科领域的重大进展，为创伤整复外科提供了重要手段，也为器官移植技术的发展提供了巨大帮助。

四、介入治疗与人工心脏

随着各种现代技术向临床医学的渗入，内科学领域各种物理治疗技术获得了很大发展。

NOTE

（一）介入治疗技术的发明应用

介入性治疗研究的奠基性工作来自德国学者福斯曼开创的心导管造影术。20 世纪 50 年代后，超声多普勒、数字减影、同位素示踪、CT、磁共振成像等影像和跟踪技术的发展使介入性治疗的发展具有了技术上的保证。

1953 年，美国放射学家塞尔丁格（S. Seldinger, 1921—1998）首创经皮穿刺插管技术，后来的人工心脏起搏术和血管内球囊扩张术均采用了这一技术。1964 年，另一位美国放射科医师多特（C. Dotter, 1920—1985）研制了一种新型导管，进行经皮腔内血管成形术，治疗因动脉粥样硬化引起的心血管狭窄，这一成果开辟了介入治疗心血管疾病的新思路。由此，一门全新的领域——介入性放射学应运而生。1974 年，毕业于德国海德堡大学的格林齐帝（A. Gruenfzig）医师与瑞士苏黎世大学医院研制了圆柱形可膨胀的双球囊导管，应用这种导管治疗外周动脉狭窄、肾动脉狭窄等均取得满意效果。1977 年，他又将此法用于治疗冠状动脉狭窄取得成功。不幸的是，这样一位在介入治疗学领域取得卓越成绩的学者，在 1985 年 10 月 27 日的一次空难中早逝。如今导管心内消融术发展迅速，激光、冷冻、化学及射频消融治疗心血管疾病已越来越普及。

（二）心脏起搏器与人工心脏的发明

1932 年，美国胸科医生海曼（S. Hyman, 1893—1972）自制了一台电脉冲发生器，对家兔进行心脏复苏实验成功，并将其命名为"人工心脏起搏器"（artificial pacemaker）。1952 年，美国哈佛大学医学院的祖尔（P. M. Zoll）采用体外经胸壁起搏法，使用人工起搏器挽救了一位濒于死亡的房室传导阻滞患者，这一成功开创了人工心脏起搏器临床应用的先河。1958 年，瑞典卡洛林斯卡医院成功为心脏患者植入第一个心脏起搏器。20 世纪 80 年代后，起搏器增加了微处理器，可监测患者的心脏，使起搏器在需要时才启动。此后，为了克服经常需要更换动力装置的缺点，1988 年又出现了核动力起搏器，该装置使用了微量的钚，可持续工作 20 年之久。

1957 年，第一个完整的人工心脏制成，并由美国克利夫兰医院的外科医生科尔夫（W. Kolff）等植入狗的身体里，但 12 小时后狗死亡。1969 年，第一个人工心脏由得克萨斯心脏研究所的外科医生库利（D. Cooley, 1920—）和他的手术小组植入一个等待心脏移植的患者，该装置被当作一个临时心脏使用。1982 年，美国犹他州大学的外科医生德夫利斯（W. Devries）领导的手术小组将一个永久性人工心脏植入患者体内，该患者活了 112 天。此后，共有 90 余例人工心脏植入，但都不太成功，活的最长的也只有 20 个月。20 世纪 80 年代后期该领域处于停滞状态，直到 20 世纪 90 年代其应用研究又有所恢复。

五、人工生殖技术的突破

20 世纪人工授精、体外授精和无性繁殖等技术的发展，可谓生殖医学的一场革命。

1890 年，美国人杜莱姆森（R. L. Dulemson）首先将人工授精技术试用于临床，引起极大争议。20 世纪 30 年代，人工授精技术的研究有了一定进展。20 世纪 50 年代，美国阿肯色大学医学中心的谢尔曼（J. K. Sherman）等发表了《人工冷冻精子的生育功能》论文，报道了冷冻人类精子用于人工授精获得的成功，开辟了冷冻精子在人工授精方面广阔的应用前景。

1969 年，英国妇产科学家爱德华（R. Edwards, 1925—）和斯特普托（P. Steptoe, 1913—

1988）首次将人类的精子和卵子在体外授精成功，后又经多年实验研究，1978 年 7 月 25 日世界上第一例试管婴儿（test tube baby）成功降生。此后，体外授精技术进入临床应用阶段。据统计，到 1995 年全世界试管婴儿已超过 10 万例。美国目前每年大约有 17 万妇女接受这种生育形式。

中国的人工生殖技术研究起源于 20 世纪 80 年代。1981 年，湖南医科大学建立了中国第一个人类精子库。1982 年，人工授精技术应用于临床获得成功。1985 年，北京医科大学（2000 年更名为北京大学医学部）第一次进行人卵体外授精成功。1986 年，湖南医科大学用冷冻精子体外授精成功。1988 年，中国首例试管婴儿在北京医科大学第三临床医院（今北京大学第三医院）诞生。同年，湖南医科大学生殖研究中心在先后诞生两例试管婴儿的基础上，建立起中国第一座人类胚胎库。

六、预防免疫技术的发展

预防医学在 20 世纪的发展，主要得益于观念的更新和各种相关技术的应用。特别是免疫疫苗的研制和应用，使 20 世纪初曾经严重威胁人类健康的许多传染病得到了有效预防。对传染病的防治也因此成为预防医学领域最重要的进步之一。

（一）牛痘接种与消灭天花

琴纳种痘法对牛痘进行防治在 18 世纪末开始获得成功。19 世纪末 20 世纪初，随着对人体免疫机制的逐步了解，关于天花的防治开始进入现代阶段的探索并最终取得重大胜利。19 世纪末，美国细菌学家沙门（D. Salman，1850—1914）和史密斯（T. Smith，1859—1934）实验证明，灭活的疫苗不仅与活疫苗一样有效，而且便于标准化批量生产，既能降低生产成本，又能较长期保存。沙门等人的工作为 20 世纪各种人工减毒疫苗的普及接种创造了条件。到 20 世纪前叶，牛痘疫苗接种在世界各地不断推广，天花的发病率显著下降，但由于当时使用的疫苗均为液态疫苗，稳定性较差，接种失败也时有发生。20 世纪 50 年代，科利尔（L. Collier）研制出用冷冻干燥法（freeze–dried）生产的固态疫苗，使得大规模有效的预防接种成为可能。从 20 世纪 50 年代末到 60 年代中期，许多国家先后通过预防接种消灭了天花或使其感染率下降到极低水平。1966 年，世界卫生组织提出了彻底消灭天花的计划。经过世界各国十几年的合作和努力，1979 年 12 月 9 日世界卫生组织 155 个会员国代表正式确认，人类终于在与疾病斗争的历史上首次彻底消灭了天花这一长期威胁人类健康的重大传染病。

（二）卡介苗的研制与结核病防治

结核病到 20 世纪初仍然是危害最大的传染病之一。从巴斯德和科赫的时代，人们就在不断地寻找预防手段。1900 年前后，法国巴斯德研究所所长卡尔迈特（A. Calmette，1863—1933）和助手介兰（C. Guerin，1872—1961）开始研究培养减毒结核菌疫苗。他们最初使用一种牛结核杆菌进行培养，通过在培养基中加入适量的牛胆汁使结核杆菌的毒力减弱。1913 年，他们用这种牛结核减毒疫苗对豚鼠、兔、猪等动物进行一系列接种实验。经过近 10 年研究，他们确信减毒菌株对人体无害，于 1922 年首次在巴黎慈善医院为新生儿进行了接种并获得成功。人体试验的成功使疫苗很快在法国推广，这种新的疫苗后来被称为卡介苗（Bacillus Calmette–Guérin vaccine，BCG vaccine）。卡介苗诞生后，其效果曾引发长期的争论，后来经过反复试验证实，卡介苗确实是一种预防结核病的有效疫苗。

NOTE

（三）肝炎疫苗的开发

19 世纪末，德国科学家曾发现接种含有人血清的疫苗，可以引发肝炎的流行。第二次世界大战时，美军使用血清黄热病疫苗在部队进行大规模接种，结果引发了大规模病毒性肝炎的流行。由于病毒性肝炎的传染性和流行性极强，如何预防它成为医学研究的一项重要课题。1963 年，美国费城癌症研究所的布卢姆伯格（S. Blumberg，1925—2011）在澳大利亚土著血友病患者的血清中发现了乙型肝炎病毒表面抗原，并将其命名为澳大利亚抗原（简称"澳抗"），这是病毒性肝炎研究的一项突破性进展，布卢姆伯格因此荣获 1976 年度诺贝尔生理学或医学奖。1970 年，英国病理学家戴恩（D. Dane）采用免疫电镜技术对乙肝抗原阳性血清样品进行详细研究，发现了直径为 42nm 的大颗粒。此后的研究证实"戴恩颗粒"（Dane particle）就是完整的乙肝病毒颗粒。

与此同时，美国默克治疗研究所希勒曼（M. Hilleman）领导的科研小组从 1968 年开始研究从血浆中提取乙肝疫苗，解决了疫苗研制中的两个关键问题：一是从人血浆中提纯抗原；二是检测血浆携带抗原的量，以确定是否可以制成有效疫苗。1971 年，美国威洛布鲁克州立学院的克鲁格曼（S. Krugman）等人研究显示，经煮沸处理的乙肝抗原携带者的血浆仍具有预防感染的能力。1975 年，他们将研制的疫苗用于临床试验，以检验其安全性和有效性。1981 年，由血浆提取法制备的乙肝疫苗获得美国政府发放的生产许可证。1982 年，大量乙肝疫苗投入市场，并广泛应用于预防接种。

1989 年，美国科学家首先利用现代分子生物学技术开发出新一代 rDNA 乙肝疫苗，新的疫苗生产技术很快在日本、英国、以色列等国的多家公司得到应用。新一代疫苗克服了传统技术带来的生产数量少、价格昂贵且安全性差的缺点，其应用得到进一步推广。

在乙肝疫苗研究同时，默克公司自 1969 年始还对甲肝病毒和疫苗进行了研究。1973 年，甲肝病毒被阐明。1975 年，从被感染的猴的肝脏分离出甲肝病毒。1978 年，该公司研制出灭活病毒疫苗样品。1979 年，研究人员又通过细胞培养开发出人类的活疫苗，此后又制成减毒疫苗。1986 年，以细胞培养法制备甲肝灭活疫苗成功，并在猴子的接种试验中获得成功。1991 年，甲肝疫苗在人类的接种试验中获得成功。

（四）脊髓灰质炎疫苗研制与消灭脊髓灰质炎计划

20 世纪人类在与传染病的斗争中，立志要彻底消灭的第二个传染病是脊髓灰质炎（poliomyelitis，Polio，简称"脊灰"）。自 1909 年美籍奥地利学者兰德斯坦纳（K. Landsteiner，1868—1943）分离出脊髓灰质炎病毒起，对有效预防该病的手段的研究一直没有停止过。同时，脊髓灰质炎也是第二次世界大战后最大的公共卫生问题，在美国和全世界的发病率和致死率都很高。1948 年美国病毒学家索尔克（J. Salk，1914—1995）承担了由罗斯福总统发起、2 万名医生和卫生官员、6.4 万名学者、22 万名志愿者、180 万儿童试验者参与的国家基金资助的脊髓灰质炎（National Foundation for Infantile Paralysis）研究项目，于 1952 年研制出安全有效的注射疫苗，2 年后开始在人体进行预防接种。由于接种的对象是儿童，这种注射疫苗使用起来不是很方便。为了解决这一问题，美国微生物学家萨宾（A. Sabin，1906—1993）等经数年研究又发明了口服糖丸疫苗。

到 20 世纪 60 年代，口服糖丸疫苗开始普遍应用，从此对肆虐全球的脊髓灰质炎有了安全、有效且易行的预防手段。1988 年，世界卫生组织宣布了这一彻底消除脊髓灰质炎的计划并得到各国政府支持。从 WHO 全球消灭脊灰的计划实施以来，1991 年美洲大陆首先成为消灭脊髓灰质炎的大陆。1997 年，中国所在的西太平洋地区也连续 3 年无病例发生。迄今，中国除少数年份有偶发病例之外，大多数年份已无本土感染的病例发生。

20 世纪对疫苗的研究，除了有对天花、肝炎、结核病和脊髓灰质炎的成功防治之外，还有诸如白喉、猩红热、破伤风、狂犬病等疫苗的开发和研制，疫苗的研发历史也随着 20 世纪医学的发展和科学技术的进步，先后经历了几个阶段，从传统疫苗的研制到基因工程手段的疫苗研制，所有这些进步都为传染病的有效控制提供了技术上的可能和保证。

第三节　现代重大技术成果在医学上的应用

20 世纪，自然科学技术的巨大进步也深深影响了医学的发展，许多重大技术成果在医学上的应用，使现代医学在诊疗技术上无论是在准确率还是治愈率上都发生了重大改变，在医疗管理等方面也发挥着越来越重要的作用。

一、电子计算机在医学上的应用

电子计算机是现代科学技术最显著的成果之一，电子计算机在医学上的应用范围自发明以来已渗透到了医疗、科研、教学、信息检索、行政管理等各个领域。

（一）医疗管理

电子计算机最初在医学上的应用开始于 1953 年，美国密歇根州的医院首先把计算机用于医院的病历管理。1964 年，加利福尼亚州的旧金山和奥克兰首次建立大型自动化多项健康检查实验室。1966 年，美国波士顿医学中心儿童医院用 1 台计算机控制 16 个护理区的终端，这是最早将计算机网络用于监护的病房管理。20 世纪 60 年代开始，美国、英国、原西德、日本等国先后出现了一批早期应用计算机管理的医院。到 20 世纪末，计算机管理的医院系统不同程度地普及到世界其他国家，在病案记录、门诊挂号、诊疗缴费等方面，越来越多地实现了计算机化。

（二）诊疗仪器计算机化

计算机在医学上应用的另一个方面，是诊疗仪器的计算机化。首先进行计算机化处理的诊断仪器是心电图检测仪。20 世纪 50 年代中期，美国首先开始计算机处理心电图的研究。1959 年华盛顿举行的一次关于心电图数据加工方法的会议上，曾鉴定了一个模拟转换器和心电图分析的计算机程序。1960 年，有人设计出第一个专用心电图波形自动识别计算机程序。1961 年，美国又试制成功一台叫作 Cellscan 的血细胞自动分析装置。1969 年，一种叫作 FIDAC 的胸部 X 线摄片自动识别仪问世。1964 年麦森（E. Mason）和巴格林（W. Bulgren）出版的《电子计算机在医学中的应用》一书几乎影响了计算机日后在医学领域的应用和发展。计算机辅助的 X 线断层扫描术（X-ray computed tomography，简称 CT）的发明更是诊断仪器计算机化的最好例证。CT 机由美国物理学家科马克（A. M. Cormack，1924—1998）和英国工程师豪斯菲尔德（G. N. Housfield，1919—2004）共同发明，二人共同获得 1972 年度的诺贝尔生理学或医学奖。自 CT 发明之后，计算机在医用仪器方面的应用不断拓展，超声、同位素等的诊疗仪器以及临床检验等都开始了计算机化。

（三）医学信息检索

在医学信息检索方面，美国国立医学图书馆从 1961 年开始研制 MEDLARS 系统（Medical Literature Analysis and Retrieval System），1964 年正式使用，1970 年开始联机检索服务。MED-LARS 系统是计算机化的医学文献分析与检索系统，到目前为止它是包括 MEDLINE、BIOETH-ICSLINE、HISTLINE、AIDSLINE、SPACELINE 等 40 种数据库的医学文献分析与信息检索系统，其中 MEDLINE 是规模最大、权威性最高的生物医学文献数据库，也是目前国际医学界使用最广泛的数据库之一。MEDLINE 收录 1966 年以来世界 70 多个国家和地区出版的 3400 余种生物医学期刊的文献。

计算机在医学领域的应用还随着计算机自身技术进步而使其在医学领域的推广不断得到加强。虚拟现实技术（Virtual Reality）、远程医学（telemedicine）、数字人、智能化医院等的出现，使现代医学的面貌发生了翻天覆地的变化。

二、电子显微镜在医学上的应用

光学显微镜技术在 19 世纪末几乎达到了尽善尽美的程度，无论是放大倍数还是分辨率，都已经达到了极限。但是，人类想要看到更加细微的微观世界的尝试却一刻也没有停止过。20 世纪后，电子光学理论的发展使电子显微镜的诞生成为可能。

1932 年，德国科学家诺尔（H. Knoll，1897—1969）和卢斯卡（E. Ruska，1906—）研制出世界上第一台处于实验阶段的电子显微镜。当时，这台电子显微镜的放大只有 20 倍，远远赶不上光学显微镜的功能。然而，理论上的研究使科学家相信其有着巨大的放大潜力。于是，为了实际上获得更大的放大能力，他们开始研究制造短焦距电磁透镜。1934 年，卢斯卡和比利时学者马尔顿（L. Marton，1901—1979）分别制成了新型的复式电磁式电子显微镜，放大倍数增加到 1 万倍。1936 年，马尔顿将自己的电子显微镜多次改进之后，对细菌进行了首次观察，并成功地拍摄下观察到的细菌的照片。尽管马尔顿使用的电子显微镜的分辨率刚刚勉强达到光学水平，但这是世界上最早使用电子显微镜对细菌进行观察和拍摄。1937 年，电子显微镜的性能全面超过了光学显微镜。1938 年，人们首次使用分辨率超过光学显微镜 10 倍、放大倍数达到 2 万倍的电子显微镜观察到了病毒。用电子显微镜对病毒进行研究开辟了病毒学研究的新领域。

除此之外，电子显微镜在医学研究上的广泛应用还得益于超薄切片技术的发明。由于电子穿透组织的能力低，所以供电子显微镜观察用的切片要求极薄，一般厚度为 40～50nm。1948 年，现代切片机问世。1950 年，又发明了玻璃刀制作法。在切片机不断改进的同时，包埋切片标本的材料也有更新。1950 年，一种新的包埋材料——甲基丙烯酸酯代替了传统包埋材料石蜡与火棉胶。接着，人们开始制备适于在电子显微镜下观察的超薄切片材料，经过不断努力，终于在 1954 年，由瑞典学者肖斯特兰德制成了 10nm 以下的超薄切片标本。电子显微镜和超薄切片技术的不断完善，使其医学应用领域不断扩大。

20 世纪 80 年代以来，电子显微镜的发展速度更快，发展了扫描电子显微镜及高分辨透射电子显微镜、彩色电子显微镜等。由于一些更先进的技术的引入和匹配，如电子计算机、电视、X 光微区分析及电子衍射仪等，电子显微镜功能向着更完备和多样化方向发展。

三、核技术在医学上的应用

核物理学的发展首先要追溯到伦琴于 1895 年发现 X 射线。此后，放射性现象不断被发现。随着放射性现象的发现，有关核素的理论逐渐形成，其在医学上的应用也随之不断发展。

（一）放射性现象的发现及核素理论形成

1896 年，法国物理学家贝克勒尔（H. Becquerel，1852—1908）研究铀盐时发现放射性现象。1898 年，居里夫妇（P. Curie，1859—1906；M. Curie，1867—1934）又发现了钋和镭等多种放射性元素，进一步证实了放射性和放射性元素的存在。1902 年，物理学家卢瑟福（E. Rutherfoud，1871—1937）提出放射性元素的嬗变理论：放射性原子是不稳定的，它们自发地放射出射线和能量，衰变成另一种放射性原子，直至成为一种稳定的原子为止。1910 年，英国化学家索迪（F. Soddy，1877—1956）提出"同位素"概念，具有相同质子数、不同中子数（或不同质量数）的同一元素的不同核素互为同位素。1919 年，英国物理学家阿斯顿（F. Aston，1877—1945）发明质谱仪，可利用电场和磁场的作用，把不同原子量的同位素分离开来，并分别测定它们的原子量及其丰度（相对含量）。原子核物理学这一系列成果的获得，为核技术和医学的结合创造了条件。

（二）核素在医学上的应用

1. 同位素作为示踪剂　早期的同位素应用是将同位素作为示踪剂。1919 年匈牙利化学家赫韦希（G. Hevesy，1885—1966）把同位素用于研究化学反应过程的标记元素，他用镭的同位素作为铅的示踪剂，研究植物的铅代谢，从而开辟了用同位素作示踪剂的研究方法。1926 年，美国哈佛医学院的布卢姆加特（H. L. Blumgart）把同位素示踪法用于人体，他用镭的同位素作示踪剂，在体外测定了腕－腕时间，用氡作示踪剂研究人体动、静脉血管床的循环时间，从而确立了放射性同位素在医学研究上应用的基本原理，他也因此被称为临床核医学之父。

用同位素标记生命物质、追踪其在体内的变化使人体物质代谢研究从此成为可能，同位素示踪技术对生物化学特别是对新陈代谢的研究影响巨大。第一位在这方面做出突出成绩的科学家是德国生化学家舍恩海默（R. Schoenheimer，1894—1941）。1933 年，舍恩海默在美国哥伦比亚大学利用该校的化学家尤里（H. Urey，1893—1981）发现的氘来标记脂肪酸，研究脂肪酸的代谢。他和尤里的合作十分有效，1937 年，尤里又发现了 ^{15}N，舍恩海默很快又用 ^{15}N 来标记氨基酸中的氮，进行蛋白质代谢的研究，并在 1939—1941 年发表了一系列实验研究结果：发现动物组织中的蛋白质经常分解为氨基酸，与通过食物进入体内的氨基酸相混合，或重新组成组织蛋白，或变成废物排出体外而处于一种经常变动的状态。1942 年，舍恩海默的《身体成分的动态》出版，引进了"代谢池"和"有机物在体内流动"的概念。

同位素示踪剂的应用为研究时刻变化着的生命物质及其运动创造了条件，使生物化学研究有可能从离体实验（利用器官灌注、组织薄片或组织提取液等方法）进入活体实验，从对静止状态的研究发展到对变化状态的研究。20 世纪 50 年代以来，同位素示踪剂的广泛应用对各种糖类、脂肪酸、氨基酸及嘌呤、嘧啶等重要生命物质在生物体内的代谢研究发挥了极为重要的作用。

2. 核医学成像设备　1951 年，卡森（B. Cassen）等人设计出第一台同位素扫描仪。1956 年，安格（H. O. Anger）又利用同位素制成 γ 照相机即安格照相机，使得核医学显像由单纯静态步入动态阶段，并于 20 世纪 60 年代初应用于临床。1959 年，他还研制出双探头的扫描机进行断层扫描，并首次提出了发射式断层技术，从而为日后发射式计算机扫描机（ECT）的研制奠定了基础。1972 年，库赫（D. E. Kuhl）应用三维显示法和 ^{18}F - 脱氧葡萄糖（^{18}F - FDG）测定了脑局部葡萄糖的利用率，打开了 ^{18}F - FDG 检查的大门。这一发明为后来的正电子发射计算机断层显像（PET）和单光子发射计算机断层扫描（SPET）奠定了基础，库赫因此被称为"发射断层之父"。

3. 放射免疫测定技术　在核医学发展的历史上，放射免疫测定技术的发明也占有极其重要的地位。该技术是由美国物理学家雅洛（R. Yalow，1921—2011）和医学博士伯桑（S. A. Berson，1918—1972）发明。1959 年，他们第一次用这种方法精确地测定了人体血浆的胰岛素浓度，证实了成年糖尿患者血浆中并不缺少胰岛素，糖尿病的发生只是因为胰岛素与胰岛素抗体结合而使其丧失了降血糖的效能。由于放射免疫分析法灵敏度极高，可以对人体内极微量物质定量测量，该项技术很快就成为美国内分泌学实验室中的重要工具。1977 年，雅洛由于此项技术的发明荣获诺贝尔生理学或医学奖，伯桑于 1972 年病逝，无法与她分享这一殊荣。目前，这种测试技术不仅普遍用于测定具有抗原性的蛋白质、酶和多肽激素，而且越来越广泛地用于测定许多本身无抗原性的药物。

4. 同位素治疗　伴随着放射性同位素在医学上应用范围的不断扩大，提供大量廉价的人工放射性同位素成为一个亟待解决的问题。1931 年，美国的物理学家劳伦斯（E. Lawrence，1901—1958）设计建造了第一台回旋加速器，为医学提供了大量的人工放射性同位素，这就为同位素在疾病治疗等方面的应用创造了条件。如 ^{131}I、^{24}Na、^{32}P、^{128}I 等先后用于疾病治疗。20 世纪 70 年代后，由于 ^{99m}TC 的普及，放射性同位素成为外伤治疗和定量诊断方面不可缺少的手段。

四、激光技术在医学上的应用

激光在医学上的应用在 20 世纪诞生了激光医学。

（一）激光器的发明

激光器的诞生史大致可以分为 4 个阶段：①理论基础的奠定，主要是爱因斯坦在探讨辐射理论时提出的受激辐射概念。②微波波谱学的发展，为激光器的发明从理论、技术和人员等各方面创造了条件。③微波激射器的问世。1954 年美国物理学家汤斯（C. Townes，1915—）和他的两个助手戈登（J. Gordon）、蔡格（H. Zeiger）一起研制出第一台利用受激辐射原理工作的新型微波振荡器——氨分子微波激射器，微波激射器的研制成功在激光发展史上占有重要地位，因为它终于利用受激辐射现象这把钥匙打开了相干放大波长为厘米或更短电磁波的大门，为激光器的全面问世准备了条件。④激光器的诞生。从 20 世纪 50 年代开始，世界上许多实验室都卷入了这场激烈的竞赛，最终美国物理学家梅曼（T. Maimen，1927—2007）制成了世界上第一台红宝石激光器，1960 年 8 月英国的《自然》杂志（Nature）正式报道了这一成果。

（二）激光器在医学上的应用

激光技术自发明开始的第二年就应用在医学上。1961 年，有人在眼科手术中应用激光器作手术刀。此后，激光器在外科手术中的应用范围不断扩大，如治疗烧伤的植皮术、清创术、胸外科手术、矫形外科手术、肿瘤切除术等，使用的激光种类也不断增多。1972年，美国和原西德将二氧化碳激光器用作手术刀，效果很好。除此之外，激光技术还被应用在医学研究上。1961年，美国科学家利思（E. Leith）和乌帕特尼克（J. Upatnieks）利用激光拍摄成功第一张实用的离轴全息图，利用这种装置还可以处理电子显微镜拍摄的丝状噬菌体的双螺旋结构照片，使图像分辨率从0.5nm提高到0.25nm。激光技术使细胞生物学、分子生物学的研究提高到一个新的水平：激光筛选细胞装置可以根据细胞的物理性质进行分类和分离，每秒钟可分类几千个细胞，该装置可用于细胞生物学研究和临床医学中的细胞分类检查等；激光微束照射技术可以对细胞和生物分子进行微小的破坏"手术"，利用显微镜可观察这种损坏细胞的功能及遗传效果；激光光谱分析还可对人体组织进行微量元素的偏量测定，特别是微秒激光脉冲技术的出现，使生物系统中速率高达10^{-10}秒的快速反应和作用过程得以研究。此外，激光技术还可以用于对血红蛋白、视紫红质及与生物遗传密码关系最密切的DNA的研究等。

总之，随着激光器件、技术和理论的发展，激光技术将在更广泛的医学领域得到应用。

五、超声技术在医学上的应用

早在19世纪，有关声音振荡频率和声调对声源运动速度依赖关系的研究就已经取得了许多成果，超声技术的最初应用就是根据这一原理发明的一种探测物体的手段，特别是对水下物体的探测被海军所采纳。20世纪后，超声技术开始应用到医学领域，主要包括诊断和治疗仪器两个方面：

（一）超声治疗

超声治疗是超声技术在医学领域最早的尝试，它是利用超声震荡产生的能量对人体产生的冲击达到治疗目的。20世纪20年代，有学者开始尝试用于对耳聋的治疗。1939年，德国物理学家波尔曼（R. Pohlman）报道用超声波治疗神经痛并取得一定疗效。20世纪50年代后，有关超声治疗的报道范围日益扩大。20世纪70年代后，有关超声治疗的研究主要是在应用剂量上的各种实验研究，在大剂量即损伤性剂量治疗方面取得了突破性进展，如超声加热治癌，该法可达深层特定部位，被认为是一种最佳的治癌方法。此外，超声波经过聚焦，还可以作为一种无感染无血手术刀进行手术。20世纪80年代以来，超声波作为一种体外碎石器，在治疗肾结石、胆结石等结石症方面疗效显著。目前，超声技术在医疗方面的独特疗效已得到医学界的普遍认可，并越来越被临床重视和采用，在治疗肢体软组织损伤、肢体慢性疼痛康复、肢体运动康复方面取得了非常好的疗效，并逐渐拓展到骨科、外科、内科、儿科、肿瘤科、男科、妇产科等更多领域。

（二）超声诊断

1. 超声示波诊断法　1942年，奥地利学者杜塞（K. Dussik）首先使用连续式A型超声仪，用穿透法进行脑肿瘤的诊断实验。1950年，美国的维尔德（J. Wild）等应用脉冲反射式A型超声诊断仪分析组织构造，探测脑标本获得了脑肿瘤的反射波，此为脉冲反射法超声诊断的开端。1952年，又有人报告用A型超声仪诊断脑肿瘤、脑出血成功。1956年，瑞典的莱克塞尔（L. Leksell）报告用双探头从头颅两侧探出脑中线波，并明确脑中线波的诊断价值，首次使用"脑回声图"（echoencephalography）一词，为颅脑占位性病变的诊断提供了重要依据。此后，这种诊断仪的适用范围不断扩大，成为主要的超声诊断手段。

2. 超声显像诊断法　1952 年，美国人豪雷（D. Howry）等人开始研究超声显像法，他们研制的仪器被称为 B 型超声诊断仪。他们用这种仪器对肝脏标本进行了显像实验，其后又开展了颈部和四肢的复合扫描法。1952 年，维尔德首次成功地获得乳腺超声声像图，称为二维回声显示。20 世纪 60 年代中期，人们开始研究机械或电子的快速成像法。1971 年，鲍姆（N. Bom）报告用 20 个晶片的电子线阵方形扫查法进行心脏、胎儿的实时成像。1973 年，机械扇形扫查和电子相控阵扇形扫查均成功地应用于临床。20 世纪 70 年代中期以来，灰阶及帧频的应用增多，使图像质量大为提高，其普及应用也加快。

3. 超声光点扫描诊断法　1954 年，瑞典的爱德勒尔（I. Edler）首先用超声光点扫描法诊断心脏疾病。1955 年，他报告了探测二尖瓣狭窄获得特异性回声图。其后，欧美等有多人用 M 型超声仪诊断多种心血管病，并称此法为超声心动图或回声心脏图。

4. 超声频移诊断法　首先将多普勒效应原理应用于超声诊断的是日本人里村茂夫。1957 年，里村与吉田常雄等开始多次发表连续式多普勒超声诊断的论文，认为从超声频移的信号中可以判断心脏瓣膜病。1959 年，他们对来自心壁与瓣膜之外的信号也发生兴趣，并建议以此信号测量血流。与此同时，美国西雅图华盛顿大学的一位学者在 20 世纪 50 年代后期建立了一个颇具实力的生物医学工程小组，从事超声多普勒的研究工作。他们成功研制出通导时间血流计，推出最早的连续式多普勒超声仪并进行了动物实验。1961 年，他们介绍了用超声后散射的多普勒频移对血流进行检测的新方法。1967 年，他们报告了正常血流与异常血流在超声多普勒频谱图上波形的特征及其差异。20 世纪 70 年代后，多普勒超声显像系统的技术日益成熟，特别是 1982 年彩色多普勒血流成像研究获得巨大成功。自此，实时二维彩色多普勒血流成像技术受到临床医师的高度评价，并在临床得以广泛应用。

20 世纪 90 年代后，由于彩色多普勒超声心动图技术及各种超声诊断仪的进一步数字化，超声诊断的功能更加强大。特别是第五代数字化诊断仪的推出，更是为各类疾病的诊断提供了更加丰富的诊断指标和强大的技术支持。

【复习思考题】

1. 20 世纪现代医学对生命的认识在哪些方面取得重大进展？

2. 简述微生物学与免疫学在 20 世纪的发展及在传染病防治方面所取得的成就。

3. 现代重大科技成果在医学上的应用对现代医学发展有何影响？

4. 简述分子生物学建立及其对现代医学的影响。

5. 简述维生素的发现历史及其对现代医学的影响。

第八章　当代中国医学的发展

　　中华人民共和国成立后，中央人民政府制定了一系列发展卫生事业的重大决策。1949—1966年，国家先后召开了关于防疫、妇幼卫生、工业卫生、医学教育等工作的全国会议，颁布了一系列卫生法规和条例。如1949年9月，中国人民政治协商会议的《共同纲领》第48条规定："提倡国民体育，推广卫生事业，并保护婴儿和儿童的健康"；1950年8月，第一届全国卫生工作会议确定了"面向工农兵，预防为主，团结中西医"的发展中国卫生事业的指导方针，体现了卫生工作的基本方略；1952年，在第二届全国卫生工作会议上，国务院总理周恩来总结了1951年反对细菌战而组织的爱国卫生运动经验，提出了"卫生工作与群众运动相结合"的原则；1953年12月，第三届全国卫生工作会议总结了几年来卫生工作的经验和教训，强调了团结中西医的问题，要求落实党的中医政策，消除轻视和歧视中医的现象。从此，我国逐步形成了一套基本符合中国实际的发展卫生事业的方针政策。

　　1966—1976年的"文化大革命"阻碍了国家经济和社会发展，也使卫生工作受到严重干扰。1978年，中国共产党十一届三中全会后，社会主义现代化建设进入新的历史时期，卫生事业也走上新的发展道路。1979年国家制定了新时期卫生工作的具体方针和任务：第一，预防为主的方针；第二，坚持中医、西医、中西医结合三支力量长期并存、共同发展的方针；第三，卫生工作的重点放在农村，同时做好工矿和城市的医疗卫生工作，解决好八亿农村人口的防病是当前中国医疗卫生工作的重点；第四，加强卫生工作的科学管理、经济管理和行政管理；第五，采取多种形式和途径搞活基层卫生工作。城乡医疗卫生机构可以国家办、企业办、集体办，也允许少数个体开业行医。

　　改革开放后，我国卫生事业有了很大发展。随着经济发展、科技进步及人民生活水平的提高，人民群众对改善卫生服务和提高生活质量的要求也随之增高。1991年2月，中共中央、国务院制定了关于卫生改革与发展的决定，提出了新时期卫生工作的方针：以农村为重点，预防为主，中西医并重，依靠科技与教育，动员全社会参与，为人民健康服务，为社会主义现代化建设服务。

　　2009年，中共中央国务院提出了"关于深化医药卫生体制改革的意见"，提出：到2020年，在我国建立比较完善的公共卫生服务体系和医疗服务体系、比较健全的医疗保障体系、比较规范的药品供应保障体系、比较科学的医疗卫生机构管理体制和运行机制，形成多元办医格局，人人享有基本医疗卫生服务，基本适应人民群众多层次的医疗卫生需求，人民群众健康水平进一步提高。

NOTE

第一节　中国现代医学的发展

一、现代医疗卫生体系的建立与发展

（一）卫生行政体系

卫生行政体系的建立和健全是医疗卫生事业发展的重要保证。新中国成立后，自上而下组建了各级卫生行政机构。1949 年 11 月 1 日成立中央人民政府卫生部，1954 年 11 月 10 日改为中华人民共和国卫生部，领导全国的卫生工作。各省、市、自治区、行署、县分别成立了相应的卫生行政机构。各级卫生行政管理系统的建立，在领导、组织、推动各项卫生工作上起了重要作用。为了有效地发动群众，组织有关部门和地区的力量开展卫生工作，1952 年起在中共中央和国务院的直接领导下，成立了中央爱国卫生运动委员会。随后中共中央和国务院相继成立了其他卫生机关，包括国家计划生育委员会、中共中央地方病防治领导小组、中共中央血吸虫病防治领导小组（中央血防领导小组和地方病领导小组 1985 年起撤销，有关防治工作由卫生部直接领导）及国家医药管理局等。1986 年 12 月经国务院批准成立国家中医管理局，1988年改称国家中医药管理局。

2013 年，为深化医药卫生体制改革，优化配置医疗卫生和计划生育服务资源，将卫生部的职责与人口计生委的计划生育管理和服务职责整合，组建国家卫生和计划生育委员会。将国家人口和计划生育委员会的研究拟定人口发展战略、规划及人口政策职责划入国家发展和改革委员会；不再保留卫生部、国家人口和计划生育委员会。国家中医药管理局由国家卫生和计划生育委员会管理。

（二）医疗卫生机构及医疗保健制度

中华人民共和国成立不久，在国家机关中实行了公费医疗制度，1952 年起逐步扩大到全体国家工作人员、革命残疾军人、高等学校学生、国家机关退休人员。1949—2014 年，全国卫生机构总数从 3670 个发展到 97.8 万个。2014 年 3 月底统计，全国共有医院 2.5 万个，基层医疗卫生机构 91.8 万个，专业公共卫生机构 3.2 万个。

新中国成立初期，在 2100 多个县里，只有 1300 个县级卫生院，且设备简陋，技术落后。而县以下的广大农村，除了少数开业医生和百余个卫生所外，无任何医疗机构。为了改变农村缺医少药的状况，1950 年起，国家着手建立和健全县（旗、自治县）级医疗卫生机构。从1953 年起，逐步将县卫生院分立为县医院、县卫生防疫站和县妇幼保健站（所），部分县逐步设立了中医院、卫生进修学校、药品检验所及专科防治所，并将县、区、乡的开业医生组织起来，成立联合诊所。在农村培训了卫生员和接生员。20 世纪 60 年代末至 70 年代初，形成了以县级卫生机构为中心的县、公社（乡）、大队（村）农村三级医疗保健网。

改革开放以来，我国农村三级保健网经历了整顿、建设、改革、发展、提高的过程。到2011 年，全国 2003 个县（县级市）共设县级医院 10337 所、县级疾病预防控制中心 2212 所、县级卫生监督所 1957 所，全国 333 万个乡镇共设乡镇卫生院 37 万个。中国农村三级医疗保健网的建立和发展是中国卫生事业的一大创造，它在医疗、防疫、妇幼保健、地方病防治、计划免疫、卫生宣传等各项工作中发挥了巨大作用，为世界卫生组织在广大发展中国家推行初级保健计划提供了有益的经验。

（三）医学教育和医学研究

民国时期我国的医学教育事业非常落后。1949 年全国仅有高等医药院校 38 所、中等医药学校 124 所，且主要集中在大城市。大多数学校设备简陋，专业甚少。中华人民共和国成立后，政府接管了所有医药院校，对原有院校的布局进行了调整。1953—1957 年第一个五年计划期间，全面、系统地进行了教学制度、内容、方法、组织等方面的改革，统一各级医学教育的培养目标、教学计划和教学大纲。1957 年，全国高等医药院校的专业设置发展到 6 种，中级卫生学校的专业发展到 11 种。1962 年，全国高等医药院校已发展到 50 所，中医学院 18 所，医学专科学校 15 所，中级卫生学校 229 所。各级学校结构渐趋完善，学制渐趋统一，教学质量日益提高。"文革"期间，医学的教育结构和学制被打乱，医学教育遭到严重破坏。"文革"结束之后，医学教育得到恢复并有了新的发展。1978 年医学院校恢复研究生制度，并向国外派出留学人员。1979 年起接受外国留学生。1981 年根据《中华人民共和国学位条例》，高等医药院校开始正式招收硕士和博士，并授予学位。至 1996 年，全国共有高等医药院校 123 所，中等医药学校 550 所。2000 年以来，国家再次进行高等教育布局的调整，一批医学院校并入综合性大学，为培养高素质医学人才创造了更好的条件。

中华人民共和国成立以后，医学科学研究工作发展迅速，从中央到地方新建了一批医学研究机构。全国最高学术机构为中国医学科学院（1950 年成立中央卫生研究院，1956 年改现名）、中国预防医学科学院（现名为中国疾病预防控制中心）及中国中医研究院（2005 年改名为中国中医科学院）等。医学学术团体现有中华医学会等 13 个，与医学有关的有 25 个。至 2012 年，中华医学会已有 86 个专科学会，学会出版 126 种医学专业期刊。此外，全国性的重要医药学术团体还有中国药学会、中华中医药学会、中国中西医结合学会、中国生理学会、中国解剖学会、中国防痨协会、中国生物医学工程学会等。这些学术团体为发展我国的卫生事业、提高医学科学水平、推动各学科的研究起到了积极作用，并与国际学术团体开展了广泛的学术交流。

二、基础医学的研究

中华人民共和国成立初期，医学研究的重点是防治危害人民健康最严重的各种疾病。20 世纪 70 年代以后，我国的基础医学研究蓬勃发展，在诸多领域开展了卓有成效的工作。

（一）神经科学

神经科学是 20 世纪 70 年代后期发展起来的一门跨学科的高度综合性的学科。它建立在神经解剖学、神经生物学、神经化学、神经药理学、心理学、行为科学及临床神经病学等学科发展的基础之上。

神经系统研究的发展不仅对医学本身，而且对现代先进技术如信息处理加工、计算机、机器人及自动控制系统等领域的理论和设计也有重要影响。我国 1979 年在上海成立大脑研究所，应用各种方法对中枢神经介质和内分泌素进行研究，近年来又研究了与针麻镇痛有关的神经生理。中国科学院上海生理研究所张香桐教授领导的实验室在针麻原理神经机制的研究方面取得重大突破，证明针刺镇痛是通过激发脑内与痛觉调节有关的神经结构进行的，同时发现针刺时还可引起脑内神经递质释放的改变。由于此项成就，张香桐教授获得茨列休尔德奖金。1984年，中国科学院上海生理研究所视觉生理研究组成功地鉴定了视网膜中接受绿色和蓝色信号的神经细胞，成为我国视觉生理研究领域里的一项新进展。

（二）分子生物学

我国在分子生物学领域虽然起步较晚，但1965年在世界上首先人工合成了胰岛素，并在其晶体结构的研究上走在世界前列。1982年又在该领域取得重大进展，在世界上首次人工合成转移核糖核酸，它标志着我国在人工合成大分子方面居于世界先进行列。1980年至今，随着世界范围内医学分子生物学的迅速发展和我国的改革开放，全国各地科学工作者追踪国际科技发展新动向，利用分子生物学研究手段在遗传学、肿瘤学、病毒学、基因工程、基因诊断、基因治疗等方面做出了大量成绩，不少成果达到或超过国外研究水平，同时建立和创新了不少新的医学分子生物学实验方法。随着分子生物学的发展，其影响已渗透各个学科，促进学科的研究深入到分子水平并相继建立新的学科分支，如分子生理学、分子病理学、分子免疫学、分子遗传学、分子药理学等。国家"863"计划已设立了"人类重大疾病相关基因的分离、克隆、结构与功能"的研究，为疾病防治提供新的途径。中国科学家也积极参与国际重大科学研究合作，如人类基因组计划工程等。

（三）生物医学工程

我国人工器官的研究始于20世纪50年代。在60年代，我国就研制了硅橡胶球型瓣膜，植入人体时间最长的已达17年之久。1976年和1977年分别研制成牛心瓣膜和猪主动脉瓣的生物瓣膜，应用于临床取得了较好的效果。我国20世纪50年代开始了人工心肺机的研究，现已在进行第三代人工心肺机（即搏动血流与膜式氧合器）的研究，取得了较大成就，同时在临床医疗中发挥了重要作用。我国人工血管的研究始于20世纪50年代，以用尼龙和卡普龙制成的人工血管为多。1957年我国用蚕丝研究成独特的真丝人造血管，并应用于临床取得较好的效果。我国人工血液的研究始于1974年。1980年首次将氟碳代血液试用于临床获得成功，迄今该工作尚在进行中。我国人工肾研究虽有30余年历史，但仍处于研究探索阶段，尚不能作为肾衰竭的常规治疗手段。总之，我国人工器官的研究从无到有，发展至今已有了一定基础，在临床治疗中已取得初步成效。

（四）免疫学

随着免疫学在医学各个领域的渗透，我国的免疫学已经发展成为包括细胞免疫学、分子免疫学、免疫病理学、免疫药理学、肿瘤免疫学、移植免疫学、中医免疫学等免疫学分支的一个门类齐全的、独立的学科体系。研究水平不断提高，单克隆抗体技术、分子克隆技术、酶联免疫、放射免疫、流式细胞术等先进技术得到了普遍的应用。如基因工程干扰素的研究，我国虽起步较晚，但进展迅速，其成果已达到世界先进水平。近年来，中国预防医学科学院病毒研究所以我国特有的痘苗病毒天坛株为材料，采用重组DNA技术构建了不同类型的痘苗病毒基因表达载体，并将其用于基因工程疫苗研究，成功地表达了甲肝、乙肝、EB病毒等30多种病毒抗原和免疫活性蛋白，为应用重组痘苗病毒开发生物技术奠定了基础。

（五）预防医学

在预防为主的方针指导下，我国大规模开展了疾病防治工作，对传染病、地方病、流行病、多发病进行大量的调查研究与防治，施行计划免疫，使各种疾病的发病率有了大幅度的下降；还在环境卫生、劳动卫生、食品卫生、学校卫生、放射防护及卫生教育等方面做了大量工作。全国开展了食品卫生、营养卫生、劳动卫生和职业病、环境卫生、妇幼少儿卫生等方面的研究，并取得众多成果。1973—1975 年，对 29 个省、市、自治区的全部 1800 多万死亡病例情况，包括各类死因、死亡率等 10 多万个数据进行了详尽分析，总结出我国人口死因构成及分布规律、人口寿命表的特征，对我国人口健康水平做出了科学的评价，为研究我国人口变动、居民健康发展趋势、卫生事业管理、疾病病因研究及重点疾病的防治提供了重要数据。近年来，预防医学各科工作得到了加强，一些新兴学科蓬勃发展，如社会医学、卫生经济学、医学管理学、医学社会学等方面都开展了研究工作，填补了许多空白，促进了我国医学的全面发展。

2003 年 3 月，中国广东、香港、北京、山西等地暴发传染性非典型肺炎（SARS），4 月国务院防治非典型肺炎指挥部成立，统一指挥、协调全国 SARS 的防治工作。经过 3 个多月的努力，全面控制了 SARS 的流行，显示出我国在应付突发公共卫生事件上的能力，并为未来可能发生的类似事件积累了经验。

三、临床各科防病治病的主要成就

中华人民共和国成立以后，医疗卫生事业长足进步。严重危害人民生命和健康的传染病、寄生虫病、地方病得到了有效的控制，各种疾病的诊疗技术有了显著提高，医学研究取得了巨大的成绩，有些领域已步入世界先进行列。

（一）疾病防治

中华人民共和国成立以前，我国传染病、地方病危害十分严重，其中天花、霍乱、鼠疫、血吸虫病、疟疾、性病及结核病尤为猖獗。新中国成立初期，西方一些人士曾断言，疾病问题将是人民政府难以解决的严重困难之一。然而，在我国政府和广大医务人员的共同努力下，贯彻"预防为主"的方针，采取专业队伍与群众相结合、防治与科研相结合的原则，在短期内消灭或者基本消灭了天花、真性霍乱，控制了鼠疫、斑疹伤寒、性病及五大寄生虫病，有效地降低了各类儿童传染病、地方病的发病率及病死率。

血吸虫病在我国已有 2000 多年流行史，中华人民共和国成立初期流行范围达 200 多万平方公里，波及 12 个省、市、自治区的 348 个县，患者达 1100 万以上。1950 年毛泽东主席发出"一定要消灭血吸虫病"的号召，中共中央成立血吸虫病防治领导小组，加强各级党委对血防的领导。以专业血防队伍为骨干，在广大群众积极参加和有关部门密切配合下，经过长期不懈的努力，取得了巨大成绩，并促进了其他寄生虫病的防治和研究工作。

疟疾在中华人民共和国成立初期每年发患者数约有 3000 万，流行县、市 1800 多个，占全国当时县、市总数的 80% 以上。经 30 余年防治，发病已大大下降，重点流行省、自治区（如苏、鲁、豫、鄂及华南诸省）的发病率大多下降至 1‰ 以下。此外，丝虫病、钩虫病、黑热病等的感染率显著下降，有的已基本消灭。

我国有各种地方病（指局限在某些地区发生的疾病）70 余种，危害严重且影响较大的有克山病、大骨节病、地方性甲状腺肿、地方性克汀病和地方性氟中毒等。1950 年以来，国家把地方病的防治研究列为卫生工作的重点，1960 年成立北方防治地方病领导小组（1981 年改称防治地方病领导小组），流行区的省、市、自治区及州、县、旗均设立了相应机构。经过多年努力，地方性甲状腺肿已基本控制和消灭；克山病的流行范围和人群发病特点基本查明，发病率已明显降低；大骨节病、地方性氟病等的控制也取得了良好效果。

1949 年以后，儿童传染病的防治取得了巨大成就。1960 年起，我国先后研制成了脊髓灰质炎减毒活疫苗和麻疹减毒活疫苗。进入 20 世纪 70 年代，在全国推广使用，实施计划接种。1981 年，我国加入世界卫生组织全球扩大免疫规划，所用制品包括麻疹疫苗、脊髓灰质炎疫苗、卡介苗、白百破混合制品（白喉类毒素、百日咳菌苗、破伤风类毒素）。经 1982 年冷链（cold chain）试点，1985 年起执行第二期冷链计划，到 1986 年已有 3 亿人口的地区普遍施行，使儿童相应传染病的发病率明显下降。

病毒性肝炎是我国重点防治的传染病，疫苗接种是控制病毒性肝炎的一种有效措施。1981 年我国开始研制乙肝疫苗，1985 年获得成功。由于血源性疫苗产量有限、价格较贵且有潜在的安全隐患，医学家们正在探索疫苗制备的新途径，如基因工程疫苗、多肽疫苗等。1993 年 11 月 30 日中国性病艾滋病防治协会成立，是专业从事性病艾滋病防治的国家级社会组织。2006 年 1 月 18 日国务院第 122 次常务会议通过了《艾滋病防治条例》，自同年 3 月 1 日起施行。

20 世纪 50 年代初期，由于急性传染病、结核病及寄生虫病等的发病率、死亡率较高，相对而言，心血管疾病及肿瘤处于次要地位。经过大规模的除病灭害工作，人民生活改善，急慢性传染病逐步得到控制，病死率降低，而心血管疾病和肿瘤的患病率及死亡率相对上升。全国人口的死因构成也发生了很大变化，过去以传染病、寄生虫病和新生儿、婴幼儿疾病为主要死因，现逐渐转变为以脑血管疾病、恶性肿瘤、心脏病为主。据 1996 年卫生部卫生统计信息中心的死因分析，城市居民的前三位死因是脑血管病、恶性肿瘤和心脏病，农村居民的死因顺位是呼吸系统疾病、脑血管病、恶性肿瘤。

20 世纪 70 年代以后，我国已开始重视疾病谱和死亡率的变化及其对医疗卫生工作的影响。先后开展了对脑血管病、癌症、心血管病的调查。基本摸清了我国 15 种常见恶性肿瘤的发病情况，绘制出《中华人民共和国恶性肿瘤地图集》，反映了占世界人口 1/4 的中国恶性肿瘤的分布情况，得到国际重视。通过对心、脑血管病的普查，明确了各种心脏病的构成原因及其发生的明显变化；研究发现，风湿性心脏病的发病率已明显降低，而冠心病的发病率则显著增高。

随着医学技术的迅速发展，疾病的诊断、治疗水平也有了大幅度的提高。如 1978 年采用抗原渗入火箭电泳自显影技术进行肝癌的早期诊断，获得较好效果。20 世纪 80 年代后，各种高新技术的诊断仪器设备应用于临床，提高了临床诊断的准确性，如 X 线计算机轴向断层扫描装置（CT）、核磁共振成像装置。80 年代中期开展起来的基因诊断技术发展迅速，从遗传病扩大到传染病病原体、恶性肿瘤及其他疾病的诊断，临床上应用 PCR 技术进行基因诊断已成为常规。

（二）外科学的成就

我国临床外科的进展很快，特别是断指再植和大面积烧伤治疗方面处于世界领先地位。自 1958 年上海瑞金医院成功抢救烧伤面积达 89%、Ⅲ度烧伤面积达 23% 的患者后，突破了以往烧伤面积超过 80% 者不能存活的局限。其次在休克的防治、烧伤感染与免疫、创面处理与皮肤保存、营养与代谢等方面积累了宝贵的临床经验。1963 年上海第六人民医院陈中伟等成功接活 1 例完全断离的右前臂，首次报道了断肢再植的成功经验。断肢再植对显微外科的发展起到了推动作用，显微外科的发展又推动了临床各科的发展。现在显微外科已广泛地应用于整形外科、骨科、眼科、神经外科、心血管外科、泌尿外科、普外科、胸外科、妇产科和肿瘤外科，使许多在肉眼下不能进行的手术取得成功。现在我国已成功地进行了断指（趾）、肢体病段切除再植，游离皮瓣移植，游离肌肉移植，游离带血管、带骨移植，游离大网膜移植，骨髓移植，各种修复再造等。1984 年上海市第六人民医院骨科创造性地施行了桥式交叉游离腓骨和游离背阔肌组合一期修复左胫骨骨缺损和皮肤缺损成功，这种不同组织相结合的治疗新技术，为我国创伤外科大块复合组织缺损的治疗开辟了新途径，是我国显微外科从单个组织移植发展到组合移植的新阶段。

20 世纪 70 年代末，我国已开始器官移植工作，时间上虽晚于国际先进国家，但发展十分迅速。目前，国际上所有类型的器官移植我国都能施行。1992 年，哈尔滨医科大学成功施行心肺移植，患者已存活 10 年以上。90 年代以后，腹腔镜手术在各科相继开展起来。目前我国的腹腔镜手术已应用于腹外科、泌尿外科、妇产科等领域，胸腔镜手术、多功能电子内窥镜技术及介入治疗等也已广泛应用于临床。

（三）其他临床学科的成就

我国妇产科学增加了不少新的内容，如计划生育、优生学、围产医学、防癌普查及两病（子宫脱垂和尿瘘）防治等。普查使宫颈癌的患病率明显下降，两病基本得以控制。20 世纪 70 年代围产医学的建立是产科最大的进展，这是提高人口素质和做好优生工作的一项极为重要的措施。1977 年建立了产前或遗传咨询门诊，有效地减少了畸形儿的出生。妇科肿瘤和功能性疾病在诊断和中草药的应用方面也取得不少成绩。1984 年，上海第二医学院首次利用人工授精技术治疗不育症取得成功。此后，国内有 17 个省、市开展了此项技术，11 个省、市建立了精子库。1984 年，北京医科大学开展了体外授精技术的研究。1985 年我国第一例试管婴儿在北京医科大学第三临床医学院降生，显示我国生殖技术已步入世界先进行列。生育控制技术是国家重点发展项目之一。1972 年，上海研制成功 V 型宫内节育器，使用方便、避孕效果好。1982 年，非甾体类男用避孕药棉酚投入临床应用，效果亦佳。此外，输精管注射绝育法也为计划生育提供了新途径。

在儿童保健方面，由于广泛、有效地开展了儿童保健工作，新生儿和婴儿的死亡率迅速下降。在新生儿疾病防治方面，由于建立了新生儿的特殊监护，新生儿死亡率明显下降。产前诊断和新生儿遗传代谢病的筛查工作在 20 世纪 70 年代末业已开展，从而对智力低下儿的防治起了重要作用。20 世纪 80 年代以后，遗传咨询、医学影像、生化免疫、细胞遗传和分子遗传等产前诊断技术的不断完善和发展，使产前诊断水平有了很大提高。

第二节　中医药事业的发展与成就

中华人民共和国成立以来，中医药作为我国卫生保健事业的重要组成部分，受到党和政府的高度重视和强有力的支持。中医药以其独具的特色和优势，在社会卫生健康保障体系中发挥了巨大的作用，取得了令人瞩目的成就。

NOTE

一、中医药政策推动中医药各项事业发展

　　早在 1949 年 9 月中华人民共和国成立前夕，毛泽东同志就指出："必须很好地团结中医，提高技术，搞好中医工作，才能担负起几亿人口的艰巨的卫生工作任务。"1950 年，第一届全国卫生工作会议明确地把"团结中西医"作为卫生工作的重要方针。1954 年，毛泽东同志指出："重视中医，学习中医，对中医加以研究整理，并发扬光大，这将是我们祖国对全人类贡献中的伟大事业之一。""中国对世界上的大贡献，中医是一项。"为了促进中医药发展，他还提出了西医学习中医，请中医到医院诊治患者，保护与发展中医，加强对中药产供销的管理，整理中医药古籍，以及成立中医研究机构，开展中医研究工作等措施（图 8 - 1）。1955 年中国中医研究院创办，周恩来总理题词："发扬祖国医药学遗产，为社会主义建设服务。"此后，全国各地相继建立了中医药研究所。1956 年，毛泽东同志提出："要以西方近代科学来研究中国的传统医学的规律，发展中国的新医学。"这一年，北京、上海、广州、成都相继成立中医学院，中医教育纳入国家高等教育的轨道。1958 年，毛泽东同志在《关于组织西医离职学习中医班总结报告》上明确批示："中国医药学是一个伟大的宝库，应当努力发掘，加以提高。"毛泽东同志的一系列指示，强调了研究中医药学遗产的意义和价值，为党和政府的中医药政策提供了重要的思想理论基础。

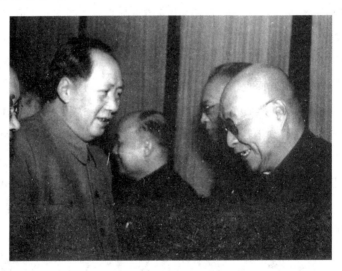

图 8 - 1　1954 年，毛泽东主席接见全国政协委员、名中医施今墨

　　"文革"期间，中医药事业受到冲击，发展缓慢。改革开放以来，中医药工作的各项政策和法规得到进一步的加强、贯彻和落实。1978 年，邓小平同志在卫生部党组《关于认真贯彻党的中医政策，解决中医队伍后继乏人问题的报告》上批示："特别要为中医创造良好的发展与提高的物质条件。"1980 年卫生部制定了"中医、西医、中西医结合三支力量都要发展、长期并存"的方针。1982 年，卫生部在湖南衡阳召开全国高等中医教育和中医医院工作会议，强调保持中医特色是中医医疗、教学、科研工作必须坚持的根本方向。同年 12 月，《中华人民共和国宪法》正式列入"发展现代医药和我国传统医药"。中医药事业逐步走向依法发展的轨道。1985 年，中央在关于卫生工作的决定中指出："要把中医和西医摆在同等重要的地位。"1991 年，全国人大通过《国民经济和社会发展的十年规划和第八个五年计划纲要》，提出"中

西医并重"的方针。江泽民同志为国际传统医学大会题词："弘扬民族优秀文化，振兴中医中药事业。"1997 年，第七届全国人大四次会议上把"中西医并重"列为新时期卫生工作的五大方针之一。党中央、国务院在《关于卫生改革与发展的决定》中强调"中西医并重"的同时，提出"实现中医药现代化"。1999 年，《中华人民共和国执业医师法》施行，中医师、中西医结合医师管理纳入法制化管理。2002 年我国政府决定将中药产业作为重大战略产业加以发展，并强化对中药产业的政策扶持。《中药现代化发展纲要》的制定，推动中药现代化工作蓬勃开。2003 年，国务院颁布了《中华人民共和国中医药条例》，将中医药在整个社会中的地位和作用、中医药事业发展的目标、中医药工作的方针政策等用法规的形式固定下来，确定了中医医疗、教育、科研和对外交流与合作等方面的行为规范，为中医药事业的发展提供了法规依据。2006 年，国务院发布了《国家中长期科学和技术发展规划纲要（2006—2020 年）》，将中医药传承与创新发展列为优先主题。2007 年，发展中医药的方针首次写入党的全国代表大会政治报告。胡锦涛同志在党的十七大报告中，从科学发展观的高度，指出"中西医并重"，"扶持中医药和民族医药事业发展"。与此同时，国务院成立了中医药工作部际协调小组，大部分省（市、自治区）也相应成立了省级中医药工作领导协调小组，在经济社会发展整体规划中给予重点扶持。2009 年，《国务院关于扶持和促进中医药事业发展的若干意见》深刻总结了 1949 年以来中医药事业发展的经验，充分肯定了中医药的历史贡献、科学文化价值、现实地位和重要作用，进一步明确了发展中医药事业的指导思想、基本原则、主要任务和政府责任，提出了推进中医药医疗、保健、科研、教育、产业、文化全面发展的思路。这一纲领性文件，在中医药发展史上具有里程碑意义。2015 年 12 月在中国中医科学院成立 60 周年之际，习近平总书记强调指出："中医药学是中国古代科学的瑰宝，也是打开中华文明宝库的钥匙。当前，中医药振兴发展迎来天时、地利、人和的大好时机，希望广大中医药工作者增强民族自信，勇攀医学高峰，深入发掘中医药宝库中的精华，充分发挥中医药的独特优势，推进中医药现代化，推动中医药走向世界，切实把中医药这一祖先留给我们的宝贵财富继承好、发展好、利用好，在建设健康中国、实现中国梦的伟大征程中谱写新的篇章。"李克强总理在 2014、2015 连续两年的政府工作报告中一再强调："扶持中医药和民族医药事业发展""积极发展中医药和民族医药事业"。2016 年 2 月，国务院常务会议确定进一步促进中医药发展措施，发挥传统医学优势造福人民。同月，国务院印发《中医药发展战略规划纲要（2016—2030 年）》。《纲要》明确了未来十五年我国中医药发展方向和工作重点，是新时期推进我国中医药事业发展的纲领性文件。《纲要》指出，要坚持中西医并重，落实中医药与西医药的平等地位，遵循中医药发展规律，以推进继承创新为主题，以提高中医药发展水平为中心，以完善符合中医药特点的管理体制和政策机制为重点，以增进和维护人民群众健康为目标，拓展中医药服务领域，促进中西医结合，统筹推进中医药事业振兴发展。《纲要》提出，到 2020 年，实现人人基本享有中医药服务，中医药产业成为国民经济重要支柱之一；到 2030 年，中医药服务领域实现全覆盖，中医药健康服务能力显著增强，对经济社会发展做出更大贡献。

"十一五"期间，中医药法制化、标准化建设取得新成效，国家先后发布 27 个中医药法律法规，国家标准从 6 个增加到 33 个，《中（传统）医药法》列入全国人大常委会立法规划，发布中医药地方性法规的省（市、自治区）达到 26 个，中医药监督工作得到加强，中医药标准体系框架初步建立。国家中医药管理局出台《关于加强中医药文化建设的指导意见》，由国

NOTE

家中医药管理局联合中宣部、卫生部等23个部委和单位，举办了为期三年的"中医中药中国行"大型科普宣传活动，走遍31个省、市、自治区，产生了广泛而深刻的社会影响。

中华人民共和国成立以来，党和政府的中医药政策可概括为以下几个基本要点：①坚持中西医并重，把中医和西医放在同等重要的地位；②努力发掘、整理、提高中医药学；③坚持中西医结合，组织西医学习和研究中医；④保持中医特色，发挥优势，积极利用先进科学技术，促进中医药发展，逐步实现中医中药现代化；⑤为发展中医中药提供良好的物质条件；⑥坚持中医中药结合，医药并重，促进中医中药同步发展与振兴；⑦努力实现人人基本享有中医药服务；⑧努力实现中医药服务领域全覆盖。

中医药管理体制日趋完善。1949年11月卫生部下设有中医科，1953年、1954年先后升格为中医处和中医司。1957年，卫生部药政管理局下设中药管理处，中医中药管理体制初步确立。1986年，国务院成立国家中医管理局，1988年改称国家中医药管理局，作为国务院直属机构，由卫生部代管，实行中医中药统一管理，使中医药事业走上相对独立发展的道路。

党和政府十分重视中医药教育事业的发展。早在1951年卫生部就发布了《关于组织中医进修学校及进修班的规定》。1956年，卫生部召开全国卫生工作会议，决定"采取带徒弟等方式培养新中医50万名"。同年，在北京、上海、成都、广州建立了四所中医学院，并将南京中医学校改为南京中医学院；同时在西医院校开设中医系或增设中医课程，将中医教育纳入国民高等教育体系。1960年，全国共有中医学院21所，设置本科六年制中医医疗专业和四年制中药专业。1978年，中医开始培养研究生。全国现有高等中医药类院校和民族医药院校30余所，其中有十多所中医药院校更名为中医药大学。经过60年的努力，中医药教育已由过去传统的师徒教育为主发展到以高等院校教育为主体的多种教育形式并存的格局。中医药教育现已有中专、大专、本科、八年制、双学位、硕士、博士、博士后等教育层次。并建立了高层次的师承制度，设立了中医师承专业学位，实现"名师出高徒"。2006年，中华中医药学会向邓铁涛、陈可冀、路志正、石学敏等136位著名老中医颁发了中医药传承特别贡献奖。2009和2014年，由人力资源和社会保障部、卫生部、国家中医药管理局等在全国评选表彰了王玉川等两批共60名德高望重、医术精湛的"国医大师"。一批老中医药专家学术和临证经验的传承研究顺利开展。与此同时，中医药继续教育和成人教育也有了较大的发展。以高等教育、职业教育和成人教育为格局的中医药教育体系的构建和形成，为中医药事业的发展培养了大批专门人才。

中医药学术研究体系和中医药服务体系逐步成熟和完善。1950年北京中医学会成立。1955年3月，《中医杂志》创刊；6月，著名老中医萧龙友、叶橘泉、承淡安被推荐为中国科学院学部委员；12月，中医研究院成立，这是新中国成立后的第一所全国性中医科研机构（1985年更名为中国中医研究院，2005年更名为中国中医科学院）。1965年，国家科学委员会中医中药专业组成立，标志着中医药学术研究已进入国家科学技术研究系统。1979年，中华全国中医学会在北京成立，1988年更名为中华全国中医药学会，这是我国最大的全国性中医药学术团体。1981年中国中西医结合学会成立，1982年中国针灸学会成立。

经过60年的建设，遍布中国广大城乡的中医中药诊疗保健服务网络基本形成，中医药医疗服务的覆盖面和可及性明显提高。中医医院（含中西医结合医院和民族医院）基础设施明显改善，综合性医院中医工作进一步加强，彰显了中医药的优势和特色，形成了中医药医疗、保健、科研、教育、产业、文化"六位一体"全面发展的新格局。

二、中医学的巨大成就

现代科学技术的进步，有力地推动了中医药事业的发展。新中国成立以来，中医药学从散在的、自发的、沿用传统方法的研究发展到设有众多研究机构、集中大批科研人员、运用现代研究方法和手段的科研体系。中医药继承与创新能力明显增强。目前已确定16个国家中医临床研究基地，建立了一批重点实验室和三级实验室。中医药重点学科和重点专科、重点研究室建设成效显著。从1978年至今，中医药行业共获部、局级以上中医药科技成果奖千项左右，其中国家级科技成果奖百余项。

（一）医史文献研究

1900年在甘肃敦煌莫高窟藏经洞，出土敦煌医学文献100余种，其内容包括医理、诊法、本草、医方、针灸等方面，有非常重要的学术价值与临床应用价值。1962年在内蒙古多伦道，考古人员发现第一枚治病的砭石，此后又在山东日照、江苏徐州高皇庙等地，先后发现6枚砭石，解开了砭石之谜。1968年在河北满城汉墓出土了九针实物，使《内经》记载的九针大白于世。1972年长沙马王堆汉墓出土的《五十二病方》《阴阳十一脉灸经》《足臂十一脉灸经》等一批古医籍，为战国时期的著作，成书均早于《内经》。1993年，四川绵阳出土了西汉时期木质刷漆高达50余厘米的经络人模型，比宋代针灸铜人模型早约1000年。此模型有11条经脉，有经而无穴位，对研究经络学说起源很有价值。在文献方面，现有清代以前（1911）古典医籍13万余种，已经分批进行整理。

我国系统整理古典医籍可分为4个阶段：第一阶段是1955—1965年，重点是出版中医书籍和搜集编制中医图书目录。第二阶段是在20世纪80年代中期，重点校注古医籍，卫生部组织了两批古籍的校注工作。第三阶段是20世纪90年代，出版了一批古医籍。特别是90年代末，《中华本草》《中医方剂大辞典》等一系列集中医药研究大成著作的编纂工作全面完成，并相继问世。第四阶段是2010年国家中医药管理局启动的中医药古籍保护与利用能力建设项目，重点是对400种古医籍进行系统整理。2012年文化部、国家中医药管理局启动《中华医藏》编纂工作。"十一五""十二五"期间，名老中医学术经验的继承得到了加强，出版了105部专著；600余种中医药古籍得到了整理与保护，从海外影印回归了200多种善本中医古籍。藏医、蒙医、维吾尔医、傣医、朝鲜医、彝医等民族医药文献得到整理和汉译。

（二）基础理论研究

20世纪中期，对《内经》的研究，多以注释和白话的形式出现。20世纪80年代以来，在传统研究不断深入的同时，从多学科角度探讨《内经》理论内容的论著不断出现，进一步丰富了中医理论。中医基础理论的实验研究向纵深发展，通过动物实验研究"证"，建立了肾虚证、脾虚证等众多动物模型，通过模型认识各证发生机制及病理、生物生化、免疫等方面的改变。从20世纪60年代开始，对通里攻下、活血化瘀、清热解毒、扶正固本等治疗方法的研究，已经取得了一批成果。进入21世纪，人类基因组计划的实施和深化，极大地促进了生命科学的发展，同时也为中医现代化研究提供了先进的技术平台。现代医学和生命科学的理论、技术与中医学交叉渗透，有力地促进了中医基础理论的现代研究。较为深入系统的中医基础研究，主要在三个方面展开：一是重大基础理论研究，包括证候分子生物学研究、方剂药效化学基础及作用原理研究、经络研究与针灸作用原理研究；二是方法学研究，包括现代中医"四诊"多维信息集成式诊断系统研究、功能性检测在中医诊断中的应用研究、中医临床疗效系统评价体系研究；三是现代中医信息的应用研究，包括基于虚拟专用网络技术的中医药研究新模式、中医智能化信息系统研究、中医药古代文献资源数字化研究等。

2005年，国家重点基础研究发展计划（"973计划"）首次设立中医基础理论研究专项，为中医药基础研究建立了良好的支持渠道。其后，"973计划"每年都设立这一专项，显示了国家对中医药基础研究的高度重视。中医基础理论的现代研究着重探索中医概念的实质；在定性的基础上，着重加强定量研究；在宏观整体描述的基础上，着重加强微观、客观的阐述；在概括性理论的基础上，着重加强对其本质的精确性阐述；在保持传统特色的前提下，吸纳先进科技方法和手段；在各种争鸣过程中不断建立起相对标准，以促进中医基础理论研究的深入。

近年来，运用复杂性科学方法论探索生命现象与疾病本质已成为国际生命科学领域的前沿和热点。目前，人们正在展开中医药学的非线性、整体性、关系思维、动态思维与复杂性研究相融合的方法论及其理论和实践问题的研究。

在经络研究方面，肯定了经络现象的存在，总结出感传规律，针刺麻醉得到了有力的科学论证。针刺麻醉效果的术前预测符合率达90%。我国已进行了200多万例针麻手术，手术种类达百余种，其中二三十种效果稳定，如甲状腺、前颅窝、后颅窝、颞顶枕区、颈椎前路、心内直视、肺叶切除、剖腹产、拔牙等针麻手术，已通过严格的鉴定。此外，针刺治疗癔病性瘫痪也获良效。目前，已阐明了针刺镇痛的神经生理学机制，提出内阿片肽及其他中枢神经递质在针刺镇痛中的作用。针灸是中医学走向世界的先导，自"七五"以来，由国家中医药管理局主持攻关计划和攀登计划项目，对针灸基础理论与作用机制展开系列研究，在经络古典文献整理、经脉－脏腑相关途径、循经感传现象的客观检测、针麻及针刺镇痛、针刺戒毒，以及针刺治疗心血管病、抑郁症、癫痫等方面进行了大量研究工作，取得可喜成果。

（三）临床研究

中医药在防治传染病、流行病等急性病方面独具特色。1954年，在石家庄地区运用温病理论和方法治疗流行性乙脑取得显著疗效。随后，对麻疹、肺炎、白喉、菌痢、肠伤寒、钩端螺旋体病、流行性出血热等急性传染病和感染性疾病的治疗，也都获得了较好效果。2003年，"非典"在我国部分地区爆发流行，中医药界探索中医、中西医结合防治"非典"的方法，实践证明，采用中医药方法参与"非典"治疗，早期介入恢复快，后遗症较少，为取得抗击"非典"的重大胜利做出了贡献，得到了世界卫生组织的认可。2005年，中医药在防控人禽流感工作中继续发挥重要作用。根据国家提出的建立和完善突发公共卫生事件医疗救助体系的要求，中医药行业不断加强防治重大疾病的能力和应对突发公共卫生事件能力的建设，中医药治疗艾滋病等重大传染病取得一定的效果；在汶川大地震、北京奥运会、上海世博会等重大事件和手足口病、甲型H_1N_1流感等突发公共卫生事件中发挥出独特而重要的作用。与此同时，中医预防保健服务取得积极进展，中医"治未病"工程全面展开，中医适宜技术和服务领域得到进一步拓展。

中医药在防病治病领域不断取得新的进展和新的突破。以中药补肾为主治疗再生障碍性贫血，明显优于单纯用雄性激素的效果。用中药治疗恶性肿瘤尤其是晚期的患者，配合西医化疗、放疗、可减轻毒副作用，减轻痛苦和延长患者生命，提高患者生活质量。用中医活血化瘀法治疗全身性硬皮病、瘢痕增生等结缔组织增生性疾病也取得较好的疗效，打破了"结缔组织增生不可逆转"的传统观念。中医药在心血管病的诊治方面，探索出一些有价值的规律。心绞痛的中医辨证标准的正式拟定，心衰实质及辨证治疗客观指标的研究，对急性心肌梗死气虚血瘀病因的探讨，使中医治疗冠心病的研究提升到一个新的水平。除汤剂外，全国各地先后研制了多种药物，如速效救心丸、丹参滴丸、清开灵注射液等多种剂型，以及一些传统疗法如穴位贴压、外敷、针灸、穴位注射等，都丰富和完善了中医防治心血管疾病的手段。中医对脾胃病的临床研究逐步规范。80 年代制定了胃脘痛的诊断、辨证标准，总结了一些针对性较强的治疗胃脘痛的专方。中医对胃脘痛的治疗从单一的汤剂发展成冲剂、胶囊、口服液等多种剂型，疗法日趋多样化。近年来，对慢性萎缩性胃炎微观辨证的研究取得了新进展，为治则的确立和选方用药提供了更为客观的依据。中医对肝胆病的临床研究，尤其是在肝炎、肝硬化及肝硬化腹水、胆石症的治疗等方面有突出的成绩，对治疗乙肝的单方单药如五味子、大黄、山豆根、丹参、三七等的研究较为深入。采取中西医结合，以"总攻"排石法治疗胆石症，取得显著疗效。中医对肾与膀胱病的研究在 20 世纪 50～60 年代开端良好，80 年代以来特别是对肾小球肾炎、肾衰竭、尿路结石的临床研究取得进展。单味中药雷公藤等治疗慢性肾炎获得显著疗效，大黄对肾衰竭的治疗效果突出。近年来，丹参对肾衰竭的治疗作用，引起多方面的关注和研究。

中医药在治疗常见病、疑难病证方面也取得不小的成绩。如：运用通里攻下方法非手术治疗胆道蛔虫症、急性肠梗阻、胃十二指肠溃疡急性穿孔、宫外孕等急腹症，从补脾入手的强肌健力饮治疗重症肌无力，鱼鳞汤治疗鱼鳞病，骨炎汤治疗慢性化脓性骨髓炎，运用手法复位、小夹板固定配合中药治疗闭合性骨折，用针拨套出、针拨吸出和针拨夹出治疗圆翳内障，中药消痔灵注射液治疗晚期内痔和静脉曲张混合痔等，都取得了很好的疗效。

21 世纪以来，对重大疾病、疑难病症、情志疾病的中医药防治研究及保健康复理论和方法的研究深入开展。中医药在进一步提高防治常见病、多发病能力的基础上，重点加强对恶性肿瘤、心脑血管病、糖尿病、慢性呼吸系统疾病、肾病等重大疾病的防治，开展了艾滋病、病毒性肝炎等重大传染性疾病的防治，以及地方性氟中毒、大骨节病等地方病的防治与临床研究工作，同时，积极参与重大突发传染性疾病的研究和防治工作，取得显著效果。

社会老龄化逐渐成为我国重要的社会问题，医学模式由单纯的疾病治疗转变为预防、保健、康复相结合。中医学"天人合一""治未病"的学术思想及其独特的保健康复药物和方法，如推拿、按摩、食疗、药膳和太极拳、气功、八段锦等有着悠久的历史和防病优势，得到了较好的发掘和开发，新兴的各种保健疗法和中医药保健品不断问世，为保健产业和康复医学事业做出了新贡献。

三、中药事业的发展与现代研究

新中国成立以来，医药工作者在遵循中医药基本理论和传统知识、经验的基础上，运用现代科技方法研究中药，取得丰硕成果，促进了中药事业的蓬勃发展。

（一）中药文献的整理

中药文献包括以本草为核心的古代药学著作，现代中草药著作，方剂、单方、验方著作，药性、药理著作，单味药物研究著作，中药采集、鉴定与炮制著作，中药资源调查与栽培著作，药典、药物志及手册等。自 20 世纪 50 年代以来，特别是 90 年代以后，中药文献的整理出版充满了活力，主要有《中药大辞典》《全国中草药名鉴》《中华本草》《中医方剂大辞典》等。在对民族药资源深入调查基础上，还出版了《中国民族药志》《中国藏药》《维吾尔药志》等专著。尤其是完成于 1997 年的《中华本草》，载药 12807 种，是集中反映当代本草研究成果的重要著作。

（二）中药材研究

自 20 世纪 80 年代开始进行的全国中药资源调查表明，我国现有的资源种类已达 12807 种，其中药用植物 11146 种，药用动物 1581 种，药用矿物 80 种。此次调查基本摸清了我国中药资源的蕴藏量和分布情况，为保护和合理开发中药资源提供了科学依据。对近 300 种常用中药材品种进行了整理和质量标准研究，建立了中药材质量标准。通过本草考证、动植物分类学研究、粉末药材显微鉴定、透视和扫描电镜的应用、化学成分的各种层次、色谱分析及 DNA 技术、染色体遗传特性研究，基本上弄清了 800 余种常用中药的动植物基源，澄清了 900 余个混乱品种，积累了 500 多种药材的组织结构特征，30 余种中药的层析图谱，50 余种药材的核型分析，初步做到了正本清源，保证临床用药的准确性。

无性繁殖技术、遗传育种技术、植物生长调节技术等已广泛应用于中药材的引种栽培。人工合成麝香、人工虎骨粉、人工牛黄等一些动物药代用品成功研发，中药野生资源和生态环境得到保护。一批优质道地药材生产基地已经形成，广东、四川、贵州、吉林等 14 个省建立了中药现代化产业基地，药材种植面积 1424 亩，药材生产基地 600 多个。

（三）中药现代化产业

中药饮片及中成药生产技术的研究，带动了中药产业的发展，中药生产从整理、炮制、灭菌到提取，制剂、包装及一些传统制剂的生产等，基本上都使用机器，有的初步实现了机械化和半机械化生产，有些装备还实现了程序控制。超微细粉化技术、超声提取技术、超临界流体萃取技术、旋流提取技术、悬浮冷冻浓缩技术、大孔吸附树脂分离浓缩技术等在中药制剂领域广泛应用，工艺技术、装备水平及产品质量有了很大提高，中药产业现代化程度大大增强。

中药科技平台和国家中药研究工程中心在集成创新中发挥了积极作用，一批中药工业生产与质量控制关键性技术得到熟化，中药标准化规范化研究取得成效。随着中医药走向世界进程的加快，中药的出口近年来有了较大增长，发展势头良好。中医药全面参与医改，现有 987 个中成药和中药饮片纳入国家基本医疗保险和生育保险目录，102 种中成药和中药饮片纳入《国家基本药物目录（基层部分）》。

（四）炮制加工和制剂研究

中药材的炮制加工对保证药材纯净、提高饮片质量和减毒增效有重要意义。目前，全国已对 500 多种常用中药的不同炮制技术和炮制经验进行了全面系统整理，分别出版了《中药炮制经验集成》和《历代中药炮制资料辑要》等著作。为了探讨炮制原理，就 100 余种中药的炮制进行了研究，对其制毒和增强疗效的作用及一些传统的经验进行了科学的阐述和诠释。传统炮制工艺技术不断改进，使用"真空加温软化"热压""冷压浸润""酶处理"等方法，缩短了炮制时间，减少了有效成分损失，提高了药品质量。

（五）中药制剂的研究

中药传统制剂汤、丸、散、膏、丹、酒、露、胶、曲等，至今依然发挥重要的临床作用。随着临床的需要和科学的进步，剂型改进和剂型研制有很大发展。除传统剂型外，又增加了片剂、胶囊、微型胶囊、滴丸、针剂、冲剂、合剂、糖浆、口服安瓿、袋泡剂、泡腾片、乳针剂、气雾剂、含化剂、膜剂、滴丸、栓剂、软膏、透皮剂、大输液剂、中药饮片颗粒等新剂型40余种。随着中成药工业的发展和中药新剂型的推广，提取、浓缩、干燥、灭菌、包衣等制剂新技术、新工艺及新辅料、新设备等生产工艺的研究也相继开展。如薄膜浓缩、离心薄膜浓缩和反渗透浓缩，逆流萃取、透析法和超滤技术，微粉化、固体分散技术，喷雾干燥、冷冻干燥、沸腾干燥、微波干燥、红外和远红外干燥，微波和辐射灭菌，沸腾薄膜包衣、混浆包衣和静电干粉包衣及环糊精等已应用于生产实践。

（六）中药化学研究

各种分析仪器的进步，推动了中药化学研究的迅速发展。我国学者研究的中药有青蒿、喜树、天麻、海南粗榧、唐古特山莨菪、丹参、葛根、天花粉、川芎、黄芪、当归、人参、五味子、甘草、冬虫夏草、青黛等200余种，取得了青蒿素及口服双氢青蒿素、莪术油、斑蝥素及去甲斑蝥素、猪苓多糖、靛玉红及异靛甲、川芎嗪、葛根素、山莨菪碱、天花粉蛋白等国际社会公认的中药化学研究成果。中药活性成分的研究，既说明了药效的物质基础，又发现了新的效能，也推动了新药的研制。目前，我国从中药的有效成分及其衍生物中研制新药200余种，占全国各类创制新药总数的1/3。

（七）中药复方研究

中药复方研究的大量工作是近30年开展的，在研究内容上，主要有药效学、作用原理及复方配伍规律。药效学的研究主要围绕常见病、多发病、难治性疾病等临床需要展开。作用原理的研究则广泛利用其他学科的新进展、新技术和新方法，如同位素、电镜、生物化学、免疫学、组织培养技术等。在配伍规律研究方面，通过差方分析、正交试验等，对复方中多种药味的作用进行析因分析，论证君臣佐使的组方原则和药味间的相须、相使、相杀、相恶或调动作用，以阐明方剂中各药物的作用和配伍的合理性。

（八）中药功效和药理研究

20世纪60年代初，开展了中药补肾的药理研究，继而对补脾、益气、养血、滋阴、壮阳等补法也进行了大量探索，特别是内分泌系统、呼吸系统、血液系统及骨伤科疾病等的防治，对大量补益药物和方剂进行的药理学研究涉及临床各科的诸多方面，并取得重要成就。近30年来，对于活血化瘀、清热解毒、理气开郁及攻里通下等治法，以药理学为主体的研究也相继展开，并取得显著成绩。

抗疟新药双氢青蒿素的研制和全国中药资源普查在国内外产生了深远影响，两者分别获1992年全国十大科技成就奖。青蒿素主要研发人之一屠呦呦于2011年获国际生物医学大奖"拉斯克奖"。2015年10月5日，屠呦呦获得诺贝尔生理学或医学奖，这是中国科学家在本土上进行的科学研究首次获得诺贝尔科学奖，也是中国医学界和中医药成果迄今获得的最高奖项。"血瘀证与活血化瘀研究""低纬高原地区天然药物资源野外调查与研究开发""中药安全性关键技术研究与应用""中成药二次开发核心技术体系创研及其产业化"和"人工麝香研制及其产业化"获国家科技进步一等奖。

第三节　中西医结合医学的发展

中西医结合是中国医学的鲜明特色，它是我国卫生健康体系中的"三驾马车"之一，在医疗健康事业中发挥着巨大的不可替代的作用。中西医结合医学不仅是中国医药科学的一大优势，对21世纪医学发展也必将产生积极的影响。中西医结合工作者认真学习中医传统理论及其丰富的实践经验，充分利用现代科学技术手段，从多学科、多层次、多角度，发展和创新了传统医学的理论和方法，尤其是中医微观辨证研究，加以现代医学诊断技术的应用，形成了中西医结合医学的特点。自20世纪50年代以来，中西医结合无论在理论研究，还是临床各科方面，都取得了显著的成就，为世界医学所瞩目。

一、中西医结合发展历程

中西医结合医学的发展大体经历了如下几个阶段：

（一）中西医结合研究的开创时期

中西医结合研究是1949年后逐步建立和发展起来的。1950年，毛泽东为第一届全国卫生工作会议题词："团结新老中西各部分医药卫生工作人员，组成巩固的统一战线，为开展伟大的人民卫生工作而奋斗。"1952年，"团结中西医"被定为我国卫生工作四大方针之一。1955年，在北京、上海、天津三地举办了全国第一届西医离职学习中医研究班。1956年提出"西医学习中医"，并在全国开展了中西医结合临床实践的试验工作。毛泽东指出："把中医中药知识与西医西药知识结合起来，创造我国统一的新医学新药学。"最早提出了"中西医结合"的概念，并赋予其明确的内涵与目的。1958年，第一届西医离职学习中医研究班顺利毕业，毛泽东在卫生部呈送的总结报告中批示："有条件的省市都应该办一个七八十人的西医离职学习中医的学习班，以两年为期，这样，大约在1960年冬或1961年春，全国大约就可以有2000名左右中西医结合的高级医生，其中可能出几名高明的理论家。"并特别强调："这是一件大事，不可等闲视之。"此后，全国各地相继举办了西学中班，当时大约有4000名西医离职学习中医，形成了"西医学习中医"的热潮。西学中人员跟随老中医学习临床经验，以西医诊断为主，以西医指标为标准，观察中医药临床疗效。如老中医秦伯未用黄芪建中汤治疗胃溃疡、蒲辅周用苍术白虎汤治疗流行性乙脑，以及西学中人员观察补中益气汤的临床应用、十枣汤治疗结核性胸膜炎的病例报告、中医药治疗尿毒症的报告等，良好的临床疗效，增强了西学中人员的信心，促进了中西医的团结合作，传播了中医药学的学术思想和科学价值。1958年毕业的首届西学中研究班的人员和1960年左右毕业的西学中人员，成为日后我国中西医结合事业的中流砥柱和技术骨干，为中西医结合临床与实验研究奠定了技术队伍基础。

（二）中西医结合临床观察和开展实验研究阶段

1966年"文革"开始，一些中医和中西医结合专家受到迫害，中西医结合临床和实验研究基本停顿下来。当时，周恩来总理像保护文化界、科技界知名人士一样，保护受迫害的中医和中西医结合医务工作者。1970年底，周总理主持召开了全国中西医结合工作会议，对22项中西医结合研究成果进行了表彰。1971年，周总理指示卫生部制定中西医结合工作规划，要求"以五年为一期，通过几个五年的时间，使中西医互相结合，共同提高，逐步达到融会贯通"；并指出："中西医结合是一件大事，是我们的方向。"1975 年，周总理再次指示："要继续组织西医学习中医，要强调办中西医结合医院。"1978 年，中央 56 号文件指示："要培养一支精通中医理论和有丰富临床经验的高水平的中医队伍，造就一支热心于中西医结合工作的西医学习中医的骨干队伍。"

20 世纪 60 年代中期至 70 年代，中西医结合工作者先后开展了中医藏象实质（肾本质、脾本质等）研究、藏象生理与脏腑相关研究、"四诊"客观化研究、经络实质与针麻原理研究、心血管病和慢性气管炎的中西医结合研究，急腹症、骨关节损伤、骨折、烧伤、结石、痔瘘、皮肤疮疡疾患、白内障、糖尿病、肿瘤防治，以及内科急症、儿科、妇科等各科常见病、地方病、职业病等临床实践的中西医结合防治研究，全面显示出中西医结合的优势。如外科中西医结合治疗肠梗阻、溃疡病穿孔、急性胰腺炎和宫外孕等急腹症，使 70% 的急腹症患者免受手术之苦，提高了治愈率，减少了并发症。在这些研究过程中，除了对中医经典理论进行引申阐发和理论探讨外，不仅对中医理论概念、证候等进行客观化、定量化、微观化研究，同时针对中医临床诊疗方法的机制进行了实验和理论思维的探讨。研究学者努力探寻中西医结合的契合点，在针刺麻醉、经络现象、心血管疾病的研究中取得了较大的进展。

（三）中西医结合深入研究与学科建设发展阶段

随着"文革"结束后医药卫生工作的恢复、整顿与重建，在我国医学科学研究规划中，中西医结合工作得以重新定位和发展。1980 年卫生部召开全国中医和中西医结合工作会议，明确提出我国"中医、西医、中西医结合三支力量都要大力发展，长期并存"的方针。"三支力量"的提出，标志着中西医结合已成为实现医学科学现代化进程的一支依靠力量，也预示着必将逐渐形成具有中国特色的中西医结合医学。1982 年，卫生部在石家庄召开全国中西医结合和综合医院、专科医院中医科工作会议，制定了《关于加强中西医结合工作的意见》，提出中西医结合工作主要在综合医院和中西医结合基地开展。1984 年，卫生部在中医司设中西医结合处。1985 年，中共中央书记处关于卫生工作的决定中指出："要坚持中西医结合的方针。"1996 年，八届全国人大第四次会议指出："继续振兴中医药事业，促进中西医结合。"1997 年《中共中央、国务院关于卫生改革与发展的决定》指出："中西医要加强团结，互相学习，取长补短，共同提高，促进中西医结合。"2003 年《中华人民共和国中医药条例》再次强调中西医并重的方针，鼓励中医、西医两种体系的有机结合。2009 年，《国务院关于扶持和促进中医药事业发展的若干意见》着重指出："坚持中医与西医相互取长补短，发挥各自优势，促进中西医结合。"

在中西医结合教育方面，1982 年，国务院学位委员会将"中西医结合"设置为一级学科，促进了中西医结合学科建设。1992 年，国家标准《学科分类与代码》将"中西医结合医学"设置为一门新学科，促进了中西医结合研究把学科建设作为主要发展方向和历史任务。根据中西医结合医学的学科发展要求，自 20 世纪 80 年代起开始招收中西医结合研究生，90 年代一些中医和西医高等院校相继创办了五年制中西医结合系，中西医结合教育体系逐渐形成。全国中医药高等院校和许多西医院校都陆续开设了博士、硕士研究生和本科层次的中西医结合专业或专业研究方向，同时还在有条件的地方设置了博士后流动站。国家已将中西医结合人才培养定位在"高层次高等教育"上。中西医结合专门人才的培养，使得中西医结合事业步入了持续稳定发展的道路。

21 世纪的中西医结合专业得到了更为广泛、深入地发展，中西医结合医学的学科内涵建设更为充实，结合形式在交叉兼容、中西互补、结合创新的基础上更加丰富多彩。

二、当代中西医结合主要成就概述

中西医结合事业在党和政府的关怀下，艰难起步，从最初的临床应用逐渐走向了理论化的探索，取得了一系列重大科研成果，为国内外医学界所瞩目。

中西医结合的科学研究以紧密联系临床实践作为其鲜明的特点。早在 20 世纪 50~60 年代，黄芪建中汤治疗胃溃疡、苍术白虎汤治疗流行性乙脑、补中益气汤临床应用观察、十枣汤治疗结核性胸膜炎、中医药治疗尿毒症的报告等，都曾产生很大影响。60 年代中期至 70 年代，以吴咸中为首的中西医结合治疗急腹症、尚天裕为首的中西医结合治疗骨折、唐由之为首的中西医结合针拨套出术治疗白内障、陈可冀为首的中西医结合治疗心脑血管疾病，还有中西医结合对慢性气管炎的分型诊治、中西医结合救治多器官衰竭，以及邝安堃和沈自尹为首的中医肾本质的中西医结合基础理论研究等成果，显示了中西医结合的临床优势，扩大了中西医结合的影响。

1972 年，美国总统尼克松访华，参观考察了以辛育龄为首的中西医结合针刺麻醉手术，从而引起世界性的"针灸热"和"中医热"。以此为契机，各临床学科进一步开展了中西医结合疗法的系统研究。同时，中西医结合诊断学不仅形成了"病证结合诊断"模式，而且通过病－证相关性研究、辨证规律、辨证标准、辨证客观指标研究等，促进了中医辨证规范化、标准化研究。在治疗学方面，对中医治则如活血化瘀、通里攻下，结合中药现代药理学的研究，初步形成了辨证论治与辨病论治相结合的治疗学思路，出现了一批以临床研究为主的中西医结合科研成果。肾阳虚动物模型、肾本质的现代研究，以及中医"八纲"辨证的病理生理探讨等，揭开了对中医"证"本质现代研究的序幕，推动了中西医结合临床实验研究的深化发展。研制开发的中药新药广泛有效地应用于临床，如从中药青黛研制出治疗慢性粒细胞白血病的靛玉红，从中药砒霜研制出治疗急性早幼粒细胞白血病的"癌灵Ⅰ号"，从中药青蒿研制出抗疟新药青蒿素，从中药五味子研制出治疗病毒性肝炎新药联苯双酯，治疗冠心病心绞痛的"冠心Ⅱ号"，以及川芎嗪注射液、丹参酮、丹参素、复方丹参注射液等制剂防治心脑血管疾病等。其中，"癌灵Ⅰ号"注射液借鉴中药"以毒攻毒"思想和西医静脉给药的方法，反复筛选砒霜（三氧化二砷），经化学提纯而成，疗效奇特。其对于早幼粒细胞白血病发病过程中的诱导细胞凋亡的机理，已经被研究学者从分子生物学与基因水平两个方面所揭示，并且得到了世界范围内的认可。

此外，运用现代科技方法及医药技术，如 CT、电镜、内镜等技术及免疫学、内分泌学、微循环检测、血液流变学、药理学、生物遗传学、分子生物学方法，大量开展临床、实验和基础理论研究，一方面促进了中西医结合研究水平的提高，另一方面推动中医药学进入"现代实验中医药学"阶段。例如：在研究经络理论的过程中，从 20 世纪 80 年代开始运用的同位素示踪技术，到"九五"期间使用的红外辐射源检测技术。

近年来，关于临床中西医结合治疗方法的研究成果，包括：陈可冀"血瘀证与活血化瘀研究"；杨国栋"莨菪化疗法戒毒研究"；北京朝阳医院和东直门医院等 11 家医院专家组成的课题组采用传统治疗"热病"的方法应对甲型 H_1N_1 流感，以现代科学方法进行中药汤剂有效性的前瞻性、非设盲、随机对照试验，其研究成果展示了中医药和中西医结合在应对新发呼吸道传染病和突发公共卫生事件的作用。其他如心脑血管疾病、糖尿病、甲亢、病毒性肝炎、泌尿系统疾病、血液系统疾病、呼吸系统疾病、消化系统疾病、神经系统疾病、感染性疾病、外科疾病、妇产科疾病、儿科疾病、皮肤病等领域的中西医结合治疗取得的一系列成果，以及中药的现代研究与开发取得的研究进展，均为国内外医药界所青睐。

以临床研究为基础的中西医结合概念和相关理论在不断累积，产生了一系列超越中、西医学原有知识的新认识和新观点，创造性地提出一些新的中西医结合理论概念。如"病证结合"诊断理论、辨病析态、微观辨证、显性证与潜隐证、生理性肾虚与病理性肾虚、急性血瘀证与陈旧性血瘀证、高原血瘀证、脑窍瘀阻、血瘀证临界状态等中西医结合基础理论概念；还有小儿感染后脾虚综合征、瘀滞期（蕴热期/毒热期）阑尾炎等中西医结合新病名。这些中西医结合新的理论概念的提出，反映出中西医结合研究的理论思维在不断拓展。随着中西医结合理论研究逐渐深化，一系列中西医结合专著陆续出版，表明中西医结合理论体系的构建提上日程。

随着中西医临床治疗学与理论的深入研究，在全国范围内创建了一大批中西医结合医疗与科研机构。新中国成立之初创立的中西医结合医院、诊所、门诊部等医疗机构已被国务院批准、卫生部颁行的《医疗机构管理条例》所认可，成为我国法定的新型医疗机构。针对中西医结合的热点、难点，各地先后成立了主攻急腹症、骨伤、皮肤病、急救等的中西医结合研究所；凡三级甲等中西医结合医院所在地都相应成立了省级或市级中西医结合研究院（所）；一批高等医药院校，如北京大学医学部、复旦大学医学院、西安医科大学、中南大学湘雅医学院、中山大学医学院、华中科技大学同济医学院、南方医科大学和北京中医药大学等均成立了中西医结合研究所。这些中西医结合专门机构已成为中西医结合临床与科研的重要基地，为我国中西医结合研究与实践做出了贡献。

中西医结合学术交流生机勃发。1981 年 11 月，在原中国中西医结合研究会的基础上成立了中国中西医结合学会，下属急腹症、骨伤科、妇产科、儿科、眼科、耳鼻咽喉科、泌尿外科、神经科、急救医学、虚证与老年医学、养生学、康复医学、心身医学、血液学、医学影像学、皮肤性病、呼吸病、心血管病、周围血管病、消化系统疾病、肝病、肾病、精神疾病、风湿类疾病、糖尿病、大肠与肛门疾病、疮疡、烧伤、微循环、活血化瘀、四诊研究、基础理论研究、中药、外语、管理和教育等中西医结合专业委员会或工作委员会。各省、自治区、直辖市都相继成立了中西医结合学会和相应的专业委员会，形成了中西医结合学术交流的全国网络系统，不仅活跃了学术思想，而且有力地促进了中西医结合各专业学科的学术发展与学科建设。自 1981 年《中西医结合杂志》（1994 年改为《中国中西医结合杂志》）创办以来，陆续创办了中西医结合外科、急救、耳鼻咽喉科、眼科、骨伤、风湿病、脾胃、肝病、肿瘤、皮肤性病等中西医结合学术期刊，为我国中西医结合学术的繁荣发展创造了很好的平台。

综观新中国成立以来半个多世纪的中西医结合研究与实践，不仅向世界显现中医学与中西医结合医学的科学价值，而且架起了中医学和中西医结合医学走向世界的桥梁。1997、2002、2007、2012 年在中国召开的四届世界中西医结合大会，使中西医结合医学在全球的影响日益增强。中国的中西医结合医学对全世界开展结合医学研究提供了有益的借鉴。

第四节   中医药走向世界

随着我国的改革开放，中医药走向国际的势头日益强劲。中医药在国外的发展呈现如下特点：一是国际从业队伍不断扩大。近几年，国际中医药发展的大好形势造就了一支不断扩大的国际中医药从业队伍，目前国际上中医药从业人员大约 30 万 ~ 50 万人。二是中医药教育在国外发展迅速。1999—2003 年我国大陆与国外的合作项目中，教育类合作项目占 38% ~ 40%。三是科技合作出现良好苗头。中医药科技的国际合作项目日益增多。四是产品国际销量稳步增长。五是世界卫生组织关注支持。2001 年世界卫生组织西太地区办事处制定了一个由我国参与起草的地区性的传统医药发展战略。2003 年在日内瓦世界卫生组织总部召开的年会上，制定了传统医学战略。多年来世界卫生组织一直非常关注并积极推动着中医药的发展，非常重视中医药的标准化建设。六是各国政府开始重视。近几年随着中医药在很多国家得到发展并受到民众的欢迎，这些国家的政府也开始关注中医药，着手对中医药进行立法并严格管理，承认其合法地位，对当地的中医药发展起到了明显的推动作用。

一、中医药在亚洲、非洲的影响

1962 年，中国中医研究院岳美中随中国医疗组赴印度尼西亚为时任总统的苏加诺治疗左肾结石、肾衰竭，应用中医治疗"石淋"的方药取得了较好的效果。苏加诺称之为"社会主义中国中医学的奇迹"，后来还为岳美中授勋。此外，叶心清、岳美中等应用传统的中医治疗方法为胡志明、崔庸键等外国领导人治病的良好效果，使中医在国际上再度受到瞩目。

（一）中医药在亚洲的影响

1. 日本   日本的"汉方认定医制度"规定，只有取得西医师资格者才有权开汉方制剂处方。随着汉方医学的不断发展，日本官方对汉方医学的应用和研究给予了支持和关注。首先在医疗政策方面，厚生省除规定大部分汉方制剂可以享受医疗保险外，还规定针灸费可部分地从医疗保险中支付；同时，准许在西医院内开设东洋医学科。在汉方医学教育方面，文部省正式下文成立世界第一所正规的针灸大学，使汉方医学开始纳入国家教育行列。1991 年，北京中医学院与日本中医振兴会合作，在日本开设了"北京中医学院继续教育日本分校"。近年来，日本在普及应用的基础上，非常重视中医理论研究，尤其是对"证"本质进行了深入的研究；同时，运用生化、药理、分子生物学和免疫学技术对中药及其复方的药理进行了研究，取得了一批成果。此外，日本在中药制剂的开发研究方面也颇有特色，在制剂的疗效、剂型的改革、新技术的应用、提高产品质量等方面都处于领先地位。

2. 韩国   在韩国，中医药与韩国医药相互结合，形成了当地的传统医药学，古称"东医"。1980 年韩国政府颁布法令，统称为"韩医"。韩国政府一直采取西方医学和韩医并存的政策，韩医具有合法权利和地位，与西医享受同等待遇。

3. 其他国家   中医药在新加坡已具有悠久的历史和良好的群众基础，新加坡卫生部成立了"中医药管理局"，设有"新加坡中医团体协调委员会"，进一步加强了中医药管理。国会于 2000 年 11 月 14 日通过了《中医师法案》，开设中医学院，中医师注册工作也在进行之中。

越南也是较早提出东医与西医相结合的国家，正式承认传统医学的地位，设立有东医学专科大学，备有传统医学培训系统。规模较大的中药店有近 200 家，中小药店更是遍布城乡，从我国出口到越南的中成药达 180 余种。此外，泰国政府也承认中医药的合法地位，对考试及格的中医师颁发临时执照。其他东南亚国家如菲律宾、印尼、缅甸、柬埔寨等国，由于受亚裔、华裔文化的影响，中医药有着深厚的民众基础，应用前景也很广泛。

（二）中医药在非洲的影响

在非洲，草药师被称作"桑高麻"，当地人民使用草药已具有漫长的历史，因此对于中医药比较容易认同。加之中国传统文化中的气功、武术等早已深入非洲民众的生活，为中医药在非洲的普及和推广打下了良好的基础。自 1960 年以来，中国援非医疗队先后前往坦桑尼亚、赞比亚、莫桑比克、尼日尔、扎伊尔、马里、几内亚比绍等非洲国家，使不少非洲人了解了中医药与针灸。1987 年，中国与坦桑尼亚政府就联合在坦桑尼亚开展中医药研治艾滋病达成协议，中国中医研究院先后派出 10 多批专家前往开展中医药研治艾滋病的工作，积累了大量的治疗经验和科研资料。1994 年南非种族隔离结束后，政府管理部门对草药包括中草药采取了相对开放的政策，为随后中医药进入非洲市场提供了机遇。2001 年 2 月 12 日，南非政府正式颁布了《南非联合健康专业委员会管理条例》，将中医及针灸列为医学专业之一，从而确立了中医及针灸的法律地位。2002 年南非政府允许部分中草药制剂申报登记作为合法药剂，包括风油精、红花油、花露水、六神丸、复方丹参滴丸等逐渐在非洲建立了信誉。中医药以其良好的临床疗效对非洲发病率较高的心血管病、糖尿病等提供了医疗支持。同时，中药贸易在非洲快速发展，截至 2007 年我国中药出口南非、摩洛哥、贝宁和尼日利亚已超过 100 万美元。2011 年中医医疗正式被纳入南非医疗体系。2012 年 3 月，世界中医药学会联合会（简称"世中联"）在南非开普敦与南非西开普大学、南非中医针灸学会合作举办了"首届中非中医药国际合作与发展论坛"（简称"中医药非洲论坛"），参会者主要来自 11 个国家和地区的近 300 名中医药专家学者和企业家，成为在非洲举行的规模最大的一次中医药论坛。随着中医药在非洲医疗地位的不断提升，目前非洲来华学习中医药的人数已逾千人，遍及非洲多数国家和地区，为中医药进入非洲开辟了发展途径。

二、中医药在欧美和澳洲的影响

近代，在西医传入中国的同时，中医也在走向世界。据不完全统计，1840～1949 年，约有近百种介绍中医药的著作在国外出版。例如宋慈的《洗冤集录》被译成了荷、英、法、德等多种文字，英国传教士医师德贞节译了《医林改错》和《遵生八笺》，英国学者伊博恩译述了《本草纲目》的部分内容等。此外，法国在 1943 年成立了法国针灸学会，1945 年建立了法国针灸研究所；意大利、德国相继成立了针灸学会或研究机构。中医药正在凭借其独特的诊疗方式与良好的临床效果被欧美和澳洲等越来越多的国家所接纳。

（一）中医药在美洲的影响

1. 美国　早在 20 世纪初期，植物药就与化学合成药物一同被列入美国药典。美国国立卫生研究院（NIH）于 1992 年 7 月设立了非常规医学办公室（OAM），负责对各种传统医学（包括针灸、中药、推拿、气功）进行科学评估，从而逐步确立非常规医学在美国的合法地位。1998 年，美国国家卫生研究院正式成立了国家补充替代医学中心。2002 年，美国白宫发布了一份医学政策报告，充分肯定了补充替代医学的医疗价值，"中国传统医学"不再仅仅作为"一种疗法"，而被视为一种独立的医学体系，确立了中医在美国的合法地位。不少美国医药人员和民众开始认识并信服中医药的疗效，越来越多的美国人开始使用草药，导致美国已成为我国中药出口的主要市场之一。根据华盛顿中华医学研究所临床中心的统计数据显示：2007—2012 年间，超过 500 名西医师曾向该中心推荐患者，使得该中心的患者数量达到千人。目前全美有上百所中医针灸学院提供 3～4 年的职业培训，并可授予学士或硕士学位。截至 2015 年，约有 3 万人具有中医师执照，有 46 个州核发中医执照。

2. 加拿大　中医针灸疗法在加拿大始于 20 世纪 70 年代，因著名医师、安大略大学医学院的斯鲍尔教授应周恩来总理的邀请前来中国进行考察，引发了加拿大医学界对针灸的关注。然而，时至 1983 年"加拿大中医药针灸学会"的正式成立，中医和针灸才具有真正的医疗地位。随后"全加针灸学会"主持召开的两次国际性中医药针灸学术会议，受到了国内外各界人士的瞩目。1987 年，加拿大中医与针灸学会（CMAAC）成为世界针联的会员。1989 年，CMAAC主办并成立了中医与针灸研究所教育分部，在 7 个省分别成立了 7 个分支。与这些针灸学会相呼应的还包括 80 年代陆续成立的各省中医针灸学术组织，如魁北克针灸协会（AAQ）（1972）、国际中医协会（IATCM）（1980）、气功静坐强身社（1981）和安大略职业针灸师协会（PAAO）（1987）等。1985 年 4 月，蒙特利尔市召开了国际针灸学会第九届世界大会；1986 年 6 月，多伦多召开了首届国际中医药针灸学会会议；1986 年 8 月，蒙特利尔召开了世界中国医药学术大会；1988 年 9 月，多伦多召开了加拿大第二届国际针灸学术会议。这些事件对中医针灸医疗在加拿大的进一步开展起到了促进作用。进入 90 年代，各省陆续为中医针灸立法。如卑诗省于 1996 年 4 月成立了针灸管理局，成为加拿大第一个对中医针灸等医疗方法予以全面合法化的地区，并公布了针灸师管理细则。随后，魁北克省和亚伯达省也对针灸进行了立法管理。为了对境内的中医师进行管理，卑诗省在 2000 年 12 月通过了《中医执业和针灸法规》，允许中医执业人员获得"注册针灸师""注册中药师""注册中医师"和"高级中医师" 4 种执业证书，成为北美洲唯一颁发除注册针灸师之外的其他合格中医执照的地区。截至 2005 年卑诗省约有注册针灸师及中医师 500 余人。此外，中药由于长期无法取得注册而不能以药品名义进口及在加销售，直至 1999 年 3 月，加拿大卫生部决定将包括传统草药、中成药、维生素和矿物质等在内的产品列为"自然健康产品"，建立一套单独的管理法规，才使得中草药和中成药作为药品在加拿大销售。加拿大的中医药教育，主要由中国移民开设的私立中医药学校，如多伦多传统中医药学校等，以及各类协会的学术活动构成。近年来，随着加拿大注重与中国的中医药交流，通过中加中医药联合办学的方式，为加拿大培养了大量中医药人才。各类学术交流活动也日趋频繁。如 2014 年，中加传统医药国际论坛在加拿大万锦市举行；2015 年 9 月 25 日，"世界针灸学会联合会（WFAS）中医针灸国际传承基地授牌仪式"在加拿大多伦多安大略中医学院举行，这是迄今为止 WFAS 设立的首个中医针灸国际传承基地。中医在加拿大正在沿着规范化、制度化的方向发展。

3. 巴西　自从 20 世纪 80 年代初，受到世界性"中医热"的影响，中医针灸疗法开始在巴西盛行。1989 年，里约热内卢州政府组织成立了里约热内卢卫生局民间传统医疗机构，专门负责将汉方、中草药、自然饮食、导引、中医针灸疗法等介绍至州内的国立、州立和市立医院。1992 年，圣保罗医学委员会设立了针灸部指导国内西医医生从事针灸治疗。直至 1996 年

8 月，巴西联邦医学委员会才正式承认了中医针灸治疗的合法性，并且在减少疼痛和消除炎症方面广泛应用。1996 年 10 月，首届拉美针灸学会联合大会在巴西弗洛里亚诺波利斯举行，促进了传统中医药在拉美的发展。在政府的支持下，1994 年和 1996 年先后召开了巴西第一、第二届全国中医、针灸代表大会和拉美第一次代表大会，促进了中医针灸疗法的临床应用与交流。1996 年后，巴西在国内医学高等院校及综合性大学中的医学院陆续开设针灸课程，并成立巴西中西医学协会、圣保罗针灸协会等学术组织，开展针灸学术交流。至 2001 年，巴西已有约 1 万余名针灸师，圣保罗市卫生局也在该市开设了一所传统疗法医院，主要采取针灸、推拿、理疗等治疗疾病，并在全市众多小型医院内设立针灸科。进入 21 世纪，中草药逐渐被巴西民众认可，为了满足巴西国内对中医师需求量日益增大的发展趋势，巴西政府通过与世界中医药学会联合会的协作，组织本国医生来华进修中医。

（二）中医药在澳洲的影响

在澳大利亚，1969 年悉尼市创立了第一所针灸学院。20 世纪 70 年代，针灸教育得到了进一步发展，各类中医针灸专业学术团体陆续在澳大利亚国内创立。80 年代，中澳在中医学交流方面更加频繁，同时促进了中医、中药，以及临床各科在澳大利亚的推广。进入 90 年代，一些学院与中国国内实力雄厚的中医药高校合作，兴办正规的中医药教育。如皇家墨尔本理工大学与南京中医药大学合作，率先开设了中医学系，成为西方国家正式设立中医学系的第一所大学。鉴于中医在澳洲所取得的成绩，维多利亚州率先于 2000 年 5 月完成了中医立法，成为西方第一个对中医药立法的国家，也是中医首次在西方国家得到法律认可。2010 年 7 月，澳大利亚政府设立了"中医管理局"，将国内约 5000 家中医诊所中的中医、中药师进行注册管理，这是西方国家第一次对中医药行业全国性的立法管理，确立了中医的合法地位。截至 2014 年底，澳大利亚在两个特别区已经建立了中医药和针灸学院 10 余所，拥有中医中药及针灸医疗机构 100 余家，中药店和中药供应中心近 30 个。在悉尼、墨尔本等城市的唐人街和华人比较集中的地区，都开设了一定数量的中医针灸诊所和中药店铺。执业的各种中医药师 300 余人，中医中药及针灸从业人员逾 2000 名。在澳洲各省全部成立了中医、针灸联合学术组织，如澳洲针灸医学会（AMAS）、澳大利亚传统医学学会（ATMS）等，其会员人数均超过千人。

（三）中医药在欧洲的影响

1. 英国　由针灸业作为先导，从 20 世纪 60 年代到 80 年代，英国的中医从业人员已近千人，先后成立了 5 个针灸师学会，政府设立专门考核、登记注册中医、针灸人员的部门。90 年代注册针灸师超过 2600 人，5 个针灸师学会合并统一为"英国针灸师联合会"。在英国，目前专业的中医药教学院校共有 2 所，一所是在 MIDDLESEX 大学的五年制中医学院，另外一所是由英国针灸基金会与北京中医药大学联合建立的伦敦中医学院。除此之外，一些院校也开始在国立正规大学开设中医和针灸学士学位课程。虽然，时至今日中医药在英国还没有合法的法律地位，中药也只能以保健品和食品的名义进行销售，但相对于欧洲其他国家，中医药在英国的发展是较快的。随着英国政府和社会对中医药疗效的信赖，中医药已经逐步从民众需求和认同，向政府承认和立法过渡，从单一的民间交流走向政府间合作，对中医药在欧洲国家的发展产生了积极影响。

2. 丹麦　近 30 年来，丹麦的中医药产业发展迅速。据不完全统计，包括丹麦人创办的中医诊所在内，目前丹麦共有 500 多家中医诊所，治疗项目包括针灸、推拿等。2002 年 9 月，丹麦中国针灸学会正式成立，加强了丹麦与中国中医药界的联系，至2006年2月先后组织了10余次学术研讨会，对中医药学在丹麦的推广产生了积极的影响。据丹麦哥本哈根大学公布的最新研究报告，中医针灸治疗作为替代治疗方案的一种在丹麦已被广泛使用。目前约1/3的丹麦医院选用替代治疗方案，治疗范围包括疼痛、癌症、不育和精神病等疾病，而针灸治疗占所有替代治疗方案的97%。

3. 其他国家　1952年，法国医学科学院承认针灸疗法是一种医疗行为。1985年，法国卫生部成立"针刺治疗诸问题研究委员会"，已决定将中医学教育纳入高等医学院校课程，规定只有正式医生才能操作针灸。其后，中医药被法国医学会确认为正统医学的一部分，并被纳入医疗保险范围。从1999年起，瑞士联邦政府决定中医药治疗费用可以从医疗保险费用中报销。德国的针灸医生大多数为高等医学院校毕业的医生，经过一定的西医实践后再学习中医，把针灸作为临床治疗的一种方法或手段。据一份数据显示，在德国大约有5万名医生从事中医，并且每年有将近200万个患者接受中医的治疗。1991年北京中医学院与德国企业家合作在巴伐利亚州成立了魁茨汀中医院，这是全欧洲第一所中医院，为中医药在欧洲的推广起到了示范作用。

【复习思考题】

1. 我国逐步形成的一套基本符合中国实际的发展卫生事业的方针政策是什么？
2. 中国中西医结合医学的发展经历了哪几个重要的阶段？
3. 试述新中国成立后党和国家的政策对中医学发展的意义。
4. 新中国成立以来，我国中医学研究取得的巨大成就主要体现在哪些方面？
5. 通过中医药在世界范围内的发展现状，思考中医药在当代医学界的地位。

第九章　当代医学发展的特点、趋势与挑战

随着科学技术的进步和人类对健康需求的不断增加，当代医学和卫生保健事业已发展为既高度分化又高度综合的学科体系和卫生服务系统，医学与其他学科之间的交叉和联系日益增多。当代医学的发展呈现出明显的时代特征与新的发展趋势。

第一节　当代医学发展的特点与趋势

21 世纪是生命科学主导的世纪。医学作为生命科学最重要的组成部分，呈现出许多新的特点。把握医学发展的脉络，瞄准医学发展的前沿，对研究制定正确的医学发展战略与规划，促进医学技术和卫生保健事业迅速发展有重要意义。

一、医学的学科分化、交叉与综合

20 世纪 50 年代以来，现代医学发展迅速，对人体的研究进入微观水平，新技术层出不穷。分子生物学的建立和以基因工程为核心的生物技术的迅速发展，使医学研究从细胞深入到了亚细胞、分子水平以至量子水平，从微观层次阐明了多种生命现象和疾病的发病机理，为新的疾病检测技术和临床防治策略提供了理论依据。当代复杂性理论和非线性科学的发展使人们认识到，要了解人体这个复杂系统，不仅需要深入分析研究，而且也需要整体性与综合性研究。人类的许多疾病，尤其是各种慢性病需要从整体性上探讨多重因素的综合影响。基于复杂性科学理念的整体医学思想已被广泛认可，传统医学的整体观念和现代医学的实证分析的有机结合更新了医学模式，也积极推动着中西医结合的发展。

（一）医学多学科的分化

学科分化是指原有的一门相对独立的学科，随着研究的深入而成为两门或两门以上新的分支学科。例如，随着细胞生物学、遗传学、免疫学、分子生物学和神经生物学的迅速发展，多种细胞因子、细胞受体、细胞内信息传递和细胞间通讯被发现，生物大分子的结构和功能特别是基因研究上的重大突破，使得现代生物医学深入到分子水平对细胞活动、基因、发育和脑功能进行探索，从而使解剖、组织、生理、病理、病理生理、生化和药理学等基础学科向分子水平迅速发展，形成了诸如分子形态学、分子生理学、分子病理学、分子药理学、分子免疫学、分子内分泌学、分子肿瘤学、分子心脏病学等一大批新的医学学科。在基础医学向分子水平深入的同时，临床医学和预防医学也已进入分子水平。如在艾滋病防治方面，人们通过将 HIV 的基因分解成碎片，查明了病毒基因的编码，发现 HIV 需要至少 3 种以上的酶共同作用才能繁

NOTE

殖。医学家已经发现能抑制其中两种酶的有效抑制剂，这些药物能很快地从根本上降低患者的病毒水平，使艾滋病患者死亡率迅速降低。这些分子水平上的研究成果，是对付许多疾病的极佳策略与方法，只要在分子水平上认识了疾病的基本过程，就可以分析出导致该疾病的基因及其蛋白质产物，然后将目标集中在这些蛋白质分子上，用新的药物、新的疫苗或其他方法来治疗或控制疾病。

（二）医学学科间的交叉与综合

学科的交叉与综合是现代科学发展又一明显的特点，医学更是如此。学科的综合一般指两门或两门以上的分支学科由于相互之间的联系而交叉渗透，形成一个新的学科。与医学有关的学科交叉与综合主要包括以下几方面：

1. 自然科学学科与医学学科之间彼此交叉渗透而综合　这是最普遍的一种方式，如数学、物理学、化学、生物学等学科已渗透到了医学的多个领域，形成了一大批交叉学科、边缘学科或新兴学科，包括计量医学、医学物理学、核医学、超声医学、医学病毒学等。这些学科的形成及其大批研究成果的出现，有力地推动了现代医学的发展。

2. 社会科学学科与医学交叉渗透而综合　形成了社会医学和医学社会学、医学伦理学、医学史等学科，还有一些热门的研究方向，如医学与哲学、文化心理学、医院管理等，可见医学的人文属性越来越得到重视。医学模式已转变为生物－心理－社会医学模式，卫生服务从生理扩大到心理，从医院扩大到社区和家庭，养老问题得到重视，医疗改革不断探索新形式，医学人文方面的研究不断掀起热潮。

3. 分支学科之间相互交叉而融合　医学发展的进程表明，随着认识的深化和科学知识的积累，会产生新的研究对象和任务，而原有的单一学科已不能独立解决新问题，为此需要引入其他学科的理论和技术，于是便促成了学科与学科间的交叉、融合和渗透，形成新的研究领域，产生新的综合性学科。例如，为了更好地解决人类的健康问题，传统医学与现代医学不断整合，发展出中西医结合医学；为了研究免疫现象的遗传基础，促进了免疫学和遗传学的交叉与综合，形成了免疫遗传学；用遗传学方法研究环境因素对遗传物质的损害及其机制，产生了遗传毒理学。交叉学科的发展推动了科学进步，体现了科学向综合性发展的趋势。

（三）医学的整体性研究

近二十年来，神经、内分泌和免疫系统相互关系的研究取得了重要进展，神经－内分泌－免疫网络概念的提出，是当代医学整体研究趋势的重要表现。20 世纪 90 年代以来，神经科学得到了蓬勃发展。在分析研究方面，神经免疫学和神经内分泌学的研究，使神经－内分泌－免疫网络系统的研究深入到了分子水平。许多肽类激素的基因可以在神经细胞和免疫细胞中表达，免疫细胞可以合成激素和神经递质，免疫细胞有神经递质和激素受体，神经细胞也有免疫因子受体，免疫、神经、内分泌通过各自释放的介质和各自的细胞受体进行信息交流和功能调节，维持内环境的稳定。神经－内分泌－免疫网络理论的建立，既深化了对稳态机制的认识，也为利用微分子的活动研究机体整体功能提供了模式。神经系统，特别是人脑，堪称自然界最复杂的系统，它在对机体活动的调控中占有特殊的重要地位。神经系统结构和功能的阐明，对人类社会将会产生不可估量的影响。神经科学发展的主要趋势是充分运用各种先进技术手段，在细胞与分子水平探索神经系统正常活动与异常表现的机制，重建立体结构，为阐明神经细胞活动的本质打下基础。在当代生物医学中，从分子、细胞和整体水平对脑和神经系统进行多层次综合研究的神经生物学正在成为新世纪的一个科学高峰。

二、医学观念与医学模式的转变

（一）医学观的更新

医学观一般是指人们对健康与疾病、医疗与保健、生命与死亡的总体看法，是体现医学时代特征的标志之一。它与医学知识、疾病谱变化、诊疗方式、社会文化等因素密切相关。

1. 健康和疾病观　健康与疾病是一对相反相成的概念。长期以来，健康是以没有疾病为定义的。无病即健康，健康即无病。疾病被认为是有机体结构和功能上的异常。在医学史上，有两种疾病的概念轮流占据主导地位。一种被称为疾病的本体论概念，即认为疾病是一种客观的实体，是外在的东西，是患者的异己。根据这种疾病本体论的概念，医生的任务就是通过各种诊断方法去发现这种疾病实体，区分它们的特性，探索根除每种疾病的特异性治疗方法。另一种被称为疾病的生理学概念，即认为疾病是人体内部功能的紊乱。医生的任务是根据患者的独特性，帮助患者调理和恢复紊乱了的内部功能。在古代和中世纪，疾病的生理学概念成为指导医生实践的主要理论。在近现代，由于病理学和病原生物学的发展、疾病位置和疾病原因的发现，以及在此基础上取得的治疗学的巨大成就，疾病本体论的思想获得了统治地位。

1948 年，世界卫生组织（WHO）成立，在其章程中对健康给予了一个全新的定义：健康是身体上、精神上和社会适应上的完好状态，而不仅仅是没有疾病或虚弱。世界卫生组织的健康新概念突破了以往生物医学模式的局限，强调了精神健康和社会适应在健康中的重要地位，对于全面理解健康的涵义，指导人们促进、实现全面健康具有积极意义。

随着急性、感染性疾病的下降，慢性、退行性疾病的增加，人类的健康和疾病观念又有了新的改变。有学者提出，无病不等于健康，健康并非仅仅无病，健康和疾病不是截然对立的，在健康和疾病之间还存在着第三种状态。如某些疾病的前期或潜伏期，机体已经或正在发生某些变化，但尚未形成疾病状态；又如某些遗传病的疾病倾向等。有人又将此称为亚临床状态或亚健康状态。这第三种状态与健康和疾病并无截然分界，疾病可理解为量变转为质变，这种观念提示增强预防保健具有重要意义。

随着医学的发展和人类对自身健康研究的深入，大量资料显示，人类的健康除了疾病的影响之外，还取决于遗传因素、生活方式、自然和社会环境因素的综合影响。因此，改善和增进人类健康需要多方面的共同努力。

2. 医疗观　现代医学侧重于疾病的诊断治疗，医生所受的训练几乎只适用于在医院里应用医疗设备处置患者，而对疾病以外的领域——预防保健极为忽视。大多数医生对此不感兴趣。美国社会医学家维克利认为，这样的医生只能回答你是否有病，而不能回答你是否健康。所以，有识之士指出，不应仅寄希望于医疗，一味指望医生来照顾与修复损坏了的零件，也不应总是期望医疗保健机构来保障健康。新的医疗观要求人们把注意力从偏重治疗转向积极的预防和建立健康的生活方式，从完全依赖医生转向自己把握健康。新的医疗观念是人类医学科学普及和健康文化提高的反映，是医学技术社会化的必然结果。它对于人类不断改善保健状况，促进医疗卫生事业全面发展具有指导意义。

医疗观的另一个显著变化是由单纯技术主义的医疗观向技术－人道主义的医疗观转变。20世纪医学技术飞速发展，各种新的诊断、治疗仪器和设备广泛应用，而且向着高、精、尖方向发展：从 X 线机到 CT 和核磁共振仪，从心脏起搏器到人工心脏，从自动生化分析仪到 DNA 探针。毋庸置疑，高精尖的仪器设备极大地提高了诊断准确率，丰富了治疗手段，为患者带来了更精准的诊断。然而，在诊断治疗中过分依赖仪器设备，却忽视了对患者的人道主义关怀，因而受到越来越多的批评。美国全国卫生保健技术中心在一份调查报告中指出：不断增加对器械的运用，使得医学实践丧失了人性，并产生了不堪负担的医疗费用，而且还潜伏着医学上的危机。技术 – 人道主义的医疗观则要求医生恰当地运用现代医学技术，热忱地为患者服务。既重视医学技术的价值，同时更要做到关怀和理解患者。患者需要治疗技术，更需要人道主义的温暖和战胜疾病的信心。

3. 生死观　生存与死亡这对古老的问题一直是人类关注的焦点。人的生命究竟是从什么时候开始的？这一问题在历史上一直存在着争议，但基本上限于哲学的范畴。随着现代生殖和生育控制技术的发展，控制人口增长和提高人口质量成为世界性的迫切任务，"人的生命从何时开始"变成了一个实际问题。然而，目前关于生命开始的时间问题依然众说纷纭，它不仅涉及生物医学的问题，而且还牵涉社会学、伦理学和法律等方面，并与不同的文化传统有着根深蒂固的联系。

关于人的生命开始的论断主要有以下几种标准：

（1）生物学标准　即以出现生命特征的生物学指标作为确定生命开始的标准。生物学标准在具体时间划分上又可分为四种观点：①受孕之时即生命开始之日；②受精卵植入子宫后为生命之始；③脑电波出现为生命开始；④胎儿在体外可以存活时为生命的开始等。

（2）社会学标准　认为人的生命开始于胚胎发育到可以离开母体而存活的状态，还必须得到父母和社会的承认。

（3）复合标准　显而易见，无论是生物学标准还是社会学标准都不能完全解决人的生命开始的时间问题，因此，美国生命伦理学家卡拉汉（D. Calahan）认为，人的生命开始要根据生物学、生理学和文化因素综合考虑。时至今日，尚无一个公认的生命开始的时间标准，这也是人工流产、计划生育等问题引起纷争的根源。

生命观念转变的另一个重要方面是生命质量观和生命价值观的形成。自古以来，治病救人、救死扶伤是医生的天职。无论是中医还是西医，保存生命、延长生命都被视为医学的最终目的。然而，随着医学技术的发展，如人工呼吸机、静脉营养等高新技术设备的应用，延长了濒临死亡患者或植物人的生命；产前诊断技术可发现胎儿的遗传疾病。因此出现了是否应当延长那些只能凭借呼吸机生存的人的生命，是否应当让已知有明显生理缺陷的胎儿出生等问题。在这种背景下，生命质量论和生命价值论的出现，反映了现代社会对人生命的态度的转变。生命质量论主张在尊重人生命的前提下，更加注重提高生命的质量，强调人不仅要活着，而且应当活得健康、幸福。生命价值论则认为，人的生命是人的生物学价值、精神价值和人格价值、社会价值的统一体。它要求医学在对待人的生命问题上，不仅应当考虑人的生物学生命，还应关注人的社会学生命。生命质量论和生命价值论对于现代医学如何正确处理有缺陷的胎儿和脑死亡患者、临终患者、精神患者等都有着重要指导意义。

传统的死亡概念是"血液循环的完全停止，呼吸、脉搏的停止"（1951 年布莱克法律词典）。20 世纪 50 年代以后，医学技术的进展可使心跳、呼吸停止的"死人"成功复苏，尤其是人工心脏、人工呼吸机、心脏移植等技术的应用，不仅能恢复呼吸和心跳，而且还能通过更换心脏使人继续存活。于是，传统的循环－呼吸死亡观受到了极大的挑战。另一方面，现代医学研究表明，人体是一个多层次、多系统的复杂生命有机体。在这个有机体中，各器官、组织的死亡并不是同时发生的，而是逐渐、分层次进行的。大脑作为人体生命系统的最高中枢，主宰和协调其他器官的活动，是生命的主导器官。在许多情况下，心脏停止跳动后，大脑、肝脏、肾脏还没有死亡。脑细胞在心脏停止跳动十多分钟甚至几十分钟后才开始死亡，在脑细胞死亡之前因心跳暂停而出现的意识消失，可经过抢救而使之复苏。但是，大脑一旦出现广泛的细胞坏死，脑功能出现不可逆的停止，即使能通过人工心肺机等措施维持心跳和呼吸，却并不能恢复大脑的功能和意识。因此，脑死亡应当作为判断死亡的标准。

1968 年，美国哈佛医学院特别委员会首先提出了脑死亡的概念，并制定了判断脑死亡的标准。同年，世界卫生组织的国际医学科学组织委员会也制定了一个脑死亡的标准，即对环境失去一切反应，完全没有反射和肌肉张力，停止自主呼吸，动脉血压陡降和脑电图平直。此后，许多国家也相继提出了脑死亡的标准。到目前为止，已有美国、加拿大、阿根廷、奥地利、澳大利亚、法国、英国、希腊、瑞典、瑞士、挪威、泰国、新西兰等数十个国家和地区通过立法确定了脑死亡的标准。我国也在积极开展关于脑死亡问题的研究。

尽管脑死亡的标准尚有争议，还存在进一步完善的余地，但这一观念的转变正日益为更多的人接受，并将给医疗保健带来巨大的影响。它将使死亡标准更加科学，同时也有利于卫生资源的合理分配，促进器官移植的发展，从而挽救更多的生命。

（二）医学模式的转变

所谓医学模式指的是总体的医学观，即人们对于生命现象、健康与疾病的总体认识。在人类历史的演进历程中，人类的医学观也经历了不同的发展阶段。

在人类社会的早期，由于知识的匮乏，对人的生命和疾病现象只能做超自然力的解释，认为人的健康由神赐予，疾病是鬼怪作乱或得罪上天而遭天谴的结果。所以人们在得病时用巫术驱逐魔鬼，向上天祈祷请求保护或赦免。如古巴比伦人认为每种病都有魔鬼作怪，在患者面前摆上粪便垃圾倒魔鬼的胃口而使其停止作怪，或在门窗画魔鬼的形象，使魔鬼因惊慌而逃走。古印度人相信人能轮回升天，活着行善来世就能健康长寿，治病的方法主要是祈祷。这种解释疾病的模式被称为神灵主义医学模式（spirtualism medical model）。随着经验的积累和对自然世界认识的深化，以及认识到了鬼神作祟的致病观念在解释疾病发生与流行方面的缺陷，人类开始从自然哲学的角度探讨疾病的根源。公元前 4 世纪左右，古希腊的希波克拉底提出了四体液学说，认为健康是四体液平衡，疾病则是失衡。四体液先天性偏倾决定人的性格类型，每种类型有其易患疾病。中医则提出了阴阳平衡、五行生克的生理病理观。这种通过对经验事实进行归纳、总结，以思辨推理的方式来解释疾病的模式被称为自然哲学医学模式（nature philosophical medical model）。

文艺复兴推动了科学技术的进步，随着人体解剖学的建立及人体结构与生理功能之间关系的解释，人体血液循环、呼吸、消化等功能得以初步阐明。医学家们认为疾病为人体内部某部分结构的损伤所致，器官病理学和细胞病理成为近代生物医学的基础，特别是 19 世纪末一系列致病微生物的发现，进一步完善了生物医学的理论体系，形成了所谓生物医学模式（biomedical model）。生物医学从病因、宿主和环境三方面研究疾病和健康，其出发点是生物学角度，即病因上强调生物病因，宿主上从生理和病理学角度考虑，环境上重视自然环境的改变，

NOTE

分析问题多用微观分析方法。生物医学模式对现代医学的发展发挥了积极的作用，如 20 世纪上半叶采用预防接种、杀菌灭虫和抗菌药物三个主要武器，仅用几十年的时间就使急慢性传染病和寄生虫病的发病率和死亡率明显下降，为人类增进健康、减少疾病、延长寿命做出了巨大贡献。

但是，随着社会现代化步伐的加快，人类的生存环境和行为方式乃至思维方式与心理状况都发生了许多变化，疾病谱也发生了明显改变，心脏病、脑血管病、恶性肿瘤和意外伤害占据了居民死因谱和疾病谱的主要地位，影响人类健康的主要疾病已由过去的传染病逐渐变为非传染性疾病。对这些疾病的防治，生物医学模式所固有的局限性越来越明显，尤其在慢性病成为健康的主要威胁的时候，它越发显得力不从心。不过，另一方面，虽然对很多传染病已有了非常有效的药物和治疗方法，但在一些不发达国家，由于各种社会因素的制约，婴儿死亡率仍然很高，传染性疾病仍然是影响人们健康的首要原因。

为了适应时代发展的需要，1977 年，美国罗彻斯特大学精神病学和内科教授恩格尔（G. Engel）提出了生物－心理－社会医学模式（bio－psycho－social medical model）。这一新的医学模式很快得到医学界的承认，并为很多专家所扩充。生物－心理－社会医学模式以世界卫生组织提出的积极健康观为理论基础，即健康不仅仅是没有疾病和虚弱，而是身体、心理和社会适应的完好状态。病态或不健康也不再仅从生物学角度下定义，仅指疼痛、不适或畸形等，而包括工作、学习、反应能力等方面的受限。

生物－心理－社会医学模式强调了人的健康是由生物、心理和社会因素共同决定，健康是一种积极状态，个人对自己的健康负有责任，卫生服务的任务不仅是帮助患者在身体上恢复健康，也要在心理上、社会适应性上帮助患者。生物－心理－社会医学模式认为医学由自然科学和社会科学交叉组成，医生是医学家，同时也应是心理学家和社会学家。生物－心理－社会医学模式主张政府对人民的健康负责，健康既是人民最基本的要求，同时又是衡量社会进步和文明的最重要的指标之一。

（三）医学模式转变的重大意义

由生物医学模式到生物－心理－社会医学模式的转变，不仅是理论上的一次飞跃，而且对医学和保健实践也产生了深远影响。

1. 反映了现代医学发展的规律和趋势　近代医学是从把人体作为生物体进行分解研究开始的。在基础医学研究中，从系统、器官、组织、细胞到生物大分子，从不同的层次对人体进行不断分解，每一次分解都使人们对人体的认识进一步深化。但是，无论怎么分解，一直是仅从人的生物属性来研究和思考的。20 世纪 50 年代后，由于稳态概念、免疫理论、神经内分泌学说等理论的建立和发展，揭示了生命过程中许多内在的复杂联系，使医学研究由单纯分解开始转向既分析又综合的发展道路，从而开始把人作为一个完整的人来认识。人们不仅从器官、组织、细胞、分子来研究生命，也从家庭、社会及生物圈来认识生命、健康与疾病，突破了几百年来生物医学的传统模式。因此，生物医学模式向生物－心理－社会医学模式的转变，是医学发展的结果，也预示着未来的医学发展趋势。

2. 更适应医学社会功能的要求　随着人类社会的进步，整个社会对医学科学在保护人类健康、控制疾病发展及提高人类生存质量方面的要求越来越高。许多问题的解决，如传染病的预防，癌症及心、脑血管疾病的预防和控制，人口质量的提高和生育水平的控制，吸毒、卖淫及性病的综合治理和预防等都需要政府和社会大众的广泛参与。为了适应上述需要，现代医学的服务内容除诊断治疗疾病外，还发展了健康教育、生活指导、心理咨询、优生优育、疾病预防等面向整个社会的服务项目。这些内容的增加已经超出了生物医学模式。因此，医学社会功能的加强要求医学模式的转变，而生物－心理－社会医学模式的建立正是适应了这种发展趋势的需要。

3. 有利于解决现代医学的重大课题　在现代社会，不良生活方式引起的疾病和社会问题十分严重。由于生活节奏加快、人际关系复杂、心理负荷过重，许多国家报道心理障碍和精神性疾病发病率也呈上升趋势。环境污染对人类健康造成的危害已相当严重。生物性、放射性污染，价值观混乱，精神污染等给人类造成的危害已在多方面反映出来，如致癌、致畸、致突变、致敏、中毒、焦虑、抑郁、变态等。这些毒害作用不仅影响当代人的健康，而且影响到子孙后代和人类的未来。要解决上述种种危害，必须发展社会医学、预防医学，动员人人参与，采取法制、行政干预措施，普及健康教育，从生物－心理－社会医学模式出发，实行社会性、群众性、综合性的研究和治理，否则难以奏效。

4. 为医学教育改革及医学生培养提出要求　在生物医学模式下形成的传统医学教育，仅着眼于剖析、认识生物体的结构、功能及疾病的机理，而忽视了制约和影响机体健康的心理、环境和社会因素，医学教育呈现"闭锁性"特点。随着现代医学的发展及社会对医学科学作用的要求不断提高，这种传统教育的弊端日益显露，引起许多医学专家特别是教育家的关注。我国医学院校教学思想和课程体系比较陈旧，存在严重的"人文课程缺乏症"和"生物医学课程肥大症"。传统生物医学模式的框框将许多作为医生很有必要学习的课程排斥在外，致使毕业生适应社会服务的能力受到影响，知识结构也不尽合理。为此，依据新的医学模式，更新教学内容，借鉴国外经验的医学教学改革势在必行，并已逐步展开。

5. 对改进医疗服务的方向和提高服务质量具有指导意义　在现今的医疗服务中，医生们多偏重于对器质性病变的治疗，在诊断疾病、健康指导和疾病治疗过程中，忽视心理和社会方面因素的考虑。这一现象的产生，与医生本身缺乏预防观念，对社会、精神心理和文化等方面的知识储备不足有直接关系。新医学模式的建立对医疗服务提出了新的要求。医生们也必须转变观念，在医疗服务中由偏重个体防治转向更加重视群体健康防护；由单纯治疗转向同时关注患者的心理健康；由着眼于分析影响健康的生物性因素转向综合性多因素分析；由只开药物处方发展为同时指导生活方式、自我保健及心理养生。以上转变涉及医学观念、管理体制、服务内容、医学人才培养等多方面的改革，对医学今后的教育、服务方向、范围、方式是一场变革性的冲击，将产生深远影响。历史的进程必将证明生物－心理－社会医学模式的巨大指导作用。

三、当代医学的发展趋势

（一）高新科学技术在医学领域广泛应用

医学的发展历来是与科学技术的进步相联系的。400多年前，显微镜的发明促成了细胞的发现和细胞病理学的建立及临床医学的发展，就是很好的历史证明。科学技术作为医学发现和进步的手段，是一定时期医学认识能力和发展水平的标志或测量器。在医学发展史上，每有新科学技术在医学上应用，都会对医学认识和学科的发展产生重大作用，对医学科学思想与方法产生重大影响。现代高新技术在医学领域的广泛应用大大地改变了医学的面貌，使人类的健康水平和生活质量有了很大的提高。专家们预言，随着科学技术革命的发展，高新技术在医学领域的应用将更加广泛，医学迷宫将会变成一座新的科学城堡。

纳米生物学是纳米技术与分子生物学相结合的产物。纳米生物学的研究内容主要有两个方面：一是利用纳米科技解决生物学问题，如在纳米尺度上认识生物大分子的结构和功能。纳米技术的重要工具是扫描隧道显微镜和原子力显微镜，第一张 DNA 分子的扫描隧道显微图像已于 1989 年问世，它对阐明基因调控和表达的机理将起重要作用。二是创造具有特定功能的生物大分子。如利用 DNA 和某些特殊蛋白质的特殊性质，模仿和制造类似生物大分子的分子器件。目前研究的热点有分子马达、硅 - 神经细胞体系和 DNA 相关的纳米体系与器件等，这些研究无疑会使医学深入到更加微观的尺度，不仅为理解生命现象和疾病机制提供了新思路，而且也会为临床治疗带来新方法。

（二）当代医学的前沿领域

21 世纪被认为是生命科学的世纪。为了迎接新的挑战，必须高度重视医学的前沿领域和发展趋势，以把握当代医学发展的脉络。中国科学院学科发展战略研究报告曾指出，今后一段时期医学研究的主要前沿领域如下：

1. 重大疾病干预措施的分子与细胞机制 肿瘤、心脑血管病等重大疾病发生、发展机制的阐明是医学要解决的重点问题之一。包括：重要功能基因与重大疾病相关基因结构、功能与表达调控的研究；重大疾病相关的蛋白质组学、蛋白质结构与功能研究；干细胞的建系及分化研究。20 世纪 80 年代以来，调控细胞死亡的新基因不断被发现，目前已了解到有十几个基因参与了细胞凋亡，有的基因促进细胞凋亡，有的基因抑制细胞凋亡。细胞凋亡对维持组织自身的稳定有重要意义，它与造血、免疫、肿瘤、衰老的发生密切相关。细胞凋亡概念已发展到生物化学和分子生物学水平，成为基础研究的热点之一。

2. 免疫系的细胞和分子基础 包括：新型免疫调节分子的发现及功能研究；新的功能性免疫分子及其受体（包括分化抗原、黏附分子、细胞因子、拮抗因子等）的研究；自身免疫病的发病机理及防治基础研究等。

3. 自然与社会因素对健康的影响及其致病机理 包括：重要感染性疾病病原体致病机理相关的基因组学与蛋白质组学研究；新病原体致病机理研究与干预措施研究；外源性化学物的致病机理及监测、防治与诊治技术的研究等。

4. 药物在分子细胞与整体调节水平的作用机理 包括：药物基因组与蛋白质组学研究；多糖、类脂和核酸等生物大分子与药物相互作用研究；新的内源性活性物质的药理学研究等。基本上是以分析研究为主的分子、细胞水平上的前沿领域，体现了深入分析的发展趋势。

此外，综合研究的前沿领域主要有神经、免疫、内分泌调节系统在健康状态维持与疾病发生发展中的作用，以及在分子、细胞和整体水平对疾病影响的综合研究等，包括：神经损伤与功能紊乱的病理机理及干预措施的研究；神经 - 内分泌 - 免疫调节网络失调与疾病的关系研究；视觉、痛觉及神经信息传递、加工、整合、调控的研究；神经退行性疾病病因学与诊断、治疗技术研究等。现在，人们已认识到，从健康状态到疾病过程往往是多因素、多阶段、多层次的综合事件，作为学科发展前沿的研究领域，应从分子、细胞、整体调节和机体与环境相互作用的水平上展开，以实现分析与综合的结合，宏观与微观的统一。

（三）医学的社会化趋势

医学因其服务对象与社会职能，本身具有显著的社会属性。随着社会的发展和科学技术的进步，医学的社会属性不断增强，具体表现为社会化程度持续上升的趋势。

1. 医疗服务的社会属性加强　20 世纪后半叶以来，众多疾病与健康问题具有鲜明的社会性，社会因素（包括营养、居住、生活方式、社会风尚等）在疾病的发生和传播中所起的作用日益显著。慢性疾病、老年病、心理疾病等对医疗服务的社会性要求较高。因此，疾病预防和宣传机构、健康咨询机构及社区医疗机构的社会属性有不断强化的趋势。

2. 医学发展模式中增加了社会因素　由于现代医学发展特点的要求，医学模式已从一元模式向多元模式转变，生物、心理、社会因素均受到关注。其中，社会性既是医学服务中不断增强的一个重要方面，也是医学研究中一个日益被重视的因素。

3. 医学发展受社会发展水平的影响与日俱增　现代医学的发展除受社会物质发展水平的影响外，还受到社会上层建筑的制约。现代医学是一个庞大复杂的系统，这个系统要想有效地发挥作用，离不开正确的卫生方针政策、完善的医药卫生法规，以及与其规模相适应的卫生事业的管理体制和必要的管理机构。这些社会属性极强的内容是现代医学所不可缺少的组成部分，而且随着医学的发展不断被强化。例如我国在总结 2003 年春季"非典"防治工作的经验教训基础上，全国各地相继成立"疾病控制中心"就是一例，充分说明现代医学体系的社会属性不断增强，服务和管理社会化是其重要发展趋势。

（四）医学的全球化趋势

医学的全球化主要表现为两点：其一是医学和生命科学研究项目的日益大型化和国际化，如传染病的研究和控制（天花的消灭、"非典"的控制和研究等）。其二是信息资源的共享和国际交流的日益频繁，节奏越来越快。其共同作用的结果是医学科学产生的成果成为全人类的共同财富。因此，拒绝交流、拒绝合作意味着同时也没有机会享受这一共同财富。最近 20 余年间，国家之间的合作规模不断加大，大型国际合作项目不断涌现。例如人类基因组的测序工作，人们将其称为生命科学的"大科学"（Big Science）时代到来的标志。现代医学研究和应用的这种全球化趋势，大大促进了医学自身的发展。

第二节　传统医学在当代医疗保健中的地位与价值

一、传统医学对现代医疗保健的影响

作为当今世界的主流医学，西医对现代社会医疗保健的贡献是毋庸置疑的。由于发明了免疫制剂和抗生素，人类在 20 世纪中后期成功地控制和治愈了多种传染病和感染性疾病，使得人类的平均寿命大为提高。由于充分吸取了现代科学技术的各项成果，各种高精密度的检测诊疗仪器相继发明，并很快用于临床；显微外科手术、人体器官移植、人类生殖工程等一项项令人瞩目的成就，使许多过去难以诊断、无法治愈的严重疾病，得以有效治疗。特别是 20 世纪末，全球 6 个国家共同成功绘制了人类基因图谱并陆续解码，使许多过去认为是不治之症的遗传性疾病和其他疑难病有了治愈的可能。由于这些鼓舞人心的成就，我们有理由相信，21 世

纪人类在战胜疾病、卫生保健方面，将出现前所未有的突破，医学充满了光明的前景。

然而，就是在这样的历史背景下，长期处于弱势地位的传统医学，并没有结束它们的历史使命，反而萌发出新的生机，越来越受到患者的欢迎和各国政府的重视。虽然大多数国家至今未像中国政府一样，把传统医学与现代医学并列为主流医学，仍然称之为替代医学或补充医学，但是，既然可以"替代"，需要"补充"，就说明人们已认识到现代西医确实有某些方面的不足，不能充分满足人们医疗保健的需要。传统医学往往不是因为疗效不好而是因为"不科学"，被排斥在主流医学之外。然而，科学是随着时代的进步而不断发展的，传统医学中部分还不能被现代科学证实的原理，例如中医的经络学说，也可能在将来被发展了的科学所阐明。传统医学中的许多合理因素，诸如利用天然药物、注重患者不同的体质因素、调节机体自身活力等，应当引起现代科学的重视，也将会给现代医学的发展带来新的启示。

二、传统医学的哲学方法对现代医学的启示

整体观、恒动观、普遍联系、宏观把握的观点，是诸多传统医学所持的相近的准哲学方法，尤以中医学系统而完整。如《内经》认为人类是大自然的产物，每个人生活在社会群体中，人的生命活动必然与天地相应，与人事相通。人之所以得病，是脏腑功能失调所导致的结果，而气候的风雨阴晴、居处的冷暖干湿、季节节气的交替更迭、太阳月亮的起落升降、人际交往中的情绪波动、饮食口味的饥饱偏嗜、房事生活的放纵节制、先天禀赋的厚薄强弱等等，都可能是导致脏腑功能紊乱的因素。医生必须将各种因素综合考察，全面分析，才能找到疾病真正的根源。《内经》重视的不仅是静态的人体形态结构，而更偏重于动态的人体功能状态；对生命活动和疾病规律的研究，采取的也不仅是解剖的方法，而是一种"司外揣内"的方法。所谓"视其外应，以知其内脏，则知所病矣"（《灵枢·本脏》），就是要通过体外的反映，来了解内脏发生的变化，从中把握疾病的规律。从现代科学角度来看，中医看待人与自然的关系，了解人体疾病，总的来说，是一种系统的方法、黑箱的方法、信息的方法。"证候"就是体内发出的信息；望、闻、问、切四诊，就是收集体内信息的手段；所有的治疗措施，包括针灸、方药，都是向体内输入信息，患者经过治疗后，是好是坏，又会通过主观感受和客观体征的改变产生新的信息，反馈给医生，医生再决定如何进一步治疗。这就是《伤寒杂病论》创立的"辨证论治"的关键所在。

辨证论治，是中医的临床思维方法，采用这一方法，因时、因地、因人制宜，同病异治，异病同治，使其诊治更有个性化特色，对不同患者也就更有针对性，这正是西医治疗尚缺乏的。辨证论治是中医处理人体疾病信息所采用的有科学性的特殊方法。例如，《伤寒论》中的方与证是一一对应的，清代医家称之为"方证结合"，这使输出信息与输入信息的搭配标准化、规范化，达到了信息处理的最佳效果。在《伤寒论》的条文里，有分析，有综合，有演绎，有归纳，有抽象，有推理，有假设，有比较，有严谨的组方，有严格的计量，但没有解剖知识，没有动物模型，没有药理试验，没有实验研究，没有统计分析，只需要掌握好患者与医生之间直接的信息交流，也就是掌握好辨证论治这个中医处理人体信息时所采用的科学方法，加上反复的实践验证，就能达到治愈疾病的目的。辨证论治使中医摆脱了简单的经验医学的状态，上升到系统思维的水平，是中医独特的临床科学方法，是与现代医学不同的诊治方法，是目前中医、西医两个医学体系相互沟通中需要研究的核心内容。

　　无论是整体观还是辨证论治，在考察疾病时，都需要联系到社会的、环境的、气候的、心理的、日常生活的各种因素，都需要密切与患者接触交流，细心观察患者状态，关心患者的自身感受，多方收集患者发出的信息，因人、因时、因地制宜，这样的医学无疑更富人文精神。因此，中医从一开始建立，就不仅是一种单纯的生物医学，而更近乎当今的生物－心理－社会医学模式，这是中医的根本性特征。

　　近现代医学是在解剖学的基础上发展起来的。18世纪莫干尼在《疾病的位置和原因》中所奠定的寻找"病灶"的思维方法，在西医临床中影响深远，加之现代检测诊断仪器越来越先进，越来越精密，临床分科越来越细，不断强化了西医在微观方面的认识和信心，而不免忽略了整体联系的观点，增加了对仪器的依赖，重视阳性体征，而忽略了医生的主观能动性和医患之间的交流。从根本上说，西医目前所采用的方法论，更多的还是牛顿时代以来的线性的、还原的、分析的、实验的方法，虽然这种方法论在当今现实中仍占据主流地位而被作为普遍方法广泛使用，并且仍然不断取得突出成果，甚至是伟大的成就。但是，相对于人体生命活动这样的"复杂体系"，这些方法显然不够完善，还需要从更高层次，采用更加系统和综合的措施加以创新，而传统医学恰好具备这方面的优势。多年以前，世界卫生组织即呼吁：现代医学应当完成由生物医学模式到生物－心理－社会医学模式的转变。但实行起来却非常困难。传统医学不完全需要解剖作为认识人体生理、病理的基础，不采用微观的认识方法，不借助仪器设备，却同样能够治愈疾病，这种方法论方面的优势，在西医逐步转型的进程中，确有可资借鉴的地方。

　　在治疗手段方面，传统医学主要有外治与内服药两大类。中医汤剂，可发挥复方中多种药物相互配伍的优势，通过药物的增减变化，使其与个体化的治疗方法相适应，药物在体内代谢或残留对人体造成的伤害较小。针灸、按摩、放血、拔罐等非药物疗法在镇痛、调节内分泌紊乱、调节神经功能等方面，具有独特的作用。特别是针灸，在西方国家受到普遍欢迎，甚至被认为是中国古代的"第五大发明"。传统医学使用的内服药，绝大部分是天然药物，由于这些药物与化学合成药相比其结构更接近人体，因而亲和力大，副作用小。

　　西医在外科手术领域，已达到很高水平。对于许多器质性疾病，手术是十分必要的。但是，有的人可能不适合手术，有的人手术后留下长期的后遗症。而且，手术也改变不了产生某些器质性疾病的内环境，例如，肿瘤、囊肿、结石，手术后有一定的复发率，有时难以根除。而中医学较为重视患者体质状况的调整，对改善致病内环境有独到之处。

　　西药绝大部分是20世纪以来发明的化学合成药物，这些药物可能导致的副作用和药源性疾病已经日趋严重。有些国家根据传统医学的用药经验，试图从某种天然药物中提取有效成分，以取代某种西药，或充实西医的药谱，已取得了一些成果，但尚不十分理想。而一种成熟的传统医学，它的用药配方都有一定的理论指导，例如中医就有"君臣佐使"的方剂配伍规律。不深入了解某种传统医学的理论，只想用简单的方法摄取传统医学的精华，废医存药，很难达到理想的效果。

　　在治疗思想方面，传统医学采取的多是因势利导、调节平衡的方法，中医特别强调这一点。《内经》中所谓"阴平阳秘，精神乃治，阴阳离决，精气乃绝"，把阴阳之间的平衡，视为维系生命的基础。要求医生应当"谨察阴阳所在而调之，以平为期"，由此而确立了"平衡调节"这个总的治疗原则。中医特别强调"扶正祛邪"，扶正就是帮助人体提高抗病能力，保护人体的免疫功能，祛邪就是因势利导，通过汗、吐、下等方法，把病邪及其病理产物驱除出去，"正安邪自去，邪去正乃安"。"急则治其标，缓则治其本"，更说明在疾病急性阶段所采取的非常手段只是权宜之计，而一旦病情缓解，就要顾护人体的正气这个根本。

西医对付疾病的主导思想，是对抗性治疗。细菌引起的疾病，用抗生素等杀灭细菌；细胞增生变异引起的癌症，用手术割除、用放化疗杀死变异细胞；病毒引起的疾病，目前还没有找到能杀死病毒的理想药物，主要还是用免疫制剂来预防。而中医的平衡调节与扶正祛邪方法，是对"对抗治疗"很好的补充。以细菌引起的急慢性炎症为例：在急性炎症阶段，西药抗生素在多数情况下确实具有强大的效力。但是，使用过多、时间过长，往往产生耐药性，转成慢性炎症之后，抗生素疗效降低。中医的很多方药，对急性炎症引起的疾病疗效卓著。但是，其中的任何一味药或任何一首方剂，杀菌的实验研究结果，往往远不及抗生素，出现临床疗效与实验结果不完全相同的困惑。这至少说明，中医方药不是通过抗生素式的对抗治疗取得疗效的。尤其在转成慢性炎症之后，中医在扶正祛邪总原则的指导下，治疗方法极其丰富，疗效也每每有独到之处。再以癌症为例，西医目前采用的手术、放疗、化疗三大常规治法，目的是尽可能多地杀死癌细胞，但是毒副作用很大。如何减少这三大疗法的毒副作用？如何从长计议，提高患者的免疫功能、抑制癌细胞的增生？西医至今还没有较为成熟的方法。而中医可以较好地改善患者的身体状况，提高生存质量，有效地延长患者的寿命。对内分泌失调、神经功能失调的各种疾病，中医用平衡调节方法治疗的效果更是众所周知的。

总之，进入21世纪，现代医学在各方面都取得了巨大成就，但在疾病的治疗上，尚不能尽如人意。古老的传统医学，虽然部分至今仍然得不到科学的彻底解释，但可以解决疾病治疗中的大量实际问题。这个现实，既给我们莫大的启示，其中的诸多深层次原因，也值得我们深入探索与研究。

第三节　当代医学面临的主要问题

21世纪人类社会的发展取得了巨大进步，医学科学不断取得新进展，人们对医学的期望和要求越来越高，医学科学在保障人类健康方面尚有许多问题亟待解决。

一、疾病谱的变化

疾病谱自19世纪末至今出现了很大变化。19世纪末至20世纪初，传染性疾病一直是威胁人类健康的主要疾病。特别是人口集中的城市，由于卫生条件落后，管理混乱，鼠疫、伤寒、肺结核、肺炎、白喉等传染性疾病不断暴发和流行，大量人口因此丧生。据美国统计资料显示，20世纪初每年死于上述传染性疾病的人数高达580人/10万人口。但是到20世纪50年代以后，由于第一次预防医学革命的成功和人们生活水平的提高，急性传染病的发生和流行得到了有效控制，感染性疾病的病死率明显下降。在美国，到20世纪70年代初，传染性疾病及因感染造成的死亡人数已经降到30人/10万人口。这说明自20世纪中叶起，在发达国家，疾病和由疾病引起的死亡构成已经发生了明显的改变，心脑血管疾病、恶性肿瘤、意外死亡成为现代社会居于前三位的死亡原因。

在我国，流行病学调查资料亦显示出相似的结论。据1951年的统计，由传染病引起死亡的人数占总病死人口的58.02%，呼吸消化系统疾病占13.65%，其他疾病占28.33%。可见，新中国成立初期，我国人口中病亡的主要原因是传染病。到20世纪70年代后期，疾病及死亡的构成则发生了转变。1971年的统计资料表明：心、脑血管疾病的死亡率达到37.34%；癌症占26.02%；传染病只占5.49%；其他疾病占31.15%。2009年统计资料表明：城市人口死亡原因构成中恶性肿瘤占27.01%，脑血管疾病占20.36%，心脏病占20.77%，传染病只占1.01%。

另外，随着社会的快速发展，一些与人类行为和生活方式相关的疾病呈现不断上升趋势，非生物致病因素占据越来越重要的地位。例如我国目前高血压患者已超过1.2亿人，糖尿病患者也早已超过6000万人，高血压和糖尿病（2型）作为生活方式病，其致病因素都与非生物因素密切相关。

二、传染性疾病表现出的新问题

首先，20世纪下半叶回落的传染病发病率重新上升。其原因主要有两方面：一是自20世纪60年代后期，人们普遍认为传染病已经基本被消灭，剩下的传染病也可通过免疫和抗生素得到控制，今后人类与疾病的斗争应转向以心脑血管疾病、恶性肿瘤及退行性病变为重点的第二次卫生革命。受这一观点影响，各国政府及其卫生部门曾经一度将疾病防治工作重心转向了慢性非传染性疾病和伤害，而减少了对传染病的关注，削弱了对传染病防治队伍、基础设施和能力的建设。二是滥用抗生素，导致不少病原体发生变异，同时产生抗药性。例如结核病、流感、白喉、百日咳、传染性性病等。到20世纪末，人们惊讶地发现，传染病再度成为人类健康的主要危害，人类与传染病的斗争远未结束。传染性疾病仍然是发病率高、危险性大的疾病，不仅威胁发展中国家，也同样威胁发达国家，只不过传染病谱有所不同。世界卫生组织发表的危害人群健康最严重的48种疾病中，传染病和寄生虫病占40种，发患者数占患者总数的85%。

其次，人类面临新传染病的严重挑战。20世纪60年代以来，新的传染病不断出现。新发现的传染病和病原体有30多种，其中一部分出现世界范围的流行。60年代出现库鲁病，70年代出现军团病，80年代出现艾滋病。90年代出现了许多传染性疾病的严重暴发，一连串的大规模流行病，在公共卫生事业不发达的国家肆虐：如西非分别在1992年出现拉撒热、1995年出现脑膜炎和黄热病的流行，1994年印度的鼠疫流行，1995年扎伊尔的埃博拉暴发流行，1992—1994年俄罗斯流行白喉，巴西流行萨比西病等。发达国家和地区也同样遭殃，1993年和1996年大肠杆菌污染了美国和日本的食品；1995年拉丁美洲霍乱和黄热病肆虐；1996年2月，英国的疯牛病搅得嗜吃牛排的英国人人心惶惶；1997年香港的禽流感使最喜欢吃鸡肉的香港人忧心忡忡。这些疾病给人类健康带来了极大危害。2003年SARS在短短几个月蔓延我国25个省、直辖市、自治区，世界27个国家和地区发现疫情，再次向全世界敲响了要高度重视传染病的警钟。SARS的暴发，使公共卫生工作者再次清醒地认识到，人类同传染病的斗争远没有结束，传染病依然是严重危害人类健康的疾病，任何忽视传染病控制的观点都是不正确的。

NOTE

三、医学发展带来的社会法律与伦理问题

20世纪50年代以后，安乐死问题、试管婴儿的亲缘认定问题、堕胎的人道主义问题、器官移植的合法性问题等相继产生，这些问题涉及生命伦理学的诸多方面，并对传统的伦理观念提出了挑战。辅助生殖中的人工授精、胚胎移植及代孕母亲等，都产生了形形色色的伦理道德难题。特别是70年代后，随着DNA重组、基因工程技术、单克隆抗体技术、PCR技术等生物技术的发展和应用，生命科学得到了突飞猛进的发展。随着生命科学特别是生物操作技术的发展，传统伦理学在操作层面上发生了危机。1978年世界上第一个试管婴儿乔法·布朗的诞生，1997年克隆羊"多莉"的出现等，引起了伦理学界和社会各界的普遍关注。人类基因组学研究，辅助生殖、克隆技术及胚胎干细胞研究中的伦理学问题已日益被人们关注，遗传基因的研究及其在辅助生殖技术上的运用，不仅涉及个人、家庭基因的隐私和权利，还关系到民族的生存和发展问题，都必须做出理性的思考和伦理学判断。

生命科学技术发展引起的诸多伦理难题和争论，导致现代生命伦理学研究蓬勃兴起。1969年在美国纽约建立了一个社会、伦理学和生命科学研究所，现称为哈斯廷斯中心（The Hastings Center）；1971年美国华盛顿乔治城大学建立了肯尼迪伦理学研究所，该所1975年出版了《医学哲学杂志》，1978年组织编写出版了四卷本《生命伦理学百科全书》，促进了生命伦理学的发展。此后，在北美、西欧和亚洲一些国家的大学里也建立了生命伦理学研究中心，召开了有关生命伦理学的学术会议，发表了大量学术论文，出版了不少学术著作。1990年英国设立人类授精与胚胎研究的法律及机构，1992年成立国际生命伦理学学会，1995年成立亚洲生命伦理学学会。世界其他一些国家和地区，也相继成立生命伦理学学会，使生命伦理学研究得到了迅速发展。1996年3月21日，国际人类基因组组织批准了《关于遗传研究正当行为的声明》，1997年11月该组织的伦理委员会通过了《关于DNA取样：控制和获得的声明》，1999年3月该伦理委员会批准了《关于克隆的声明》，逐步形成了一些有关生命伦理学研究的规范、措施和对策。

1995年，联合国教科文组织（UNESCO）也成立了"国际生物伦理委员会"。由该委员会起草、UNESCO发表的《关于人类基因组与人类权利的国际宣言》，成为人类基因组计划的世界宣言，其宗旨是保护人类基因组，其基本原则有四条，即人类的尊严与平等、科学家的研究自由、人类和谐、国际合作。该宣言充分反映了人类基因组计划可能对科学、经济、伦理、法律和社会产生的影响。

四、医疗卫生服务的公正与医疗保障体系

医学发展到21世纪已不单纯是一门复杂的科学技术体系，也成了一个庞大的社会服务体系。医学不再只限于预防、治疗和护理，还与政治、经济、法律等社会因素密切相关。随着社会经济的发展，医疗卫生服务在人类生活中的比重也日益增加。在发达国家，用于医疗卫生服务的费用甚至已达到或超过国民生产总值（GDP）的10%，以医院为中心的医疗保健体系覆盖了人的生老病死各个方面。为了满足医疗保健的不同需要，医疗保健服务体系正由单一层次化向多元网络化发展，尤其是对初级卫生保健的加强。

保障人人享有卫生保健的基本措施之一就是实行全民医疗保险。尽管世界各国在经济水

平、社会制度及医疗体制上存在着差别，但在卫生保健上面临的问题及解决问题的方法上有许多共同之处。医疗保障制度作为社会再分配的杠杆，将一部分财富用于社会下层群众，起到保护基本劳动力的作用。因此，政府在改善人群健康状况方面应当承担责任，尽管为贫困人群提供的医疗服务是有限的，但它体现了对人人享有卫生保健的公平原则的追求和起码的社会良知。世界各国都建立了不同形式的健康保障制度，在不同程度上为公民享有基本的医疗保健提供了保障。

实行全民医疗保障是社会的理想目标，但是由于医疗费用的迅猛增加，以及卫生资源的不合理分配，对医疗保障体制造成了严重的冲击，即便在富裕国家，贫困者依然得不到足够的医疗。卫生资源分配不平衡造成的公平与效率之间的矛盾成为各国共同关注的问题，尤其在 20世纪 60 年代以后，临床医学高技术发展使这一矛盾更加突出。如何公平公正地分配卫生资源，成为各国政府和卫生行政当局面临的难题。医学科学的发展将使得许多人负担不起医疗保健吗？医学将屈从于增加费用和精确程度而减少利用的反比定律吗？这些都是现代社会不得不严肃考虑的问题。

医学发展到 21 世纪，已不再只是一个复杂的科学技术体系，也成为一个庞大的社会服务体系。一个好的医学体系不仅需要关照个体患者的康复，还要关照整体人群的健康，确保每个人都能分享医学的成就，确保医学技术沿着造福人类的道路前行。

【复习思考题】

1. 当代医学发展有哪些新趋势？
2. 古今医学模式有哪些变化？当今医学模式转变的重要意义何在？
3. 论述传统医学在当代医疗保健中的地位与价值。
4. 中医因势利导的治疗思想对西医有何借鉴？
5. 中医的整体观念对西医医学模式的建立有何启示？

NOTE

附 录

一、中外医学比较年表

世界医学史	年代	中国医学史
巴比伦已有医生（前 3500） 埃及人制作干尸（前 3400） 埃及医神 Imhotep（前 2700） 巴比伦肝脏占卜（前 2400）	远古 ｜ 2000BC	约 50 万年前，"北京猿人"钻木取火，熨法与灸法萌芽龙山文化，伏羲制九针、酿酒（前 4000）、神农尝百草（前5 万—前 5000）
Kahun 纸草文医书（前 1850） E. Smith 纸草文医书（前 1800） G. Ebers 纸草文医书（前 1500） 印度吠陀医学（前 1550）	｜ 1000BC	"伊尹制汤液"传说（前 1700） 甲骨文记载医药知识（前 1330）
巴比伦王国图书描述癫痫（前 650） 印度《寿命吠陀》（前 605）	｜ 500BC	儒、道、阴阳、杂家产生 《山海经》载多种药物 《周礼》有食、疾、疡、兽医，病历记录 医和提出"六气致病说"（前 541） 扁鹊生活时代 孔子创儒家学说
雅典瘟疫开始（至前 427） 柏拉图诞生（前 428） 希波克拉底（前 460—前 370） 苏格拉底逝世（前 399） 罗马立法禁止城市安葬（前 450） 亚里士多德诞生（前 384） 罗马建下水道（前 331） 亚历山大博物馆和图书馆建立	｜ 公元纪元	《五十二病方》 《黄帝内经》 淳于意创用"诊籍" 张骞出使西域（前 138、前 119） 佛教传入
盖伦（129—200） 安东尼"瘟疫"流行（164—180） 拜占庭医学继续发扬希腊医学	｜ 500AD	蔡伦改进造纸术（89～105） 道教产生 华佗 张机《伤寒杂病论》（219） 王熙《脉经》（280） 皇甫谧《针灸甲乙经》（256～259） 葛洪《肘后备急方》（347）、炼丹术 雷敩《雷公炮炙论》 陶弘景《本草经集注》

续表

世界医学史	年代	中国医学史
炼金术开始流行，药物学进步（6—7 世纪） 欧洲始建医院（约 9 世纪） 阿维森纳（980—1037） 日本丹波康赖著《医心方》（984）		巢元方《诸病源候论》（610） 唐代太医署设医学校（624） 孙思邈《备急千金要方》（653）、《千金翼方》（682） 苏敬等《新修本草》（659） 王焘《外台秘要》（752） 鉴真去日本讲授医学（753） 火药使用（9—10 世纪） 《开宝重定本草》（974） 王怀隐《太平圣惠方》（992）
	1000AD	
第一次十字军东征（1096） 巴多瓦大学创建（1272） 马可·波罗东游中国（1295） 欧洲鼠疫流行（1348—1350） 海港检疫规则（1377） 布鲁塞尔记录了最早的接产妇规则（1424） 朝鲜金礼蒙著《医方类聚》（1445） 东罗马帝国灭亡（1453） 哥伦布发现美洲（1492） 文艺复兴（14—16 世纪） 达·芬奇（1453—1519） 巴拉塞尔苏斯（1493—1541）		王惟一《铜人腧穴针灸图经》（1026），次年铸针灸铜人 活字印刷（1041—1048） 设校正医书局（1057） 唐慎微《经史证类备急本草》（1082） 钱乙《小儿药证直诀》（1119） 《圣济总录》（1117） 《太平惠民和剂局方》（1151） 金元四大家： 　　刘完素（1120—1200） 　　张从正（1156—1228） 　　李杲（1180—1251） 　　朱震亨（约 1281—1358） 陈自明《妇人大全良方》（1237） 宋慈《洗冤集录》（1247） 郑和下西洋（1403—1433）
	1500AD	
哥白尼《天体运行论》（1543） 维萨里《人体之构造》（1543） 巴累改良创伤处置法（1545） 伏拉卡斯托罗描述传染病（1546）	1600AD	李濂《医史》（1513） 人痘接种法（最迟于 16 世纪开始普及） 李时珍《本草纲目》（1578） 利玛窦来华（1582）
培根提倡实验科学（1561—1629） 哈维发现血液循环（1628） 英国资产阶级革命爆发（1640） 雷文虎克制成显微镜（1671） 牛顿发表《自然哲学的数学原理》（1687） 拉马兹尼著职业病专书（1700）	1700AD	吴勉学《医统正脉全书》（1601） 王肯堂《证治准绳》（1602） 陈实功《外科正宗》（1617） 张介宾《景岳全书》（1624） 邓玉函《人身说概》（1635） 吴又可《温疫论》（1642） 叶桂《温热论》
道格拉斯著比较解剖学（1707） 莫干尼《由解剖观察疾病的位置与原因》（1761） 奥恩布鲁格发明叩诊法（1761） 拉瓦锡发现氧（1771） 瓦特改良蒸汽机（1784） 琴纳发明牛痘疫苗（1796）	1800AD	《古今图书集成》（1723） 《医宗金鉴》（1742） 赵学敏《本草纲目拾遗》（1765） 《四库全书》（1772—1781）

NOTE

续表

世界医学史	年代	中国医学史
雷奈克发明听诊器（1809） 路易应用统计学（1831） 穆勒著《人体生理学》（1831） 施旺发现动物细胞（1839） 塞梅尔魏斯发现产褥热病因（1847） 巴斯德证明乳酸发酵是微生物所致（1857） 微尔啸《细胞病理学》出版（1858） 巴斯德发明"巴氏消毒法"（1859） 国际红十字会成立（1864） 李斯特应用石炭酸消毒法（1868） 科赫发现结核菌（1882） 伦琴发现 X 射线（1895） 发现 α、β 射线（1899） 巴甫洛夫研究条件反射（1900） 弗洛伊德发表《梦的解析》（1900）	1900AD	牛痘接种法传入中国（1805） 吴瑭《温病条辨》（1813） 郭雷枢（英）来华（1827） 陈修园《南雅堂医书全集》（1820） 王清任《医林改错》（1830） 伯驾（美）在广州开设"眼科医局"（1835） 鸦片战争爆发（1840） 西方教会相继在澳门、厦门、宁波、上海、福州等地设医院（1844—1848） 太平天国（1850—1863） 中西医汇通派： 　　唐容川（1846—1897） 　　张锡纯（1860—1933） 　　恽铁樵（1878—1935） 博济医学校开办（1866） 《博医会报》出版（1887）
诺贝尔奖基金会成立（1901） 欧立希发明"606"（1909） 摩尔根《基因论》出版（1926） 弗莱明发现青霉素（1928） 第一台电子显微镜问世（1931） 发现人工放射性（1934） 杜马克发明磺胺制剂（1935） 世界卫生组织（WHO）成立（1948） 发明 A 超（20 世纪 50 年代） 瓦克斯曼发现并制成链霉素（1952） 克里克和沃森提出 DNA 双螺旋结构模型（1953） 斯塔尔应用人造球型心脏瓣膜成功（1960） M 超激光器问世（20 世纪 60 年代） 霍利等人解释遗传密码，蛋白质合成成功（1962） 电镜观察原子成功（1964） 胃镜问世（1968） 克里克提出遗传学中心法则（1971） 发明 B 超、CT 机（20 世纪 70 年代） 布卢姆伯格发现乙肝病毒（1976） 南非首例人体心脏移植（1976） 首例"试管婴儿"在英国出生（1978） 第 33 届世界卫生大会宣布全球范围内灭天花（1980） 美国 CDC 首次发现艾滋病（1981） 第一台电子摄像内窥镜制成（1983） 英国科学家首次用绵羊体细胞克隆羊成功（1997） 人类基因组草图完成（2000）	2000AD	天津设北洋军医学堂（1902） 北京协和医学堂开办（1906） 辛亥革命（1911） 北京医学专门学校（1912） 中华医学会成立（1915） 洛克菲勒基金会改组北京协和医学院（1915） 上海中医专门学校成立（1917） 国民政府通过"废止旧医"提案，中医抗争，该案被迫取消（1929） 收回海港检疫权（1930） 中央国医馆成立（1931） "七七事变"（1937） 抗日战争胜利（1945） 中华人民共和国成立（1949） 第一届全国卫生工作会议提出"三大卫生方针"（1950） 第二届全国卫生工作会议提出"四大卫生方针"（1952） 高等学校设中医课（1954） 中国中医研究院在北京成立，北京、上海、南京、广州、成都成立中医学院（1955） 沙眼衣原体分离成功（1957） 断肢再植成功（1963） 牛胰岛素合成（1965） "文化大革命"（1966—1976） 中药麻醉用于临床手术成功（1974） 改革开放（1978 年以后） 肝脏移植成功（1979） 中华全国中医学会在北京成立（1979） 确定中医、西医、中西医结合三支力量都要发展、长期并存方针（1980） 人工合成核糖核酸成功（1982） "发展现代医药和我国传统医药"载入我国宪法总纲第21条（1982） 确定新的卫生工作方针（1997）

续表

世界医学史	年代	中国医学史
开始倡导个体化医疗（2001） SARS 流行（2003） 经我国政府提名，陈冯富珍当选为世界卫生组织总干事（2006） 首例颜面移植成功（2007）		中共中央、国务院印发《关于深化医药卫生体制改革的意见》，全面启动医改工作（2009） 坚持计划生育基本国策，积极应对人口老龄化，实施全面二孩政策（2015）

二、诺贝尔生理学或医学奖年表

年度	获奖者	国籍	获奖成果
1901	贝林（E. A. von Behring, 1854—1917）	德国	对血清疗法的研究，特别是在治疗白喉应用上的贡献，由此开辟了医学领域研究的新途径，也因此使得医生手中有了对抗疾病和死亡的有力武器
1902	罗斯（R. Ross, 1857—1932）	英国	在疟疾研究上的工作，由此显示了疟疾如何进入生物体，也因此为成功地研究这一疾病及对抗这一疾病的方法奠定了基础
1903	芬森（N. R. Finsen, 1860—1904）	丹麦	在用集中的光辐射治疗疾病，特别是寻常狼疮方面的贡献，由此开辟了医学研究的新途径
1904	巴甫洛夫（I. P. Pavlov, 1849—1936）	俄罗斯	在消化的生理学研究上的工作，这一主题的重要方面的知识由此被转化和扩增
1905	科赫（R. Koch, 1843—1910）	德国	对结核病的相关研究和发现
1906	高尔基（C. Golgi, 1843—1926）	意大利	在神经系统结构研究上的工作
	卡哈尔（S. R. Cajal, 1852—1934）	西班牙	
1907	拉佛朗（C. L. A. Laveran, 1845—1922）	法国	对原生动物在致病中的作用的研究
1908	欧立希（P. Ehrlich, 1854—1915）	德国	在免疫性研究上的工作
	梅契尼科夫（E. Metchnikoff, 1845—1916）	俄罗斯	
1909	科歇尔（E. T. Kocher, 1841—1917）	瑞士	对甲状腺的生理学、病理学及外科学上的研究
1910	科塞尔（A. Kossel, 1853—1927）	德国	通过对包括细胞核物质在内的蛋白质的研究，为了解细胞化学做出的贡献
1911	盖尔斯特朗（A. Gullstrand, 1862—1930）	瑞典	在眼睛屈光学研究上的工作
1912	卡雷尔（A. Carrel, 1873—1944）	法国	在血管结构及血管和器官移植研究上的工作
1913	里歇（C. R. Richet, 1850—1935）	法国	在过敏反应研究上的工作
1914	巴拉尼（R. Barany, 1876—1936）	奥地利	在前庭器官的生理学与病理学研究上的工作
1915—1918			未授奖
1919	鲍台（J. Bordet, 1870—1961）	比利时	免疫性方面的发现
1920	克罗格（S. A. S. Krogh, 1874—1949）	丹麦	发现毛细血管运动的调节机理
1921			未授奖
1922	希尔（A. V. Hill, 1886—1977）	英国	在肌肉产生热量上的发现，肌肉中耗氧量和乳酸产生之间的关系
	迈耶霍夫（O. Meyerhof, 1884—1951）	德国	发现肌肉中氧的消耗和乳酸代谢之间的固定关系

NOTE

续表

年度	获奖者	国籍	获奖成果
1923	班丁（F. G. Banting, 1891—1941）	加拿大	发现胰岛素
	麦克劳德（J. MacLeod, 1876—1935）	加拿大	
1924	爱因托汶（W. Einthoven, 1860—1927）	荷兰	发明心电图装置
1925			未授奖
1926	菲比格（J. A. G. Fibiger, 1867—1928）	丹麦	发现鼠癌
1927	贾雷格（J. W. Jauregg, 1857—1940）	奥地利	发现在治疗麻痹性痴呆过程中疟疾接种疗法的治疗价值
1928	尼科尔（C. J. H. Nicolle, 1866—1936）	法国	在斑疹伤寒研究上的工作
1929	霍普金斯（F. G. Hopkins, 1861—1947）	英国	发现刺激生长的维生素
	艾克曼（C. Eijkman, 1858—1930）	荷兰	发现抗神经炎的维生素
1930	兰德茨坦纳（K. Landsteiner, 1868—1943）	美国	发现人类的血型
1931	瓦尔堡（O. H. Warburg, 1883—1970）	德国	发现呼吸酶的性质和作用方式
1932	谢灵顿（C. S. Sherrington, 1857—1952）	英国	发现神经元的相关功能
	阿德里安（E. D. Adrian, 1889—1977）	英国	
1933	摩尔根（T. H. Morgan, 1866—1945）	美国	发现遗传中染色体所起的作用
1934	惠普尔（G. H. Whipple, 1878—1976）	美国	发现贫血的肝脏治疗法
	曼诺特（G. R. Minot, 1885—1950）	美国	
	墨菲（W. P. Murphy, 1892—1987）	美国	
1935	斯佩曼（H. Spemann, 1869—1941）	德国	发现胚胎发育中的组织者（胚胎发育中起中心作用的胚胎区域）效应
1936	代尔（H. H. Dale, 1875—1968）	英国	神经冲动的化学传递的相关发现
	洛伊（O. Loewi, 1873—1961）	奥地利	
1937	圣乔其（A. Szent—Gyorgyi, 1893—1986）	匈牙利	与生物燃烧过程有关的发现，特别是关于维生素C和延胡索酸的催化作用
1938	海门斯（C. J. F. Heymans, 1892—1968）	比利时	颈动脉窦和主动脉弓在呼吸调节中的作用
1939	杜马克（G. Domagk, 1895—1964）	德国	发现百浪多息（一种磺胺类药物）的抗菌效果
1940—1942			未授奖
1943	达姆（C. P. H. Dam, 1895—1976）	丹麦	发现维生素K
	多伊西（E. A. Doisy, 1893—1986）	美国	发现维生素K的化学性质
1944	厄兰格（J. Erlanger, 1874—1965）	美国	发现单神经纤维的高度分化功能
	伽塞尔（H. S. Gasser, 1888—1963）	美国	
1945	弗莱明（A. Fleming, 1881—1955）	英国	发现青霉素及其对各种传染病的疗效
	钱恩（E. B. Chain, 1906—1979）	英国	
	弗洛里（H. W Florey, 1898—1968）	澳大利亚	
1946	缪勒（H. J. Muller, 1890—1967）	美国	发现用X射线辐射的方法能够产生突变
1947	胡赛（B. A. Honssay, 1887—1971）	阿根廷	发现垂体前叶激素在糖代谢中的作用
	柯里（C. F. Cori, 1896—1984）	美国	发现糖原的催化转化原因
	柯里夫人（G. T. R. Cori, 1896—1957）	美国	
1948	米勒（P. H. Muller, 1899—1965）	瑞士	发现DDT是一种高效杀死多类节肢动物的接触性毒药

续表

年度	获奖者	国籍	获奖成果
1949	赫斯（W. R. Hess, 1881—1973）	瑞士	发现间脑的功能性组织对内脏活动的调节功能
	莫尼兹（A. E. Moniz, 1874—1955）	葡萄牙	发现前脑叶白质切除术对特定重性精神病患者的治疗效果
1950	亨奇（P. S. Hench, 1896—1965）	美国	发现肾上腺皮质激素及其结构和生物效应
	肯达尔（E. C. Kendall, 1886—1972）	美国	
	赖西施坦因（T. Reichstein, 1897—1996）	瑞士	
1951	蒂勒（M. Theiler, 1899—1972）	南非	黄热病及其治疗方法上的发现
1952	瓦克斯曼（S. A. Waksman, 1888—1973）	美国	发现链霉素，第一个有效对抗结核病的抗生素
1953	克雷布斯（H. A. Krebs, 1900—1981）	英国	发现柠檬酸循环
	李普曼（F. A. Lipmann, 1899—1986）	美国	发现辅酶 A 及其对中间代谢的重要性
1954	恩得斯（J. F. Enders, 1897—1985）	美国	发现脊髓灰质炎病毒在各种组织培养基中的生长能力
	韦勒尔（T. H. Weller, 1915—2008）	美国	
	罗宾斯（F. C. Robbins, 1916—2003）	美国	
1955	西奥雷尔（A. H. Theorell, 1903—1982）	瑞典	发现氧化酶的性质和作用方式
1956	理查兹（D. W. Richards, 1895—1973）	美国	心脏导管术及其在循环系统的病理变化方面的发现
	库南德（A. F. Cournand, 1895—1988）	美国	
	福斯曼（W. T. O. Forssmann, 1904—1979）	德国	
1957	博韦（D. Bovet, 1907—1992）	意大利	发现抑制某些机体物质作用的合成化合物，特别是对血管系统和骨骼肌的作用
1958	比德尔（G. W. Beadle, 1903—1989）	美国	发现基因功能受到特定化学过程的调控
	塔特姆（E. L. Tatum, 1909—1975）	美国	
	莱德伯格（J. Lederberg, 1925—2008）	美国	发现细菌遗传物质的基因重组和组织
1959	科恩伯格（A. Kornbeg, 1918—2007）	美国	发现核糖核酸和脱氧核糖核酸的生物合成机制
	奥乔亚（S. Ochoa, 1905—1993）	美国	
1960	伯内特（F. M. Burnet, 1899—1985）	澳大利亚	发现获得性免疫耐受
	梅达沃（P. B. Medawar, 1915—1987）	英国	
1961	贝克西（G. von Bekesy, 1899—1972）	美国	发现耳蜗内刺激的物理机理
1962	沃森（J. D. Watson, 1928—）	美国	发现核酸的分子结构及其对生物中信息传递的重要性
	克里克（F. H. Crick, 1916—2004）	英国	
	威尔金斯（M. H. F. Wilkins, 1916—2004）	英国	
1963	艾克尔斯（J. C. Eccles, 1903—1997）	澳大利亚	发现在神经细胞膜的外围和中心部位与神经兴奋和抑制有关的离子机理
	霍奇金（A. L. Hodgkin, 1914—1998）	英国	
	赫胥黎（A. F. Huxley, 1917—2012）	英国	
1964	吕南（F. Lynen, 1911—1979）	德国	发现胆固醇和脂肪酸的代谢机理和调控作用
	布洛赫（K. E. Bloch, 1912—2000）	美国	
1965	雅各布（F. Jacob, 1920—）	法国	在酶和病毒合成的遗传控制中的发现
	莫诺（J. L. Monod, 1910—1976）	法国	
	尔沃夫（A. M. Lwoff, 1902—1994）	法国	

NOTE

续表

年度	获奖者	国籍	获奖成果
1966	劳斯（F. P. Rous, 1879—1970）	美国	发现诱导肿瘤的病毒
	哈金斯（C. B. Huggins, 1901—1997）	美国	发现前列腺癌的激素疗法
1967	格兰尼特（R. Granit, 1900—1991）	瑞典	发现眼睛的初级生理及化学视觉过程
	哈特林（H. K. Hartline, 1903—1983）	美国	
	沃尔德（G. Wald, 1906—1997）	美国	
1968	霍利（R. W. Holley, 1922—1993）	美国	破解遗传密码并阐释其在蛋白质合成中的作用
	考拉那（H. G. Khorana, 1922—2011）	美国	
	尼伦伯格（M. W. Nirenberg, 1927—2010）	美国	
1969	德尔布吕克（M. Delbruck, 1906—1981）	美国	发现病毒的复制机理和遗传结构
	赫尔希（A. Hershey, 1908—1997）	美国	
	卢里亚（S. E. Luria, 1912—1991）	美国	
1970	卡兹（B. Katz, 1911—2003）	英国	发现神经末梢中的体液性传递物质及其贮存、释放和抑制机理
	欧拉（U. S. von Euler, 1905—1983）	瑞典	
	阿克塞尔罗德（J. Axelrod, 1912—2004）	美国	
1971	萨瑟兰（E. W. Sutherland, 1915—1974）	美国	发现激素的作用机理
1972	埃德尔曼（G. M. Edelman, 1929—）	美国	发现抗体的化学结构
	波特（R. R. Porter, 1917—1985）	英国	
1973	弗里希（K. von Frisch, 1886—1982）	德国	发现和阐释了动物的个体和社会行为模式
	丁伯根（N. Tinbergen, 1907—1988）	英国	
	罗伦兹（K. Lorenz, 1903—1989）	奥地利	
1974	克劳德（A. Claude, 1898—1983）	美国	细胞的结构和功能组织方面的发现
	帕拉德（G. E. Palade, 1912—2008）	美国	
	代维（C. R. de Duve, 1917—）	比利时	
1975	杜尔贝科（R. Dulbecc, 1914—2012）	美国	发现肿瘤病毒和细胞的遗传物质之间的相互作用
	特明（H. M. Temin, 1934—1994）	美国	
	巴尔蒂摩（D. Baltimore, 1938—）	美国	
1976	伽杜塞克（D. C. Gajdusek, 1923—2008）	美国	发现库鲁病的病毒
	布卢姆伯格（B. S. Blumberg, 1925—2011）	美国	发现乙型肝炎病毒
1977	吉尔曼（R. Guillemin, 1924—）	美国	发现大脑分泌的肽类激素
	沙利（A. V. Schally, 1926—）	美国	
	耶洛（R. S. Yalow, 1921—2011）	美国	开发肽类激素的放射免疫分析法
1978	阿尔伯（W. Arber, 1929—）	瑞士	发现限制性内切酶及其在分子遗传学方面的应用
	内萨恩斯（D. Nathans, 1928—1999）	美国	
	史密斯（H. O. Smitlh, 1931—）	美国	

续表

年度	获奖者	国籍	获奖成果
1979	科马克（A. M. Cormak，1924—1998）	美国	开发计算机辅助的断层扫描技术
	亨斯菲尔德（G. N. Hounsfield，1919—2004）	英国	
1980	贝纳塞拉夫（B. Benacerraf，1920—2011）	美国	发现调节免疫反应的细胞表面受体的遗传结构
	多塞（J. Dausset，1916—2009）	法国	
	斯内尔（G. D. Snell，1903—1996）	美国	
1981	斯佩里（R W Sperry，1913—1994）	美国	发现大脑半球的功能性分工
	休贝尔（D H Hubel，1926—）	美国	发现视觉系统的信息加工
	威塞尔（T N Wiesel，1924—）	瑞典	
1982	贝格斯特隆（S. K. Bergström，1916—2004）	瑞典	发现前列腺素及其相关的生物活性物质
	萨米埃尔松（B. I. Samuelsson，1934—）	瑞典	
	万恩（J. R. Vane，1927—2004）	英国	
1983	麦克林托克（B. McClintock，1902—1992）	美国	发现能自发转移的遗传基因"转座因子"
1984	杰尼（Jerne，N K 1911—1994）	丹麦	创立抗原选择抗体学说
	科勒（G. J. F. Köhler，1946—1995）	德国	发明单克隆抗体技术
	米尔斯坦（C. Milstein，1927—2002）	英国	
1985	布朗（M. S. Brown，1941—）	美国	阐明胆固醇代谢规律及动脉粥样硬化的原因
	戈尔茨坦（J. L. Goldstein，1942—）	美国	
1986	科恩（S. Cohen，1922—）	美国	发现调节、控制细胞代谢的生长因子
	蒙塔尔奇尼（R. L. Montalcini，1909—）	美国	
1987	利根川进（S. Tonegawa，1939—）	日本	发现产生抗体多样性的遗传原理
1988	布莱克（J. W. Black，1924—2010）	英国	研制出 H_2 受体阻滞剂和 H_2 受体拮抗剂
	伊莱昂（G. B. Elion，1918—1999）	美国	研制出治疗癌症、痛风、疟疾、疱疹等的药物
	希钦斯（G. H. Hitchings，1905—1998）	美国	
1989	毕晓普（J. M. Bishop，1936—）	美国	发现逆转录病毒致癌基因的细胞来源
	瓦尔姆斯（H. E. Varmus，1939—）	美国	
1990	默里（J. E. Murray，1919—）	美国	发明应用于人类疾病治疗的器官和细胞移植术
	托马斯（E. D. Thomas，1920—2012）	美国	
1991	内尔（E. Neher，1944—）	德国	发明小片膜电压钳技术，研究证明离子通道的存在和作用机理
	塞克曼（B. Sakmann，1942—）	德国	
1992	费希尔（E. H. Fischer，1920—）	美国	研究阐明蛋白激活酶在可逆的蛋白质磷酸化过程中的作用机理
	克雷布斯（E. G. Krebs，1918—2009）	美国	
1993	罗伯茨（R. J. Roberts，1943—）	英国	发现断裂基因
	夏普（P. A. Sharp，1944—）	美国	
1994	吉尔曼（A. G. Gilman，1941—）	美国	发现 G 蛋白及其在细胞中传导与调节信息的作用
	罗德贝尔（M. Rodbell，1925—1998）	美国	
1995	刘易斯（E. B. Lewis，1918—2004）	美国	揭示生物早期胚胎发育的遗传控制的一些重要原理
	福尔哈德（C. N. Volhard，1942—）	德国	
	威斯乔斯（E. F. Wieschaus，1947—）	美国	

续表

年度	获奖者	国籍	获奖成果
1996	多尔蒂（P. C. Doherty, 1940—）	澳大利亚	发现机体免疫系统识别被病毒感染的细胞及清除这些细胞的机理
	辛克纳吉（R. M. Zinkernagel, 1944—）	瑞士	
1997	普鲁西纳（S. B. Priusiner, 1942—）	美国	在朊病毒研究方面的开拓性贡献
1998	弗奇格特（R. F. Furchgott, 1916—2009）	美国	发现一氧化氮是心血管系统中的重要使者
	伊格纳罗（L. J. Ignarro, 1941—）	美国	
	穆拉德（F. Murad, 1936—）	美国	
1999	布洛贝尔（G. Blobel, 1936—）	美国	发现蛋白质具有信号序列的特性决定了蛋白质在细胞内的转运和定位信息
2000	卡尔松（A. Carlsson, 1923—）	瑞典	发现神经系统中的信号传导
	格林加德（P. Greengard, 1925—）	美国	
	坎德尔（E. R. Kandel, 1929—）	美国	
2001	哈特韦尔（L. H. Hartwell, 1939—）	美国	发现细胞周期的关键调节因子
	亨特（T. Hunt, 1943—）	英国	
	纳斯（P. M. Nurse, 1949—）	英国	
2002	布雷内（S. Brenner, 1927—）	英国	发现器官发育和细胞程序性死亡的遗传调节机制
	霍维茨（H. R. Horvitz, 1947—）	美国	
	苏尔斯顿（J. Sulston, 1942—）	英国	
2003	劳特布尔（P. C. Lauterbur, 1929—2007）	美国	使用核磁共振发现潜伏疾病，代表医学诊断和研究领域的一个重要突破
	曼斯菲尔德（P. Mansfield, 1933—）	英国	
2004	阿克塞尔（R. Axel, 1946—）	美国	发现嗅觉受体和嗅觉系统的组织方式
	巴克（L. B. Buck, 1947—）	美国	
2005	马歇尔（B. J. Marshall, 1951—）	澳大利亚	发现幽门螺杆菌及其在胃肠道疾病中的作用
	沃伦（J. R. Warren, 1937—）	澳大利亚	
2006	法尔（A. Z. Fire, 1959—）	美国	发现"RNA 干扰机制——双链 RNA 引起基因沉默"
	梅洛（C. C. Mello, 1960—）	美国	
2007	卡佩基（M. R. Capecchi, 1937—）	美国	在利用胚胎干细胞引入特异性基因修饰的原理上的发现
	埃文斯（M. J. Evans, 1941—）	英国	
	史密斯（O. Smithies, 1925—）	美国	
2008	豪森（H. Hausen, 1936—）	德国	发现导致子宫颈癌的人乳头状瘤病毒
	西诺西（F. B. Sinoussi, 1947—）	法国	发现人类免疫缺陷病毒（即艾滋病病毒）
	蒙塔尼（L. Montagnier, 1932—）	法国	
2009	布莱克本（E. Blackburn, 1948—）	美国	发现端粒和端粒酶如何保护染色体
	格雷德（C. Greider, 1961—）	美国	
	绍斯塔克（J. W. Szostak, 1952—）	美国	
2010	爱德华兹（R. G. Edwards, 1925—）	英国	创立体外受精技术
2011	巴特勒（B. A. Beutler, 1957—）	美国	对于先天免疫激活方面的发现
	霍夫曼（J. A. Hoffmann, 1941—）	法国	
	斯坦曼（R. M. Steinman, 1943—2011）	加拿大	发现树突状细胞及其在适应性免疫中的作用
2012	格登（J. B. Gurdon, 1933—）	英国	发现成熟细胞可以被重新编程为多功能的干细胞
	山中伸弥（S. Yamanaka, 1962—）	日本	

续表

年度	获奖者	国籍	获奖成果
2013	罗斯曼（J. E. Rothman, 1950—）	美国	发现细胞囊泡运输系统的运行与调节机制
	谢克曼（R. W. Schekman, 1948—）	美国	
	苏德霍夫（T. C. Südhof, 1955—）	德国	
2014	奥基夫（J. O'Keefe, 1939—）	美国	发现大脑中形成定位系统的细胞
	梅-布里特·莫泽（M. B. Moser, 1963—）	挪威	
	德华·莫泽（E. I. Moser, 1962—）	挪威	
2015	屠呦呦（Y. Y. Tu, 1930—）	中国	成功提取青蒿素
	坎贝尔（W. C. Campbell, 1930—）	爱尔兰	在寄生虫疾病治疗研究方面取得成就
	大村智（S. Omura, 1935—）	日本	

NOTE

主要参考书目

1. Magner LN. A History of Medicine. New York：Marcel Dekker Inc，1992.

2. Canrad LI. The Western Medicine Tradition. London：Cambridge University Press，1995.

3. Harding AS. Midestones in Health and Medicine. Arizona：Oryx Press，2000.

4. R. Cooter，J. Pickstone. Companion to Medicine in the Twentieth Century. London：Routledge，2000.

5. 温少峰，袁庭栋. 殷墟卜辞研究. 成都：四川社会科学院出版社，1983.

6. 李经纬，程之范. 中国医学百科全书·医学史. 上海：上海科学技术出版社，1987.

7. 姒元翼，龚纯. 医学史. 武汉：湖北科学技术出版社，1988.

8. 贾得道. 中国医学史略. 太原：山西科学技术出版社，1993.

9. 程之范. 中外医学史. 北京：北京医科大学出版社，1997.

10. 甄志亚. 中国医学史（第2版）. 上海：上海科技出版社，1997.

11. 廖育群. 中国科学技术史·医学卷. 北京：科学出版社，1998.

12. 李佩珊，许良英. 20世纪科学技术简史. 北京：科学出版社，1999.

13. 李志平，张福利，刘武顺，等. 中西医学史. 北京：人民卫生出版社，1999.

14. 罗伊·波特编，张大庆主译. 剑桥医学史. 长春：吉林人民出版社，2000.

15. 米歇尔·莫朗热. 二十世纪生物学的分子革命——分子生物学所走过的路. 北京：科学出版社，2002.

16. 严季澜，顾植山. 中医文献学. 北京：中国中医药出版社，2002.

17. 张大庆. 医学史. 北京：北京大学医学出版社，2003.

18. 常存库. 中国医学史. 北京：中国中医药出版社，2003.

19. 王振国. 中国古代医学教育与考试制度研究. 济南：齐鲁书社，2006.

20. 张大庆. 医学史十五讲. 北京：北京大学出版社，2007.

21. 亨利·欧内斯特·西格里斯特著，秦传安译. 疾病的文化史. 北京：中央编译出版社，2009.

22. 和中浚. 图说中医学史. 南宁：广西科学技术出版社，2010.

23. 马伯英. 中国医学文化史. 上海：上海人民出版社，2010.

24. 于赓哲. 唐代疾病、医疗史初探. 北京：中国社会科学出版社，2011.

25. 廖育群. 重构秦汉医学图像. 上海：上海交通大学出版社，2012.

26. 廖育群. 繁露下的岐黄春秋. 上海：上海交通大学出版社，2012.

27. 李经纬. 中医史. 海口：海南出版社，2015.

28. 饶毅，张大庆，黎润红. 呦呦有蒿. 北京：中国科学技术出版社，2015.